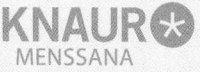

Prof. Dr. Andreas Ströhle
Dipl.-Psych. Janina Rogoll
Prof. Dr. Thomas Fydrich

Anna Cavelius

DIE SEELEN-DOCS

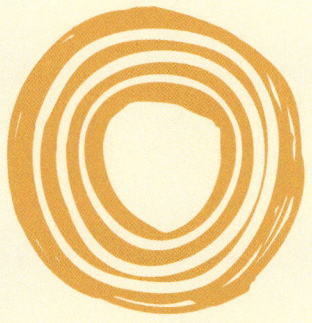

Was Sie über psychische Gesundheit
und Krankheit wissen sollten

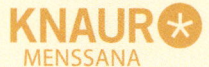
KNAUR
MENSSANA

Besuchen Sie uns im Internet:
www.mens-sana.de

Aus Verantwortung für die Umwelt hat sich die Verlagsgruppe
Droemer Knaur zu einer nachhaltigen Buchproduktion verpflichtet.
Der bewusste Umgang mit unseren Ressourcen, der Schutz unseres Klimas
und der Natur gehören zu unseren obersten Unternehmenszielen.
Gemeinsam mit unseren Partnern und Lieferanten setzen wir uns
für eine klimaneutrale Buchproduktion ein, die den Erwerb von
Klimazertifikaten zur Kompensation des CO_2-Ausstoßes einschließt.
Weitere Informationen finden Sie unter: www.klimaneutralerverlag.de

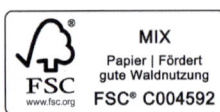

Originalausgabe Februar 2023
Knaur MensSana
© 2023 Knaur Verlag
Ein Imprint der Verlagsgruppe
Droemer Knaur GmbH & Co. KG, München
Alle Rechte vorbehalten. Das Werk darf – auch teilweise –
nur mit Genehmigung des Verlags wiedergegeben werden.
Redaktion: Ralf Lay
Covergestaltung: Isabella Materne
Coverabbildung: Thomas Duffé
Abbildungen im Innenteil: siehe Bildnachweis auf Seite 256
Satz: Adobe InDesign im Verlag
Lithografie: LUDWIG:media GmbH, Zell am See
Druck und Bindung: Firmengruppe APPL, aprinta druck GmbH, Wemding
ISBN 978-3-426-65920-5

5 4 3 2 1

INHALTSVERZEICHNIS

LIEBE LESERIN, LIEBER LESER,

psychische Erkrankungen werden von vielen Menschen noch immer nicht ernst genommen, und die Betroffenen sind ausgegrenzt oder werden stigmatisiert. Dabei sind psychische Erkrankungen Bestandteil eines »normalen« Lebens. Etwa jeder zweite Mensch erkrankt mindestens einmal im Leben an einer psychischen Störung. Dies ist also noch wahrscheinlicher, als einmal im Leben an Krebs, Typ-2-Diabetes oder einem Herzleiden zu erkranken.

Mit diesem Buch möchten wir als Seelen-Docs, die sich tagtäglich intensiv in der psychologischen Praxis, der Psychiatrie, der Wissenschaft und der Lehre mit der Psyche und ihren Erkrankungen beschäftigen, einen wichtigen Beitrag zu Aufklärung leisten. Deshalb laden wir Sie mit diesem Ratgeber ein, sich in die Welt der Psyche zu begeben und zu erfahren, wie psychische Erkrankungen bei Erwachsenen entstehen können, was sie erhält und wie sie gut und erfolgreich behandelt werden können. Denn auch wenn jedem von uns grundsätzlich wunderbare Möglichkeiten zur Verfügung stehen, um schwierige Zeiten zu meistern und psychisch gesund zu bleiben – Freunde, Hobbys und positive Eigenschaften, die wir im Verlauf des Lebens entwickelt haben –, so kann es auch einmal sein, dass diese Ressourcen nicht mehr ausreichen, unsere Seele leidet und wir daran erkranken. Wir möchten Sie darüber informieren, wann der Grat von »normal« zu »krank« überschritten ist, wann es Zeit sein kann, sich professionell unterstützen zu lassen, und wie Freunde und Angehörige Ihnen mit sinnvollen Maßnahmen zur Seite stehen können.

Neben dem Basis-Know-how zu den häufigsten psychischen Erkrankungen haben wir zahlreiche Handreichungen und Tipps zusammengestellt, wie wir unser Wohlbefinden für eine starke Psyche steigern können. Denn jeder von uns kann aktiv viel für sich selbst und seine psychische Gesundheit tun. Und wenn dies nicht mehr ausreicht, dann können Ihnen Experten helfen.

Im Sinne einer besseren Lesefreundlichkeit haben wir uns für die in den Leitmedien übliche Form des Genderns entschieden und setzen abwechselnd die weibliche und männliche Form ein. Im Sinne der Gleichberechtigung sind diese Begriffe wertfrei und gelten für alle Geschlechter.

Wir freuen uns darauf, Sie zu begleiten und zu unterstützen.

Ihre Seelen-Docs

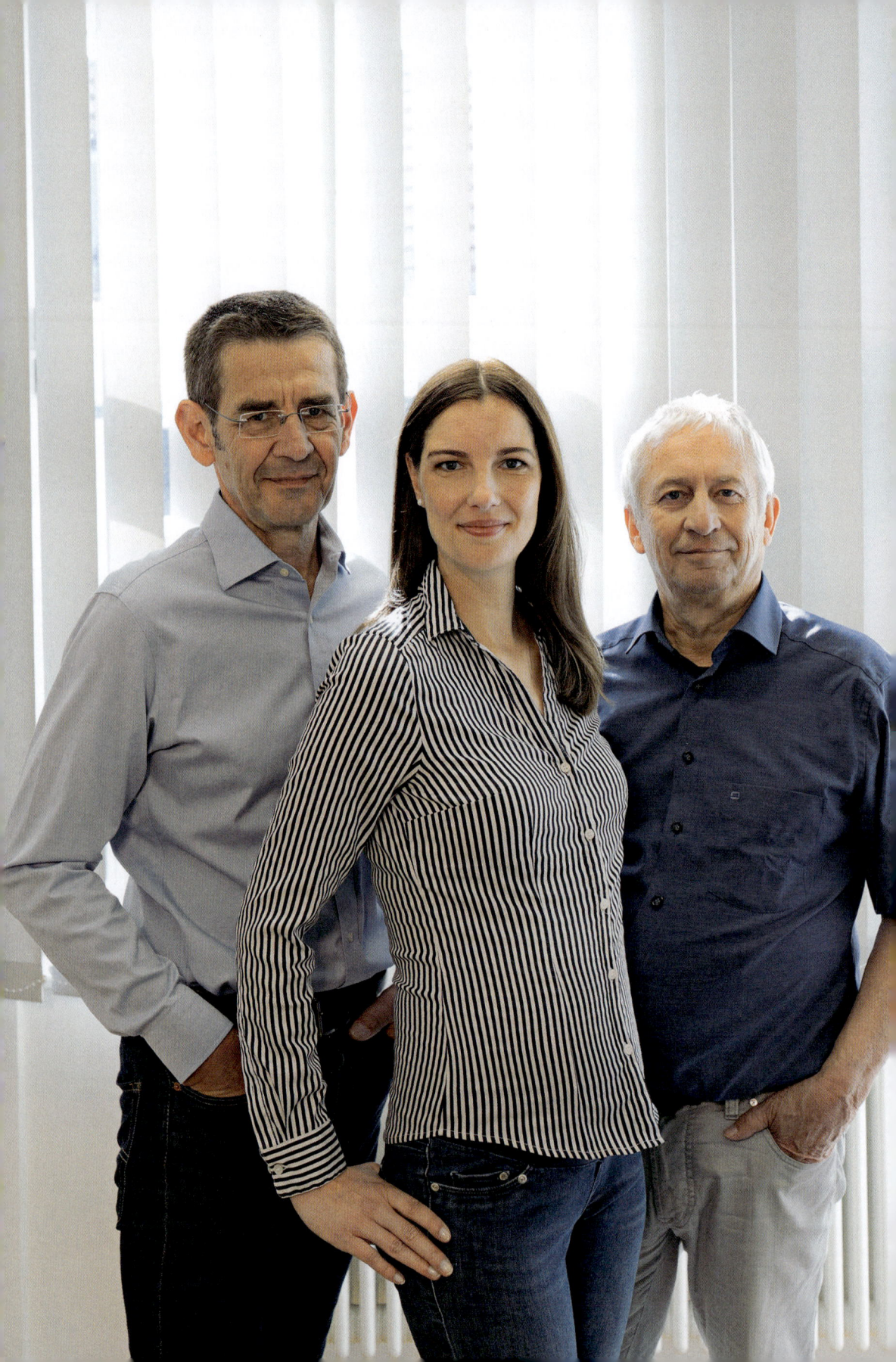

Kapitel 1

Psychologie – die Basics

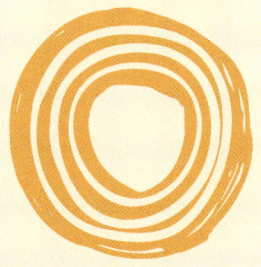

Ein bisschen psycho sind wir doch alle! Immer mal sind wir
richtig verrückt, und jeder von uns hat irgendwelche Macken.
Außerdem haben wir auch Charakter und Persönlichkeit und
liebenswerte Besonderheiten, damit fühlen wir uns wohl und ausgeglichen.
Jedoch können uns das Leben und unsere Psyche durchaus peinigen,
lähmen und fesseln. Was sind menschliche Grundbedürfnisse und Motive?
Welche Ursachen für psychische Erkrankungen gibt es? Warum kommen
diese häufig immer wieder, und wo liegen eigentlich die Grenzen
zwischen psychischer Gesundheit und Krankheit?

WAS DER MENSCH ZUM GESUNDSEIN BRAUCHT

Wir fühlen, denken und handeln unentwegt, meistens, ohne groß darüber nachzudenken. Doch hat alles, was wir tun und nicht tun, einen Einfluss – auf uns selbst, auf unsere Mitmenschen, auf unsere Umwelt. Im besten Fall geht es uns und allen anderen gut damit. Wenn es hingegen nicht so günstig läuft, fühlen wir uns nicht gesehen, nicht anerkannt, schwach oder auch krank.
Was aber treibt unser Tun und Lassen an?

Worin bestehen unsere wichtigsten Bedürfnisse, worin die Motive für unser Handeln? Was macht es aus, dass wir uns in jeder Hinsicht wohlfühlen können und – möglichst – sogar »rundum« zufrieden oder gar glücklich sind? Wie und wann sind wir mit uns selbst eins? Was gibt uns das Gefühl von Sicherheit? Mit solchen Fragen, die den Menschen seit jeher bewegen, setzt sich die Wissenschaft der Psychologie auseinander. Sie arbeitet vor allem empirisch. Das bedeutet, dass sie auf der Grundlage des uns zur Verfügung stehenden Wissens Theorien und Annahmen formuliert, die dann überprüft werden. Dies geschieht durch systematische Untersuchungen oder im Rahmen von Experimenten. Die Psychologie hat auch wichtige Wurzeln und Querverbindungen zu geisteswissenschaftlichen Fächern wie zur Philosophie und Anthropologie, zu den Sozialwissenschaften, zur Pädagogik sowie zur Wirtschaftswissenschaft und Politik.

Der US-amerikanische Psychologe Abraham Maslow (1908–1970) hat erkannt, dass bestimmte Grundbedürfnisse von uns Menschen befriedigt werden müssen, damit Körper und Geist gesund bleiben. Diese hat er beforscht und in eine Reihenfolge gebracht (engl. *hierarchy of needs*). Bedürfnisse unten in der Hierarchie müssen erst einmal befriedigt werden, bevor wir uns um die oberen kümmern können. Werden diese Bedürf-

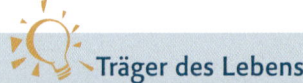
Träger des Lebens

Die Seele als Ausdruck hat in den verschiedenen mythischen, religiösen, philosophischen und psychologischen Traditionen, Überlieferungen und Lehren verschiedene Bedeutungen. Im allgemeinen Sprachgebrauch verstehen wir unter »Seele« die Psyche (gr. *psyché* [Hauch, Atem, Seele, Lebenskraft, Gemüt]) als Zusammenspiel von Gefühlen und geistigen Prozessen, die sich gegenseitig beeinflussen. Die Seelen-Docs beschäftigen sich unter anderem mit dieser Verbindung und der Frage, wie wir dieses Zusammenspiel von Gedanken und Gefühlen für uns selbst und unser Wohlbefinden nutzen können.

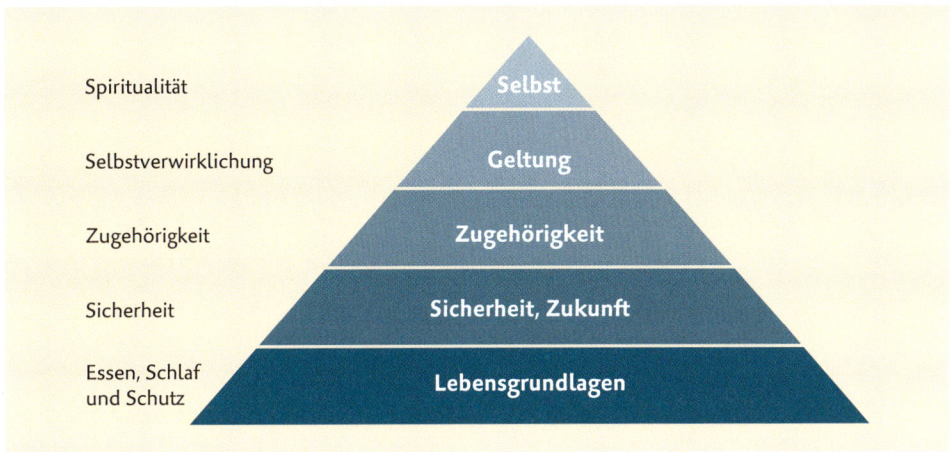

Die Maslow'sche Bedürfnishierarchie: *In dem sehr bekannten sozialpsychologischen Modell von Abraham Maslow werden die menschlichen Bedürfnisse in fünf Stufen unterschieden.*

nisse teilweise nicht erfüllt, kann das unser Wohlbefinden beeinträchtigen, uns krank machen oder und im schlimmsten Fall die Lebensgrundlage entziehen.

Essen, Schlaf und Schutz

Zum Leben brauchen wir Essen, Trinken und Luft zum Atmen. Damit unser Organismus gut versorgt ist und wir nicht unter Mangelerscheinungen leiden, ist eine bestimmte Menge an verschiedenen Nährstoffen und Nahrungsmitteln erforderlich. Das ist aber noch nicht alles. Unser Körper und unser Geist benötigen auch regelmäßig Schlaf, um sich zu erholen und neu zu sortieren. Außerdem brauchen wir räumliche Sicherheit, die uns vor Kälte, Nässe und Hitze schützt. Im besten Fall ist das ein Dach über dem

Kopf mit ausreichend Platz, an dem wir uns im Alltag aufhalten und erholen können. Auch Kleidung ist nötig, die dem jeweiligen Klima angemessen ist. Werden diese Grundbedürfnisse Tag und Nacht zufriedengestellt, sind wesentliche Bedingungen erfüllt, damit es uns gut geht und wir gesund sein können.

Doch selbst wenn es einem Menschen gelingt, über einen gewissen Zeitraum hinweg diese Grundbedürfnisse zu sichern, so kann dieser Zustand auch in Gefahr geraten.

Sicherheit

Dank unseres hoch entwickelten Gehirns können wir Menschen vorausschauend planen und uns auf die nahe wie auch auf die fernere Zukunft einstellen. Je mehr Unsicherheit wir aber mit dem Blick auf morgen und übermorgen verspüren – beispielsweise weil uns die Arbeitsstelle gekündigt wurde, wir die Wohnung verloren haben, eine Trennung mitmachen müssen, eine schwere Krankheit erleiden, aber auch Krieg und Bedrohungen für Leib und Leben erfahren –, umso mehr ist unser Bedürfnis nach Planungssicherheit gefährdet.

Dabei haben wir diese Sicherheit gar nicht immer selbst in der Hand. Soziale und gesellschaftliche Bedingungen – und damit die Politik – spielen bei der Bedürfnisbefriedigung eine sehr wichtige Rolle. Der frühere Bundeskanzler Willy Brandt (1913–1992) soll gesagt haben, dass Frieden nicht alles sei, aber alles ohne Frieden nichts. Damit hat er nichts anderes gemeint, als dass jede Art von Unfrieden und von Mangel für uns eine direkte Gefahr darstellt. Wir werden indirekt, aber auch psychisch bedroht, denn wir können im Falle von Krieg und Vertreibung, von Trennung und Verlassensein nicht mehr zuverlässig planen. Müssen wir aber die Unsicherheit aushalten, ob unsere biologisch notwendigen Grundbedürfnisse auf absehbare Zeit gestillt sind, dann belastet dies unsere Psyche.

Zugehörigkeit

Zu den unbedingten und unveräußerlichen Rechten unseres Menschseins gehören – neben den Voraussetzungen für körperliche und psychische Gesundheit – auch gute Kontakte zu anderen Menschen. Damit ist das Verlangen nach persönlicher Nähe gemeint, der Zugehörigkeit zu Gruppen, zur Familie, nach Freundschaften sowie Partnerschaft, Liebe und Sexualität (siehe auch Seite 120). Die Vereinten Nationen haben diese wesentlichen Bedürfnisse als Menschenrechte definiert. Hierzu gehört in allererster Linie das für uns alle gleiche Recht auf Leben und Essen, auf Unterkunft und Gesundheitsversorgung, auf Arbeit, aber auch auf Erholung und Freizeit oder das Recht, das eigene Leben frei zu gestalten, sowie das Recht auf Bildung und auf Gleichbehandlung. Sind diese Voraussetzungen erfüllt, bilden sie die Grundlage für ein würdiges Leben. Leider ist die Umsetzung dieser Rechte für den Einzelnen mitunter gar nicht so sicher. Müssen wir nun erleben, dass diese auch nur in kleinen Teilen für uns eingeschränkt sind, können wesentliche Grundbedürfnisse gefährdet sein. Es ist also manchmal gar nicht so einfach, gesund zu bleiben.

Selbstverwirklichung

Folgen wir der Bedürfnispyramide weiter, kommen wir zu den Individual- oder »Ich-Bedürfnissen«. Darunter verstehen wir den dringenden Wunsch, dass uns andere Menschen bedingungslos anerkennen und wir uns körperlich und geistig stark fühlen. Auch unsere Wünsche nach Wertschätzung, Vertrauen, persönlicher Unabhängigkeit (Autonomie) und Freiheit fallen unter diese Kategorie. Diese Bedürfnisse hängen mit der Ausbildung einer »Ich-Identität« zusammen. Wir kennen sie auch unter dem Begriff »Selbstverwirklichung«. Doch was ist das eigentlich genau?

Vielleicht haben andere Menschen oder auch Sie selbst sich im Stillen schon einmal aufgefordert: »Nun sei doch mal du selbst.« Oder: »Sei doch einfach so, wie du bist.« Gar nicht so einfach, damit umzugehen. Es gibt in diesem Zusammenhang auch noch einige Fragen, die – wenn sie zu oft und zu nachdrücklich gestellt werden – zu wahren (Selbst-)Geißeln werden können: »Wer bist du eigentlich?«, »Ist das wirklich das, was du willst?« oder »Entspricht dies tatsächlich deinem Wesen und deinen Fähigkeiten?« … Warum können diese Fragen stressig werden? Ganz einfach: Wenn wir unter »Selbstverwirklichung« nur die Umsetzung unserer eigenen Ziele, Wünsche und Sehnsüchte verstehen, dann enthalten Nachfragen, ob wir

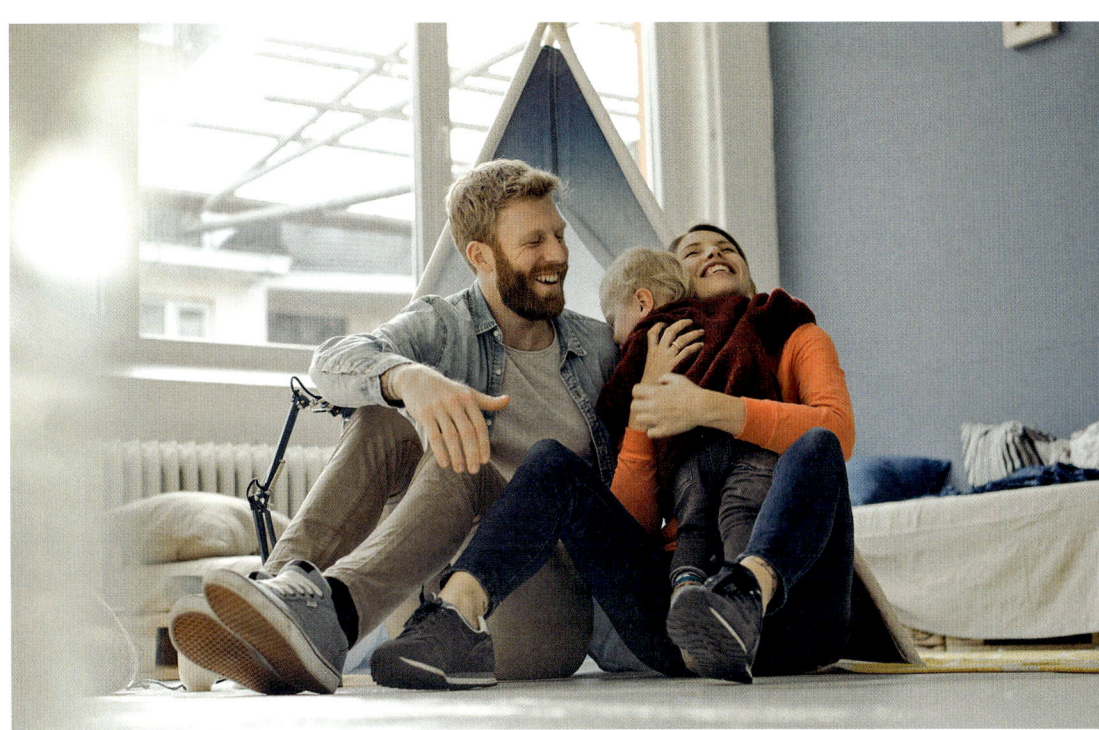

Wenn wir erleben, dass unsere Grundbedürfnisse erfüllt sind, ist dies eine essenzielle Grundlage für unser Wohlbefinden wie auch unsere körperliche und psychische Gesundheit.

diese Träume »eigentlich wirklich« (schon) erreicht haben, bereits einen Zweifel daran. Damit stellen sie einen Quell von Unzufriedenheit, Selbstzweifel und -unsicherheit dar.

Wenn wir »Selbstverwirklichung« aber weiterdenken, wenn wir mitdenken, dass damit auch die Frage nach dem Sinn unseres Handelns und unserer Existenz beantwortet sein kann, so wird deutlich: Sinnhaftigkeit und Selbstverwirklichung sind gegeben, sobald unser Handeln, unser Denken und unsere Lebensführung insgesamt »stimmig« sind. Das heißt, sie stehen in einem persönlichen Zusammenhang mit der Sicht auf unser bisheriges Leben, unseren Werdegang, unseren Beruf, unsere Freundschaften und Partnerschaften sowie mit der Familie. Wir leben so, dass es nicht zu Konflikten kommt oder dass wir diese in der Regel bewältigen können und auch keine wiederkehrenden drängenden und andauernden Zweifel auftauchen. Dann geht »Selbstverwirklichung« mit (Lebens-)Zufriedenheit einher, und es steckt dahinter nicht nur ein selbstbezogenes egoistisches Motiv. Sie kann dann, je nachdem, wie sinnhaft wir unser Leben gestalten, auch für andere in unserem Umfeld eine Bereicherung sein.

Spiritualität

Was brauchen wir noch, um eins mit uns zu sein, um uns stabil und gesund zu fühlen? Für viele Menschen sind Bedürfnisse wie Religiosität, Spiritualität und Transzendenz ein wichtiger Antrieb (mehr dazu auf Seite 189 f.). Diese sind oft geeignet oder sogar notwendig, um persönliche Sinnfragen zu beantworten. Auch ästhetische Bedürfnisse nach aktiver oder passiver Teilnahme an Ritualen und Aktivitäten in den bildenden Künsten und der Musik, der Bewegung und der Sprache sind weitere wesentliche Bausteine von menschlichen Handlungen, die uns tief zufriedenstellen können.

Behalten Sie bei alledem aber bitte immer im Hinterkopf, dass die verschiedenen Bereiche der Hierarchie der Bedürfnisse keinesfalls streng voneinander getrennt sind. Auch bauen sie nicht aufeinander auf. Es müssen also nicht zunächst Grundbedürfnisse befriedigt werden, bevor die weiteren zum Tragen kommen. Liebe und Zuneigung, das Gefühl der Zugehörigkeit zu einer Gruppe sowie andere Aspekte der »Selbstverwirklichung« können wir auch in Lebenslagen empfinden oder umsetzen, in denen wir vielleicht Hunger leiden oder Krisen durchstehen müssen. Die Hierarchie kann jedoch klarmachen, dass es in Zeiten der Bedrohung von Grundbedürfnissen beispielsweise vollkommen unwichtig sein wird, welches neue Smartphone man sich nun anschaffen soll oder wohin es im Sommer in den Urlaub geht.

VOM UNGLÜCKLICHSEIN ZUR PSYCHISCHEN ERKRANKUNG

Was geschieht mit uns, wenn wir mit unserer persönlichen Lebenssituation unzufrieden sind? Dies ist immer dann der Fall, sobald bestimmte Bedürfnisse nicht ausreichend gestillt werden. Ein Mangel daran kann zu Unwohlsein und Krankheit führen. Sehen wir uns an, wie psychische Probleme aussehen und ab wann wir von psychischen Erkrankungen sprechen können.

Das Leben ist kein Wunschkonzert, wie es so schön heißt. Psychische Unzufriedenheit, Sorgen, Zweifel, Unsicherheiten, Niedergeschlagenheit, Ängste und noch viele weitere unerwünschte Stimmungen und Gefühle, aber auch körperliche Verspannungen, Schmerzen und Kräftemangel gehören zum Leben dazu und begleiten uns immer mal wieder in allen Entwicklungsphasen. Oft werden große und unangenehme Herausforderungen an uns gestellt. Dabei ist es meist keinesfalls tröstend, zu wissen oder zu hören, dass es vielen anderen auch so geht und dass solche Zustände »normal« seien. Wenn es uns packt, wenn wir im Strudel sind, wenn wir von Ängsten und von schlechten oder gar depressiven Stimmungen gefangen sind, werden diese Phasen quälend. Sie rauben uns den Schlaf, sie lassen uns an uns zweifeln, sie machen uns wütend – auf uns selbst oder andere, sie lassen uns Dinge tun, die wir später bereuen, oder sie lähmen uns so, dass wir keinen Schritt vorankommen und uns im Kreis drehen.

Schon »psycho« oder noch »normal«?

Ab wann nun sind Niedergeschlagenheit, Ängstlichkeit, Probleme mit dem Essen oder Schlafen, Sorgen um die körperliche Gesundheit, Probleme und häufiger Streit mit anderen Menschen nicht mehr »normal«? Ab wann kann man davon ausgehen, dass ein Experte oder eine Expertin das eigene Wohlbefinden als psychische Erkrankung einordnen würde?

Praktisch alle Phänomene oder Anzeichen, die Psychologinnen und Psychiater bei Personen mit psychischen Erkrankungen beobachten, können im »Normalbereich« der Psyche eines Menschen auftreten. Wer würde schon von sich behaupten, dass er noch niemals niedergeschlagen und phasenweise von Selbstzweifeln geplagt war? Es gibt wohl kaum jemanden, der nicht schon Ängste durchgestanden hat, selbst wenn er wusste, dass diese unbegründet und übertrieben waren. Es gibt viele Menschen, die vor Dunkelheit, vor Schlangen oder Spinnen Angst haben und daher versuchen, jeglichen Kontakt damit zu vermeiden. Kinder – aber durchaus auch nicht wenige Erwachsene – gehen lieber nicht in den dunklen Keller oder allein durch den finsteren Wald; man könnte ja bedroht oder überfallen werden.

Auch Sorgen und Ängste um die Zukunft sind mehr oder weniger Teil des Lebens, vor allem wenn es um wesentliche Entscheidungen oder um die eigene berufliche oder materielle Sicherheit geht. Oft hilft dabei die Vernunft nur begrenzt oder gar nicht. Ebenfalls verständlich sind Sorgen um die Zukunft naher Angehöriger. Hoffentlich passiert den Kindern nicht etwas. Auf dem Weg zur Schule könnte ein Unfall geschehen, sie könnten sich verletzen oder gar von jemandem entführt werden – man liest ja so vieles … Dazu gehört auch die Angst davor, sich mit Viren anzustecken – zu Corona-Zeiten eine durchaus angemessene Furcht. Oder: Fast jeder Mensch mit Flugangst weiß, dass die statistische Wahrscheinlichkeit, bei einem Autounfall ums Leben zu kommen, wesentlich höher ist, als durch einem Flugzeugabsturz zu sterben. Es nützt aber nichts! Die Angst ist manchmal dennoch so stark, dass eine Flugreise kaum oder nur mit Beruhigungsmitteln oder Alkohol durchgestanden werden kann.

Wenn Entscheidungen zur Qual werden

Weitere durchaus normale und daher sehr häufige Formen psychischer Probleme hängen damit zusammen, dass wir unzufrieden sind, im Alltag unsicher oder dass es mit der Lebensplanung nicht so läuft, wie wir es wünschen. Hierzu gehört auch das Problem, sich mit Entscheidungen herumzuquälen. Eine Wahl zwischen zwei oder mehr Alternativen geht oft mit hohem psychischem Druck, mit Lähmung, ja, sogar Verzweiflung einher.

Das Problem bei Entscheidungen besteht dabei in der Regel nicht darin, dass man sich die letztlich gewählte Alternative gut vorstellen kann, nein! Wirklich quälend und schmerzhaft ist, dass man die anderen Entscheidungsmöglichkeiten für alle Zeiten verliert und niemals wissen wird, wie die andere Alternative verlaufen wäre, wenn man *doch* sie gewählt hätte, und ob die getroffene Entscheidung nicht doch die falsche gewesen ist.

Der Versuch oder der Drang, vor einer Entscheidung unbedingt genau wissen zu wollen, ob sie die richtige sein könnte, kann zu einer lang andauernden Tortur werden, ohne dass ein greifbares Ergebnis dabei herauskommt.

Ein Pionier der Persönlichkeitspsychologie, Julius Kuhl, unterscheidet Menschen in eher handlungs- oder lageorientierte Persönlichkeiten. Hierbei handelt es sich nicht um eine Entweder-oder-Einteilung, sondern um verschiedene Abstufungen.

- Eine sogenannte eher **lageorientierte** Person neigt zu intensivem Grübeln und Abwägen mit dem Drang, die Situation so genau wie möglich erfassen zu können und jeden folgenden Schritt in seiner Konsequenz penibel zu durchdenken. Da das meist nicht zu eindeutigen und vor allem sicheren Ergebnissen führt, besteht die Gefahr, dass ein solcher Mensch nur sehr schwer, wenn überhaupt, ins Handeln kommt. Er bleibt förmlich stecken, was psychisch mit einer hohen Belastung und negativen Folgen im Alltag verbunden ist. Lageorientierte Personen besitzen ein sehr hohes Maß an Reflexionsvermögen, sind aber oft gefangen in gedanklichen Kreisläufen.

- Eher **handlungsorientierte** Menschen dagegen erscheinen etwas weniger reflektiert, dabei aber risikofreudiger, spontaner, aktiver und nicht so grüblerisch. Ein Nachteil davon ist jedoch, dass ihr Handeln möglicherweise weniger durchdacht wird und Konsequenzen auch ins Auge gehen können.

Insgesamt scheint daher eine gute Kombination von beiden Merkmalen optimal zu sein: hinreichend gut überlegen, was man tut, aber dann Unsicherheiten akzeptieren und mutig eine Entscheidung umsetzen!

Wie wir uns wann für was entscheiden, gehört zur Vielzahl an Möglichkeiten unseres Erlebens und Verhaltens. Sie können mehr oder weniger hilfreich oder auch hinderlich für unsere Alltagsbewältigung und die Lebensführung sein. Sie sind jedoch keinesfalls krankhaft (pathologisch), sondern vielmehr Ausdruck einer individuellen Persönlichkeit und unseres Charakters. Anders gesagt: Wir alle haben unsere Eigenheiten, sonst wären wir nicht so, wie wir sind. Und betrachten wir einmal aufmerksam die verschiedenen Menschen mit ihren unterschiedlichen Charakteren in unserem Umfeld – die Kinder, die Partnerin oder den Partner, Freundinnen, Kollegen, die Nachbarin –, so werden wir feststellen, dass es bei jeder Individualität, die diese ausmacht, viel Besonderes und Liebenswertes gibt!

Und wann ist normal nicht mehr »normal«?

Wann nun aber kann das kippen? Ab wann hindern uns die eigenen Erlebens-, Denk- und Verhaltensweisen so sehr oder sind so abträglich (dys-funktional), dass eine Expertin sie als psychische Erkrankung betrachten muss? Da die Übergänge häufig fließend sind, ist eine Einschätzung gar nicht so einfach.

Diagnose »psychisch krank«

Die Fachliteratur geht dann davon aus, dass bestimmte Anzeichen als krankhaft eingeordnet werden können, wenn ein Mensch Bereiche seines Denkens, Erlebens und Verhaltens über längere Zeit als belastend, störend, quälend und damit Leid bringend erlebt. Die betroffene Person kann dann oft ihre mit den Problemen einhergehenden Gefühle nicht mehr regulieren und nicht ausreichend oder gar nicht mehr kontrollieren. Typischerweise sind diese Denk- und Verhaltensweisen, die emotionalen Reaktionen oder auch körperliche Symptome wie Herzrasen, Schwitzen oder Schlaflosigkeit so stark und überwältigend, dass sie extrem belasten und deutlich die alltäglichen Aktivitäten behindern. Diese Einschränkungen sind meist in allen wichtigen Lebensbereichen spürbar: im Beruf oder in der Ausbildung, in der Partnerschaft, in der Familie und in Beziehungen zu anderen Menschen sowie bei Freizeitaktivitäten.

Konkret zeigt sich das zum Beispiel darin, dass ein psychisch erkrankter Mensch von seinen Sorgen, Ängsten, sonstigen Gefühlen, körperlichen Begleiterscheinungen und den eigenen Gedanken so stark gefesselt ist, dass er kaum noch oder gar nicht mehr in der Lage ist, zu arbeiten oder zu lernen. Ebenfalls typisch ist, dass er seinen »normalen« Tätigkeiten und Aufgaben innerhalb der Familie, in der Partnerschaft oder im Kontakt mit nahen Bezugspersonen, Freunden und Bekannten nicht mehr nachkommen kann. Auch andere wichtige Dinge wie das Kümmern um die Finanzen, die Steuer und dergleichen kosten zu viel Kraft und bleiben daher liegen. Solche Tiefs und Phasen, in denen nicht viel geht, kennen viele von uns. Bestehen sie jedoch über längere Zeit, wiederholen sie sich häufig und schränken sie dadurch die Betroffenen in ihrem Alltag deutlich ein, so liegt mit einer großen Wahrscheinlichkeit eine psychische Erkrankung vor.

DEN URSACHEN AUF DER SPUR

Menschliches Erleben und Verhalten sind immer einzigartig, individuell und besonders. Es entwickelt sich über Jahre hinweg aus einer sehr komplexen Wechselwirkung verschiedener Einflüsse. Dazu gehören ererbte oder im Lauf unserer Entwicklung erworbene biologische Faktoren wie körperliche Stärken, Besonderheiten, Erkrankungen oder eine Behinderung. Aber auch Einflüsse aus der Familie, der Schule, dem Freundeskreis und der Ausbildung sowie die Rahmenbedingungen, unter denen wir uns entwickeln, spielen eine sehr wichtige Rolle.

Bedeutsam sind neben den Erbfaktoren auch Einwirkungen, denen jeder von uns vor seiner Geburt im Mutterleib ausgesetzt war. Das nennt man pränatale Entwicklungsbedingungen. Darunter versteht man bestimmte Erkrankungen der Mutter, ob sie im Lauf ihrer Schwangerschaft oft sehr gestresst war oder sich immer wieder entspannen konnte, ob sie sich ausgewogen ernährt hat oder ob sie geraucht und regelmäßig Alkohol getrunken hat. Auch der Verlauf der Geburt selbst – das sind die perinatalen Bedingungen – spielt eine Rolle. War sie für Mutter und Kind sehr stressig, kamen Medikamente zum Einsatz? Wurde die Situation zwischendurch bedrohlich und unsicher? Danach kommen äußere und innere Einflüsse aus dem familiären und gesellschaftlichen Umfeld hinzu, die über unsere gesamte Lebensspanne hinweg darauf einwirken, wie wir uns körperlich und psychisch entwickeln. Jeder dieser Faktoren prägt unsere Persönlichkeit und das Muster, wie wir die Welt erleben, wie wir denken und wie wir uns verhalten.

Wir »sind« nicht nur unsere Herkunft

Trotzdem gibt es keinesfalls ein »Eins-zu-eins«-Verhältnis aus Einflüssen aus der Kindheit und Folgen für die persönliche Entwicklung. Sicher stellt jede durch Gewalt geprägte Atmosphäre eine Belastung für die Mitglieder einer Familie dar. Insbesondere für kleine und heranwachsende Kinder bedeuten körperliche und emotionale Gewalt wie auch Vernachlässigung ein hohes Maß an Unsicherheit und Angst. Ein solches Umfeld stellt deutlich erhöhte Anforderungen an ihr Anpassungsvermögen und damit auch ein hohes Risiko für eine gesunde Entwicklung dar.

Dennoch bedeutet dies keinesfalls, dass ein Mensch unter solchen Einflüssen in jedem Fall immer – mög-

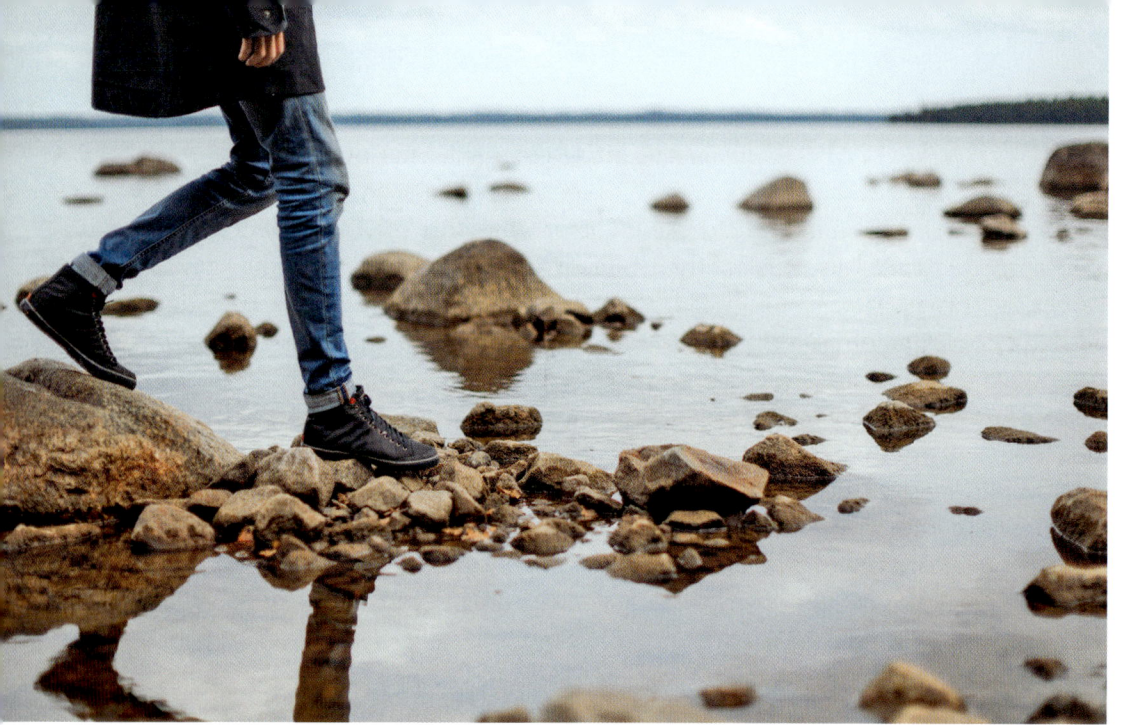

Es ist ganz normal, dass wir hin und wieder alleine für uns sein wollen. Schwierig wird es, wenn sich daraus ein Dauerzustand entwickelt, der uns unglücklich und möglicherweise krank macht.

licherweise lebenslange – psychische Probleme entwickeln muss. Es kann sogar sein, dass sich unter den Herausforderungen einer unkalkulierbaren und vielleicht sogar brutal verlaufenden Kindheit eine besondere Form der Widerstandsfähigkeit entwickelt. Diese kann sich positiv niederschlagen in der schulischen Entwicklung eines Kindes, in seiner Stellung innerhalb des Freundeskreises (Peergroup) sowie einer besonderen Geschicklichkeit in der beruflichen und sozialen Entwicklung. So wurde der aus bedrückenden Verhältnissen stammende Charles Dickens (1812–1870) mit seinen gesellschaftskritischen Romanen zum erfolgreichsten Autor seiner Zeit, die Bestsellerautorin und Moderatorin Elke Heidenreich litt unter Einsamkeit und Armut in ihrer Kindheit, der gemobbte Teenager Barack Obama brachte es bis ins US-Präsidentenamt.

»Resilienz« (siehe auch Seite 32) nennen Experten und Expertinnen diese psychische Widerstandskraft (lat. *resilire* [zurückspringen, nicht anhaften, abprallen]). Die Fähigkeit, sich trotz widriger Umstände und schwieriger Lebensbedingungen psychisch und körperlich gesund anpassen zu können und so belastende Ereignisse gut zu bewältigen, wirkt wie ein psychisches Immunsystem.

Was für psychische Erkrankungen anfällig macht

Wir kennen das von der jährlich wiederkehrenden Erkältung. Die meisten von uns »erwischt« es stets wieder in derselben Art und Weise. Jana bekommt fast immer zuerst eine Halsentzündung; Paul hingegen plagt sich oft wochenlang mit seinen Nebenhöhlen herum; Iris bekommt kurz hohes Fieber, ist aber nach zwei Tagen wieder fit. Die meisten von uns haben ein »Zielorgan«, das bei Belastung reagiert und Schmerzen oder sonstiges Ungemach verursacht. Vergleichbares gilt auch für negative psychische Reaktionen oder für Phasen psychischer Erkrankungen. Es gibt daher Personen, die auf Belastungen eher depressiv reagieren, solche, die sich intensiv sorgen und nicht mehr schlafen können, und andere, die starke Ängste entwickeln. Jeder von uns weist eine andere Art von Verletzlichkeit für bestimmte Einflüsse auf.

Der Faktor Vererbung

Was aber können solche Vulnerabilitätsfaktoren sein (spätlat. *vulnerabilis* [verwundbar])? Bei körperlichen und psychischen Erkrankungen sind Erbfaktoren nicht zu übersehen. Nun ist es mit der Genetik so eine Sache, und schon der Begriff macht vielen Menschen Angst, vor allem wenn es um die Vererbung von negativen Erscheinungen, Erkrankungen oder persönlichen Eigenarten aus dem familiären

Umfeld geht. Aus der Medizin und Biologie wissen wir, dass das Risiko, bestimmte körperliche Erkrankungen ebenso zu entwickeln wie die Eltern oder Großeltern, durchaus bestätigt werden kann. Auch bei psychischen Besonderheiten und wenn wir die Entwicklung unserer eigenen Persönlichkeit betrachten, gibt es genetische Faktoren, die es wahrscheinlicher machen, dass ein Kind seinen Eltern »nachgerät«.

Trotzdem bedeutet der Faktor Vererbung lediglich, dass das persönliche Risiko für eine bestimmte Erkrankung erhöht ist; keinesfalls – bis auf sehr wenige seltene Krankheiten – heißt es, dass man tatsächlich daran erkrankt. Obwohl das viele Menschen wissen, führt das Thema »Vererbung von Krankheiten« meist zu einer pessimistischen Einstellung: »Dann kann man da ja gar nichts machen.« Oder: »Dann bin ich ja total diesem Schicksal ausgeliefert.« Diese Einstellungen und diese Angst sind jedoch absolut unbegründet.

Hier kommt wieder das »Vulnerabilitäts-Stress-Modell« ins Spiel, auch »Diathese-Stress-Modell« genannt (gr. *diáthesis* [Zustand, Verfassung]). Unter Vulnerabilität oder Verletzlichkeit versteht man wie gesagt die Anfälligkeit für eine Erkrankung. Diese kann durch Erbfaktoren bedingt sein. Es müssen aber in der Regel noch weitere Stress auslösende Faktoren vorhanden sein und ungünstige Lebensbedingungen vorliegen bei gleichzeitig nicht vorhandener psychischer Widerstandsfähigkeit (Resilienz), damit die Erkrankung tatsächlich auftritt.

Das Vulnerabilitäts-Stress-Modell

Neben ererbten (prädisponierenden) Faktoren ist eine Vielzahl von psychischen und sozialen Aspekten für die Förderung von Gesundheit oder auch für das Risiko zu erkranken von Bedeutung. Hierzu gehören unter anderem kulturelle, soziale und biografische Einflüsse. Diese Auffassung findet sich im Kern auch im sogenannten biopsychosozialen Modell wieder. Es gibt – mit ein paar Ausnahmen – bei psychischen Erkrankungen keine eindimensionalen Kausalitäten. Sie haben fast immer einen multifaktoriellen Hintergrund. Sowohl biologische, psychologische als auch soziale Faktoren tragen zur Entstehung und zum Weiterbestehen der Krankheiten bei.

Psychische Vulnerabilität

Neben körperlich-biologischen Verletzbarkeiten spielen viele lebensgeschichtliche Ereignisse eine wichtige Rolle beim Risiko, tatsächlich eine psychische Erkrankung zu entwickeln. Um sich an diese Erfahrungen wieder zu erinnern, können Sie sich fragen:

Wie sind die Eltern mit mir umgegangen? Haben sie mich immer »klein«gemacht? Oder haben sie mir dadurch Selbstvertrauen gegeben, dass sie mir einerseits Sicherheit schenkten (»Wir sind an deiner Seite«), mir aber auch zu verstehen gaben, dass sie Vertrauen in meine Fähigkeiten und meinen Lebensweg hätten?

Welche Rolle hatte ich in meinen Bezugsgruppen im Kindergarten oder in der Schule inne? War ich dort ein Außenseiter oder integriert?

Habe ich je psychische oder gar körperliche Gewalt erfahren?

Wurden meine Ideen von anderen unterstützt, oder wurde mein Handeln kaum anerkannt?

Bekam ich Sicherheit und Hilfsangebote durch wichtige Bezugspersonen?

Gab es einzelne, für mich dramatische und angstmachende Erlebnisse, und konnte ich diese bewältigen? Waren da Personen, die mir Mut zugesprochen haben?

! Vulnerabilität und Resilienz

Unsere Lebensgeschichte und unsere persönliche Entwicklung sind wesentliche Faktoren, die entweder zu einer verstärkten Vulnerabilität oder aber zu einer besonderen Widerstandskraft (Resilienz) führen. Ob sich eine psychische Erkrankung entwickelt, hängt neben biologischen Faktoren mit der Mannigfaltigkeit der eigenen Erlebnisse und des Umgangs damit zusammen (siehe Seite 28 f.).

Stress als Krankheitsauslöser

Chronische Überbelastung (engl. *stress* [Druck, Anspannung]), aber auch akute belastende Ereignisse oder das Zusammenkommen verschiedener Stressfaktoren sind neben der psychischen Verletzlichkeit der zweite Faktor des Diathese-Stress-Modells. Damit eine Erkrankung tatsächlich auftritt, braucht es eine oder mehrere belastende Bedingungen. Dazu gehören beispielsweise Einsamkeit, ständige Konflikte im Beruf oder der Verlust des Arbeitsplatzes, Krisen und Streitereien in der Partnerschaft oder der Familie, körperliche Erkrankungen oder Verletzungen, Erfahrungen von körperlicher oder psychischer Gewalt, der Verlust von wichtigen Bezugspersonen durch Tod oder Trennung oder auch finanzielle Schwierigkeiten. Treffen nun solche Stressfaktoren bei uns auf »empfindliche Seiten« (Vulnerabilitäten), kann dies der Auslöser für den Beginn oder das Andauern einer psychischen Erkrankung sein. Je höher die Ähnlichkeit des oder der auslösenden Faktoren mit der Art unserer Verletzbarkeit ist, desto größer ist die Wahrscheinlichkeit, dass eine entsprechende Krankheit daraus entstehen kann. So wird eine ängstliche Person auf eine bedrohliche Situation mit betrunkenen Jugendlichen nachts in der Straßenbahn möglicherweise mit einer später auftretenden Angststörung reagieren. Ein junger Mann mit niedrigem Selbstwertgefühl hingegen, dessen Freundin sich gerade von ihm getrennt hat, reagiert womöglich eher mit einer Depression.

Aus der Praxis

Kurt P. hat seit seinem 45. Lebensjahr des Öfteren mit Schwindelanfällen zu tun und leidet unter schwankendem Blutdruck. Mal ist er zu hoch, mal ist er zu niedrig. Auch wacht der heute Fünfzigjährige etwa ein- bis zweimal pro Monat nachts auf, hat ohne ersichtlichen Grund Herzrasen und ist schweißgebadet. Das ist ihm zwar unangenehm, da der Kardiologe aber keine Hinweise auf eine ernsthafte Erkrankung gefunden hat, findet Kurt P. diese Symptome nicht weiter beeinträchtigend. »Das liegt in der Familie«, sagt er immer, »mein Vater hatte es auch mit dem Kreislauf.«

Ganz anders jedoch ist es bei seinem Sohn Sven gelaufen. Mit fünfzehn hatte der Teenager direkt nach einem anstrengenden Fußballmatch einen Schwächeanfall erlitten mit starkem Herzrasen, verbunden mit Schwindelgefühl und Atemnot. Schlimmer jedoch war für ihn in dieser beängstigenden Situation, dass er sich dafür vor dem Trainer und seiner Mannschaft schämte und sich daher im Umkleideraum versteckte. Hier wollte er wieder zu Kräften kommen und sich erholen, doch das Gegenteil passierte. Die Atemnot wurde noch stärker, und er versuchte, durch tiefes heftiges Atmen gegenzusteuern, was jedoch nicht gelang. Sven wurde noch schwindliger; und als noch Übelkeit hinzukam, erfasste ihn

Todesangst. Er fiel in Ohnmacht und muss eine Weile bewusstlos gewesen sein, bevor ihn ein Mitspieler fand und der Rettungsdienst benachrichtigt werden konnte.

Mehrere Besuche beim Hausarzt sowie einem Herzspezialisten brachten keine Diagnose, sondern lediglich die Empfehlung, »langsam zu machen«. Dies führte dazu, dass auch Sven P.s Eltern stets besorgt waren, der Jugendliche über mehrere Jahre hinweg keinen Sport mehr trieb und auch bei geringem Unwohlsein zu Hause blieb, statt zur Schule zu gehen. Sein Leben hatte sich durch dieses Ereignis völlig verändert. Seine Eltern berichteten, dass sich ihr Sohn von einem aktiven Jungen zu einem stillen, oft einsamen Heranwachsenden entwickelt hatte, der sich mehr und mehr mit Handy und Computer in seinem Zimmer beschäftigte und sich niedergeschlagen fühlte. Auch seine schulischen Leistungen ließen mit Beginn der Panikstörung nach.

Wiederholte medizinische Untersuchungen ergaben keine klaren Befunde, was dem Heranwachsenden fehlte. Die panikartigen Zustände traten hingegen alle paar Monate ohne erklärbaren Grund immer wieder auf. Erst im Alter von neunzehn Jahren – Sven P. hatte erfolgreich seinen Schulabschluss gemacht – empfahl ihm ein anderer Arzt, es mit einer langsam aktivierenden Physiotherapie zu versuchen. Da es infolgedessen nicht mehr zu Schwäche- und Angstanfällen kam, wurde der junge Mann zunehmend sicherer in seinen sportlichen Aktivitäten.

Schon ein paar Wochen später war er begeisterter Besucher eines Fitnessstudios, wo er regelmäßig trainierte.

Der Verlauf der Symptomatik und der Schwächeanfälle von Sven lassen sich gut mit dem Vulnerabilitäts-Stress-Modell erklären. Offensichtlich gibt es in der Familie eine Anfälligkeit für Herz-Kreislauf-Probleme. Die rein körperliche Anstrengung – dies war die akute Stresssituation beim Fußballspielen – hat bei dem Jungen eine Schwächereaktion ausgelöst. Nun kommt die Psychologie ins Spiel. Sven P. wollte nicht, dass andere ihn so sehen, war daher hilflos und musste eine Art Panikattacke mit Todesangst, Hyperventilation und kurzer Ohnmacht erleben. Die unklaren medizinischen Befunde führten dazu, dass er und seine Eltern den Sport als Ursache für den Panikanfall sahen. Vor dem Hintergrund ist es verständlich, dass Sven mehrere Jahre keinen Sport trieb – mit vielen negativen Folgen. Er zog sich mehr und mehr zurück, und die Lebensfreude schwand. Diagnostisch betrachtet, hat Sven P. durch das Ereignis beim Fußball tatsächlich eine Panikstörung im Sinne einer psychischen Erkrankung entwickelt. Glücklicherweise begegnete er Jahre später einem mutmachenden Arzt und einem motivierenden Physiotherapeuten, die dem jungen Mann erfolgreich dabei helfen konnten, wieder in seine Kraft zu kommen.

WIE HEILUNG MÖGLICH IST

Werden wir körperlich oder psychisch krank, fühlen wir uns sicherer, wenn wir – möglichst zu 100 Prozent genau – wissen, warum es uns »erwischt« hat. Aus diesem Wissen heraus erhoffen wir uns eine zielgerichtete Behandlung und Heilung. So sind wir nun mal »gestrickt«! Um psychische Erkrankungen behandeln zu können, ist es jedoch wesentlich wichtiger, diejenigen Faktoren möglichst genau zu analysieren, die eine Krankheit aufrechterhalten.

Die Suche nach einer eindeutigen Ursache für ein bestimmtes Leiden, sei es körperlicher oder psychischer Natur, ist daher verständlich und oft auch deshalb hilfreich, weil damit eine erfolgreiche Behandlung sicherer oder zumindest wahrscheinlich erscheint. Zwar bringt schon eine Erkrankung Einschränkungen, Schmerz, Leid oder zumindest Unzufriedenheit und Ungeduld mit sich; nichts erscheint jedoch schlimmer, als nicht zu wissen, was man eigentlich »hat« und woher »es« kommt. Wochen- oder gar monatelang mit Beschwerden belastet zu sein, ohne Antworten auf die Frage »Woher kommt es?« zu bekommen, macht Sorgen und unsicher, ob es überhaupt eine Lösung des Problems, eine Linderung oder eine Heilung gibt und ob und wann man sich wieder am Leben erfreuen kann.

Klare und eher vage Diagnosen

Daher kann allein schon die Kenntnis einer Diagnose – am besten gestellt durch eine Expertin, der man vertraut – eine gewisse Sicherheit geben. Selbst dann, wenn diese bedrohlich sein sollte, erscheint es besser, als möglicherweise endlos gepeinigt zu sein oder keine Ahnung zu haben, woher die Qual eigentlich kommt. Zudem erhöht ein richtiger Befund die Wahrscheinlichkeit, dass die Medizin oder die Psychologie etwas gegen eine körperliche oder psychische Erkrankung tun kann.

Bei einer körperlichen Krankheit kennen wir oft – wenn auch hier nicht immer – die Ursache. Am offensichtlichsten ist sie bei einer Verletzung: Man hat sich den Fuß beim Waldlauf verstaucht, oder die Hausärztin stellt anhand eines Blutbilds fest, dass eine Infektion vorliegt. In solchen Fällen ist mit der Diagnose und Ursachenanalyse eine meist klare Behandlungsempfehlung verbunden. Schwieriger wird es, wenn Symptome und Analysen kein klares Bild ergeben. So bedeutet die Einordnung »Lumbalsyndrom« lediglich, dass es um Probleme und Schmerzen im unteren Rückenbereich geht. Sie ist daher nicht wirklich eine Diagnose, sondern beschreibt nur die Beschwerden. Auch die Feststellung einer Long-Covid-Erkrankung (siehe Seite 79) sagt nur aus, dass Müdigkeit, Schlappheit, Atemnot oder Hustenreiz wahrscheinlich mit einer zurückliegenden Coronavirus-Infektion zusammenhängen. Genau erklären aber kann man weder die lange Dauer der Symptome, noch ist eine Aussage möglich, warum solche Krankheitsverläufe bei einer Person auftauchen, bei anderen jedoch nicht. So etwas ist für Betroffene extrem frustrierend. Vor allem auch bei chronischen körperlichen Erkrankungen gibt es nicht immer eindeutige Behandlungsempfehlungen. Häufig werden nur einzelne Symptome wie Schmerz oder Müdigkeit behandelt.

Unklare Befunde erschweren also die Therapie. Anschließend werden die Betroffenen oft von Facharzt zu Fachärztin weitergereicht und landen in ihrer Not nicht selten bei Heilern, die jenseits der sogenannten »Schulmedizin« allerlei nicht wissenschaftlich als wirksam erwiesene Behandlungen anbieten.

Klare Diagnosen können zwar berechtigte Hoffnung auf Heilung geben. Allerdings gibt ein Befund – besonders der einer psychischen Erkrankung – in den allermeisten Fällen keine Hinweise darauf, warum sie entstanden ist. Und auch wenn wir wissen, dass es biologisch-körperliche Faktoren oder Erlebnisse und Erfahrungen in der Lebensgeschichte gibt, die – neben akuten oder anhaltenden Belastungen – zu dieser Erkrankung hätten führen können, *muss* dies nicht der Fall sein!

Warum eine Diagnose noch lange nicht gesund macht

Bei psychischen Erkrankungen beschreibt die Fachliteratur die diagnostischen Kriterien sehr genau, und damit kommt es meist auch zu einer zuverlässigen Diagnose. Allerdings handelt es sich auch hier lediglich um zusammenfassende Benennungen bestimmter Beschwerdebilder. Beispielsweise treten bei Depressionen (siehe Seite 48 f.) neben der niedergeschlagenen Stimmung und der Antriebslosigkeit oft Müdigkeit und Kraftlosigkeit, aber auch Schlaflosigkeit, Grübeln und Minderwertigkeitsgedanken auf. Manche haben einen zyklischen Charakter in der Form, dass die Kraft- und Mutlosigkeit besonders am Morgen auftritt; schwerere Depressionen können mit wahnhaftem Erleben und Denken einhergehen. Selbst wenn die Beschwerden in der Fachliteratur gut beschrieben werden, sind ihre wirklichen Ursachen jedoch – bis auf wenige Ausnahmen – damit keineswegs bekannt, oder sie können nur von Ärztinnen und Therapeuten naturgemäß zu einem gewissen Anteil festgestellt werden.

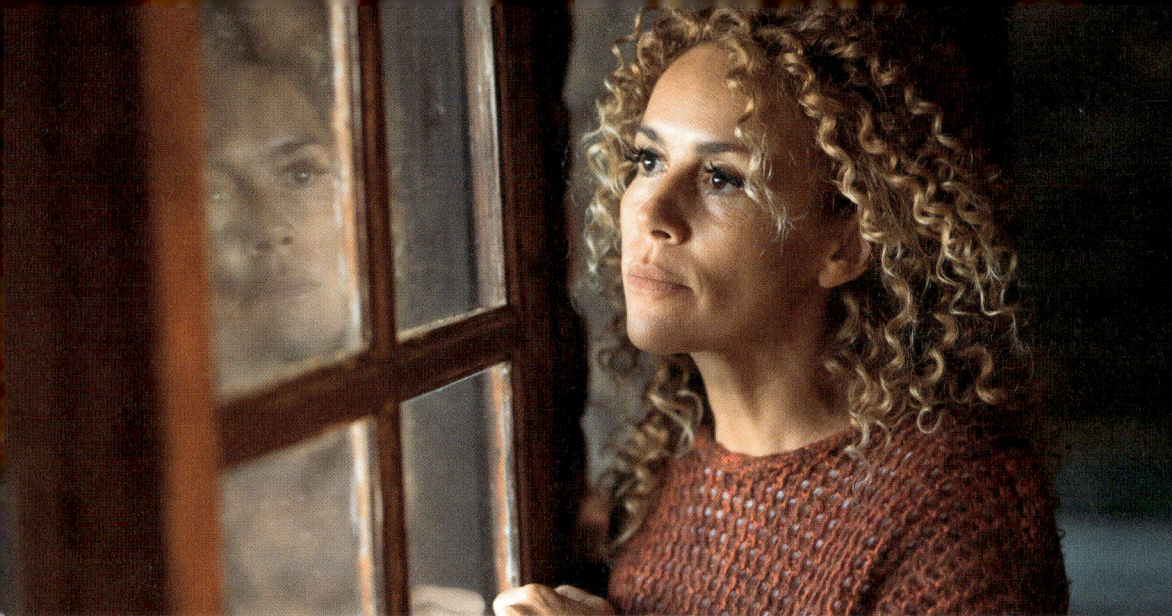

Wie wir über uns denken, kann uns im besten Fall stärken, aber auch schwächen und krankheitsanfällig machen.

Die drängende Frage nach dem Woher

Das beschäftigt natürlich viele Betroffene und bringt sie zum Nachdenken. Was genau ist denn nun die (lebensgeschichtliche) Ursache für meine Depression? Warum fühle ich mich dauernd belastet, reizbar und unzufrieden? Und meine Bekannte, die doch viel mehr »auf dem Buckel« hat als ich, geht frohgemut durch ihr Leben, obwohl sie aus einer Familie mit suchtkranken Eltern kommt? Solche Fragen nach dem Entstehen bestimmter persönlicher Eigenheiten oder Schwierigkeiten sind für uns alle bedeutsam und regen zum Nachdenken oder gar Grübeln an. Häufig steckt dahinter aber auch die Annahme, dass das Herausfinden von Ursachen unbedingt notwendig sei, um das Übel bei der Wurzel zu packen und loszuwerden: Wie soll ich mich – ohne genau zu wissen, woher »etwas« gekommen ist – davon lösen und psychisch wieder in Balance kommen?

Psychologische Mechanismen klären

Tatsache ist, dass selbst dann, wenn wir genau wüssten, woher eine bestimmte Angst kommt, damit ein Problem noch lange nicht gelöst ist. Wie in der Biologie, bei der sich körperliche Prozesse verselbstständigen können, gibt es auch bei psychischen Erkrankungen psychologische Mechanismen, die eine Störung ausmachen. Diese sind oft unabhängig von lebensgeschichtlichen »Ursachen«. Und genau in dieser Tatsache liegen die Chance und die begründete Hoffnung auf Behandlung und Heilung. Die klinische Psychologie und die Psychotherapieforschung als Wissenschaft haben sich mit ihren jahrzehntelangen Forschungsarbeiten weniger mit den »Ursachen« von psychischen Erkrankungen beschäftigt als vielmehr mit der Frage, wann und warum ein Problem immer wieder auftritt und wie es genau im Hier und Jetzt »funktioniert«. Dahinter steht die Idee, dass wir an den lebensgeschichtlichen Ereignissen – selbst wenn wir sie genau wüssten – nichts mehr ändern können. Eine erfolgreiche Therapie kann nur im Hier und Heute und für die Zukunft stattfinden. Im Fokus der Diagnostik und Behandlung steht daher die Frage, welche aktuellen Faktoren und persönlichen Muster des Erlebens, Denkens und Handelns die Hauptmerkmale der Erkrankung ausmachen.

Das Funktionieren psychischer Krankheiten verstehen

Die gute Nachricht ist daher: Wir Therapeuten verstehen, dass die Frage nach den »eigentlichen« Ursachen eine hohe persönliche und durchaus auch fachliche Bedeutung hat. Mittlerweile wissen wir aber so viel über psychische Erkrankungen und ihre Behandlung, dass wir dies – auch ohne genaue Kenntnis der Ursachen – therapeutisch sehr gut für die Patientinnen und Patienten nutzen können. Uns stehen sehr gut überprüfte Kenntnisse über die Hauptmerkmale von psychischen Erkrankungen zur Verfügung und wie diese im Zusammenhang zueinander stehen. Wir können daher sehr klar eine Depression von einer phobischen Angststörung, einer Essstörung oder einer Schizophrenie abgrenzen. Auf diesem Wissen bauen anschließend auch die verschiedenen Therapien auf.

Was hält eine Krankheit aufrecht?

Ein wesentlicher Faktor auf dem Weg zu einer guten Behandlung ist der Blick darauf, was die Krankheit »am Leben« erhält. Was nährt sie, wie kann es sein, dass sie weiterbesteht oder immer wiederkommt? Auch hier finden wir die Quelle und die Erklärung im Menschen selbst. Wenn wir eine psychische Erkrankung betrachten, sehen wir uns immer vier wesentliche Aspekte an und die Art und Weise, wie die Krankheit aufrechterhalten wird. Dies sind immer:

- körperliche Faktoren,
- Gedanken,
- Handeln und Verhalten sowie
- Gefühle.

Sowohl ein »normales« als auch ein krankhaftes Erleben und Verhalten kann mit diesen vier Faktoren beschrieben und in der Regel auch erklärt werden.

Die Perspektive der Psychotherapie

Jeder gute Therapeut wird in den ersten Gesprächen einer therapeutischen Sitzung nach diesen verschiedenen Anteilen fragen, um sie zu einem

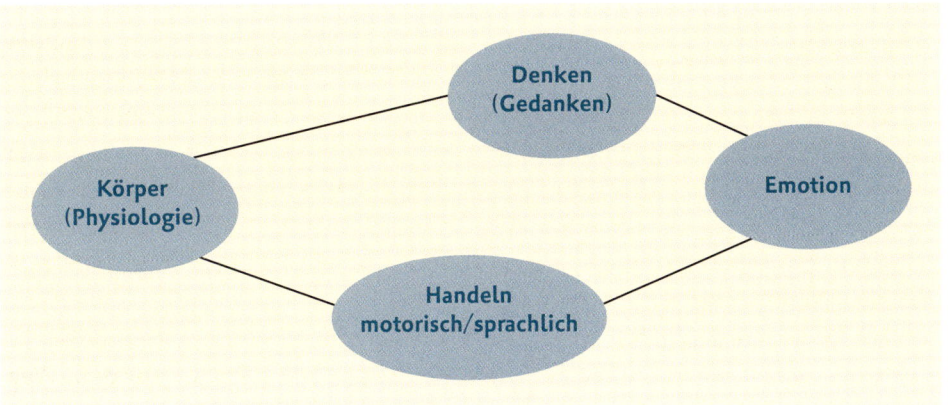

Die vier Modalitäten des Erlebens und Verhaltens: *Die Richtungen der Einflüsse auf unser Erleben – und das ist der Grund, warum die Modalitäten in einem Kreis dargestellt wurden – sind keine Einbahnstraßen.*

Gesamtbild der Beschwerden zusammenzufügen. Am wichtigsten bei der Einordnung einer psychischen Erkrankung sind die Gefühle. Sie steuern am stärksten unser Verhalten und stehen in engem Zusammenhang mit dazu passenden Gedanken, wenngleich diese oft nicht so ohne Weiteres in Worte gefasst werden können. Gefühle haben auch auf unsere Körperfunktionen einen starken Einfluss. Grundsätzlich hängen aber alle vier Faktoren eng miteinander zusammen. Müdigkeit, Abgespanntheit und Kraftlosigkeit als körperliche Anzeichen – diese können übrigens auch hormonell bedingt sein oder mit starker körperlicher Belastung im Beruf oder in der Familie zusammenhängen – mögen zu Gefühlen der Mutlosigkeit, des Ausgebranntseins und der Depressivität führen. Ein ständiger Mangel an Aktivität, stundenlanges Sitzen auf dem Bürostuhl und danach Ausruhen auf dem Sofa kann ebenfalls zu Gefühlen der Niedergeschlagenheit führen, verbunden mit dem Gedanken, dass »alles sinnlos« sei und man selbst »wertlos«.

Oder: Eine Panikstörung mit Agoraphobie (siehe auch Seite 38 f.) wäre keine Angsterkrankung, wenn auch nur einer der folgenden Faktoren *nicht* auf eine Angst hinweisen würde: Angst ist nur dann eine Angst,

- wenn eine **erhöhte Aktivierung von Körperfunktionen** spürbar ist, vor allem ein erhöhter Puls, eine beschleunigte Atmung, Herzklopfen und Muskelanspannung (körperliche Faktoren),
- wenn **bestimmte Befürchtungen** damit verbunden sind (»Ich könnte einen Herzinfarkt bekommen oder ersticken«, »Ich könnte nicht mehr aus der U-Bahn herauskommen«),

- wenn man sich der Angst entsprechend verhält, in diesem Fall in der Regel so, **dass viele Situationen vermieden werden,** die »eigentlich« Spaß machen würden oder sinnvoll wären (zum Beispiel Reisen, das Nutzen von Aufzügen oder öffentlichen Verkehrsmitteln, Einkaufen),
- wenn dabei dieses **grässliche Angstgefühl** auftritt.

Bei einer Zwangserkrankung (siehe auch Seite 89 f.) hingegen besteht das zentrale Gefühl in einer besonderen Art der inneren Anspannung und Unruhe. Ausdruck findet diese – ähnlich wie bei der Angst – auch in körperlicher Anspannung. Die Gedanken eines Menschen mit einer Zwangserkrankung kreisen darum, dass Dinge in einer speziellen Anordnung zu sein haben oder bestimmte Gefahren abgewendet werden müssen (zum Beispiel die Gefahr, sich infizieren zu können, oder dass einem der Kinder oder dem Partner etwas Schlimmes passiert, wenn man nicht alle Reinigungsrituale zu Hause fünfmal durchführt oder immer wieder bis fünf zählt). Das Verhalten drückt sich dann also im Zählen aus, in bestimmten Ritualen, etwas genau in einer besonderen Weise zu tun, oder aber im übertriebenen Vermeiden von Situationen.

Psychische Erkrankungen richtig einordnen und behandeln

- Zwar sind die **lebensgeschichtlichen somatischen, sozialen und psychischen Ursachen** nicht unwichtig, um eine psychische Erkrankung zu erklären. Eindeutig bestimmen können wir sie jedoch in der Regel nicht.
- Die genauen biografischen Ursachen müssen nicht bis ins letzte Detail ergründet werden, damit eine Erkrankung erfolgreich behandelt werden kann. Wichtiger sind in diesem Zusammenhang: **Wann und warum** treten hier und jetzt die problematischen Gedanken, Verhaltensweisen, Gefühle und Körperreaktionen immer wieder auf? Was ist der aktuelle Auslöser für eine überstarke Angst oder eine deutlich gewordene depressive Phase?
- Gedanken, Verhaltensweisen, aber auch körperliche Zustände können günstig und heilend beeinflusst werden. Die »aktuellen« Ursachen und die Faktoren, die eine Erkrankung immer wieder lostreten oder sie aufrechterhalten, sind höchst bedeutsam; mit Sicherheit bedeutsamer als die mehr oder weniger klaren Ursachen in der eigenen Lebensgeschichte – zumindest für die Gegenwart und die Zukunft.
- Bei der Betrachtung und Analyse von belastenden Erlebens- und Verhaltensweisen sollten immer **die vier Aspekte und deren wechselseitige Zusammenhänge** betrachtet werden: Gefühle, Gedanken, Körper und Verhalten!

SO BLEIBEN WIR GESUND

Jeder von uns kann seine psychische Gesundheit fördern und so auch Erkrankungen vorbeugen. Für ein gesundes Selbstvertrauen und geistiges (mentales) Wohlbefinden sind bestimmte grundsätzliche Maßnahmen und innere Haltungen besonders hilfreich.

Die Definition der Weltgesundheitsorganisation (WHO) besagt, dass Gesundheit immer geistiges und soziales Wohlbefinden umfassen muss. Das heißt, Gesundheit lässt sich keinesfalls nur als Abwesenheit von (körperlicher) Krankheit und Gebrechen definieren. Vielmehr sollten wir Gesundheit und Krankheit als »fließendes« Konzept verstehen. Wir sind nicht entweder nur krank oder nur gesund. Selbst körperlich schwer kranke Personen oder Menschen mit starken Behinderungen verfügen über viele gesunde Anteile. Wir können uns also bewusst machen, dass Krankheit und Gesundheit sich nicht ausschließen und dass man sie wie ein Kontinuum auf mehreren Ebenen sehen sollte. So kann eine Querschnittgelähmte auf die Frage »Wie geht es dir?« durchaus mit: »Sehr gut heute!« antworten.

Der Körper als »Haus der Seele«

Wir tun also gut daran, Gesundheit als Einheit von körperlichem Wohlbefinden und seelischem Gleichgewicht zu betrachten. Dabei können wir aktiv für beide Teile etwas tun, damit wir in Balance bleiben und Seele und Körper etwas Gutes tun (mehr dazu finden Sie ab Seite 165).

Schon zu Beginn der Neuzeit hat die spanische Ordensgründerin Teresa von Ávila (1515–1582) einen wichtigen Zusammenhang zwischen körperlicher und seelischer Gesundheit erkannt. Von ihr stammt die absolut zeitlose Empfehlung: »Tu deinem Leib Gutes an, damit deine Seele Lust hat, darin zu wohnen.«

Die Seele als »Kraftort« für den Körper

Umgekehrt gilt jedoch ebenso, dass unsere psychischen Kräfte dabei helfen können, so mit körperlichen Erkrankungen oder Einschränkungen umzugehen, dass sie nicht unsere gesamte Wahrnehmung sowie unser Denken und Handeln beeinflussen. Viele körperliche Einschränkungen und Krankheiten – besonders wenn diese chronisch oder altersbedingt und nicht mehr direkt beeinflusst werden können – bringen mit sich, dass sie höchste Anforderungen an die Psyche und unsere psychische Widerstandskraft stellen:

Wie kann ich mit dauerhaften Schmerzen umgehen?

Wie kann ich Diagnosen mit ungünstigen Prognosen akzeptieren und so verarbeiten, dass ich mich psychisch nicht in einem Dauertief vergraben muss?

Was kann ich tun, um mich mit Einschränkungen zu arrangieren?

Welche Faktoren können behilflich sein, auch bei starken Belastungen und bei ungünstigen biologischen Vorbedingungen (Erbfaktoren) so gesund wie möglich zu bleiben?

Welche Fähigkeiten, Interessen und Fertigkeiten (Ressourcen) können als Widerstandskräfte genutzt werden, und wie können wir diese fördern?

Zu diesen und anderen Fragen haben unter anderem die Gesundheitspsychologie, die medizinische Psychologie und medizinische Soziologie in den letzten dreißig Jahren umfangreiche Forschungsarbeiten geliefert und eine Menge Lösungen gefunden.

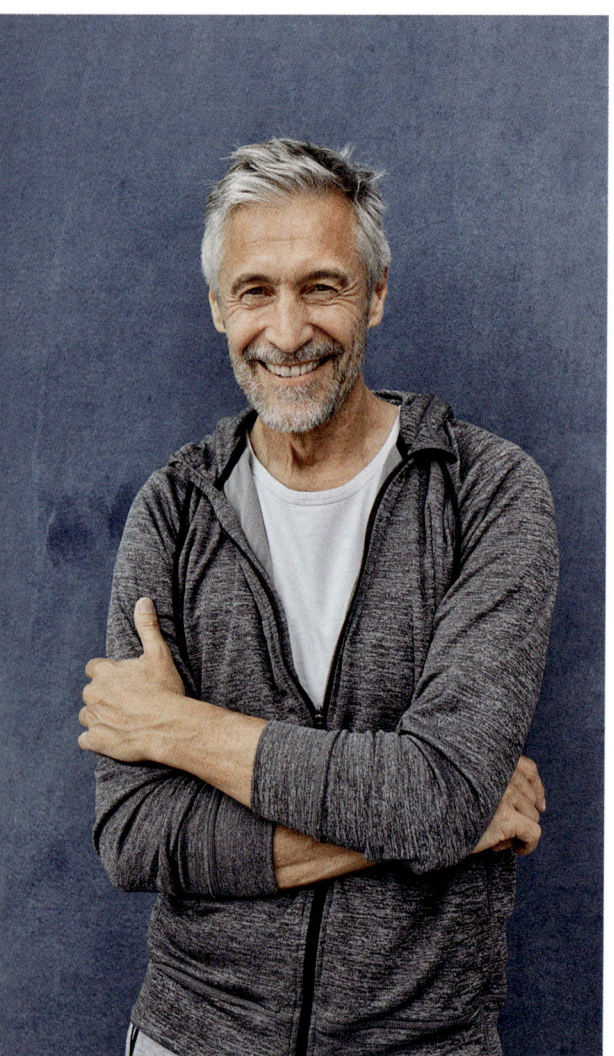

Auch von extremen, traumatisierenden Ereignissen können wir uns erholen und sogar aufblühen.

Das Geheimnis der Resilienz

In der Psychologie kennen wir sieben Faktoren, die als wesentliche Merkmale für unseren psychischen Immunschutz, die Resilienz, gesehen werden können. Hierzu gehört es,

1. möglichst optimistisch zu sein,
2. nicht veränderbare Umstände zu akzeptieren,
3. bei Problemen die eigene Energie zur Lösung einzusetzen,
4. nicht in eine Opferrolle zu gehen oder darin zu verharren,
5. möglichst viel (Selbst-)Verantwortung zu übernehmen,

6. sich um gute Integration in ein eigenes soziales Umfeld zu kümmern, dieses zu pflegen, dort Unterstützung zu suchen sowie
7. die nahe und weitere Zukunft im Blick zu behalten.

Salutogenese – Gesundheit als Prozess

In den Siebziger- und Achtzigerjahren führte der israelisch-amerikanische Soziologe Aaron Antonovsky (1923–1994) den Begriff »Salutogenese« ein und stieß damit ein revolutionäres Umdenken an (lat. *salus* [Wohlergehen]). Der in unserem Gesundheitssystem üblichen Perspektive auf die Entstehung von Krankheit (Pathogenese, gr. *páthos* [Leiden]) und der Frage »Was macht uns krank?« stellte er den Gedanken gegenüber: »Was hält uns gesund?« Antonovskys Konzept enthält im Kern auch die Idee des Diathese-Stress-Modells (siehe Seite 21 f.) und das der Resilienz.

Zu den sogenannten »generalisierten Widerstandsquellen« zählen Gesundheitswissenschaftler neben finanzieller Sicherheit Wissen und Intelligenz, spirituelle oder religiöse Eingebundenheit sowie ein gutes, unterstützendes soziales Netzwerk.

Als wichtige Anzeichen für psychische Stabilität und ihre Entwicklung werden fortdauernde und wiederholte positive (konsistente) Lebenserfahrungen sowie das Erleben von Zugehörigkeit und Teilhabe an der Gesellschaft gesehen. Hierzu gehört auch die Selbsteinschätzung, dass man im Großen und Ganzen eine gute Balance zwischen Über- und Unterforderung im Alltag halten kann und mit den Anforderungen des Lebens insgesamt gut klarkommt.

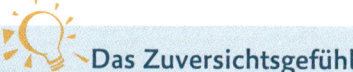

Das Zuversichtsgefühl

Eine wichtige Bedeutung für unsere Gesunderhaltung hat das sogenannte »Kohärenzgefühl« (lat. *cohaerere* [zusammenhängen]). Gemeint ist damit der vorherrschende Eindruck, die »Dinge im Leben« gut verstehen und die Herausforderungen des Daseins insgesamt gut meistern zu können. Daraus folgt auch, zuversichtlich in die eigene Zukunft blicken zu können. Diese Zuversicht entsteht im Lauf des Lebens dadurch, dass uns die eigenen Erlebnisse und Ereignisse als weitgehend strukturiert, vorhersehbar oder erklärbar erscheinen. Aus diesem Eindruck erwächst das Zutrauen in ausreichende eigene Fähigkeiten, auch zukünftigen Anforderungen gewachsen zu sein. Weiterhin gehört zum Kohärenzgefühl die Einstellung, dass auch unangenehme und fordernde Ereignisse als sinnvoll betrachtet und daher akzeptiert werden können (siehe hierzu auch die »Gelassenheitsformel« auf Seite 56).

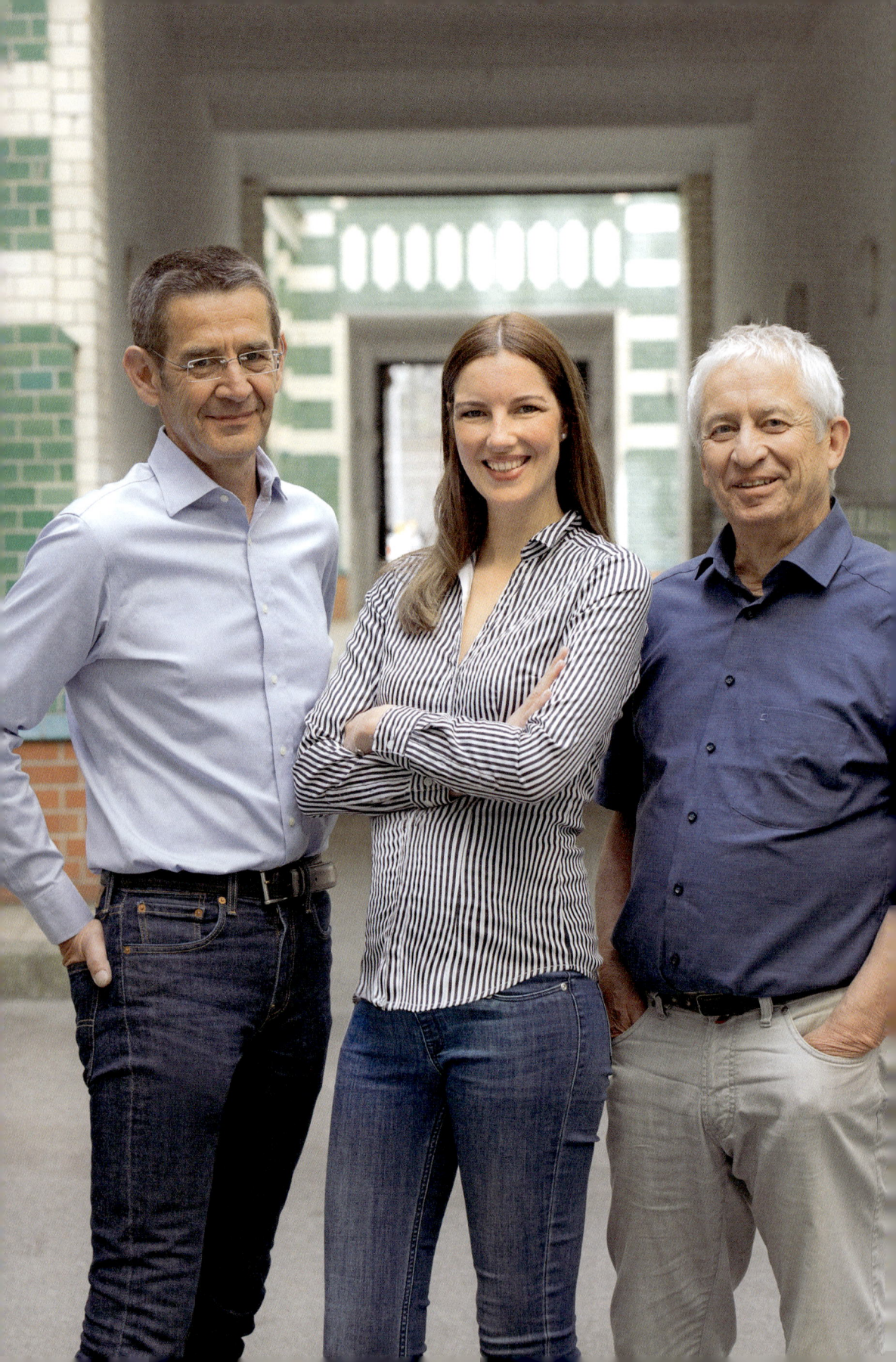

Kapitel 2

Aus der Balance geraten – die häufigsten psychischen Erkrankungen

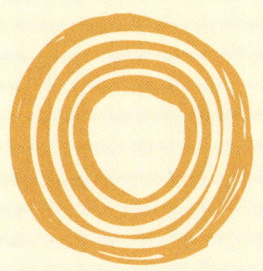

Nach einer Studie der WHO leidet weltweit jeder vierte Arztbesucher an einer psychischen Erkrankung. Allein in Deutschland macht rund 10 Prozent der Bevölkerung eine behandlungsbedürftige psychische Krankheit zu schaffen, sind sie – nach neuesten Berichten der Krankenkassen – die häufigste Begründung für Arbeitsunfähigkeit. Auf den nächsten Seiten haben wir die wichtigsten Fakten zu den häufigsten psychischen Erkrankungen und ihrer Behandlung zusammengestellt. Diese Beschreibungen sind jedoch nicht zu einer (möglicherweise falschen) Selbstdiagnose geeignet. Nur eine Fachärztin oder ein approbierter Psychotherapeut kann eine psychische Krankheit richtig im Rahmen einer umfassenden Untersuchung einordnen und eine wirksame Gegenstrategie entwickeln. Glücklicherweise sind die Erkrankungen heutzutage gut behandelbar.

ÄNGSTE UND BEFÜRCHTUNGEN – WENN DIE WELT (LEBENS)GEFÄHRLICH WIRD

Jedes Kind lernt sie kennen, die Angst, zum Beispiel in der Dunkelheit, vor Fremden oder davor, allein gelassen zu werden. Das starke Gefühl ist ein Alarmsignal. Es weist uns auf eine mögliche Gefahr oder Bedrohung hin. So können wir möglichst gut reagieren, um uns zu schützen und uns wieder sicher zu fühlen. Verschont wird von dem Gefühl niemand, denn die Angst hilft uns seit Urzeiten, zu überleben. Manchmal wird daraus aber ein Dauerzustand. Dann kann das Leben sehr anstrengend werden.

Angst! Wer kennt es nicht, dieses unangenehme und beunruhigende Gefühl? Häufig begleitet von Schwitzen, beschleunigtem Puls, Atemnot, Zittern, das alles häufig in Kombination mit sorgenvollen Gedanken und Befürchtungen. Dabei gibt es Situationen, in denen uns die Angst beschützt: Bei Gewitter suchen wir Schutz, und in einer unbekannten Großstadt bleiben wir auf den beleuchteten Straßen. Ideal ist immer eine an die jeweilige Situation angepasste (Angst-) Reaktion. Diese Alarmanlage ist bei den meisten von uns gerne eher zu »scharf« als zu »lax« eingestellt, nach dem Motto: »Lieber einmal zu häufig die Beine in die Hand genommen als den Säbelzahntiger am Bein.«

In anderen Lebenslagen kann uns die Angst aber auch ganz schön behindern. So gibt es Menschen, bei denen die Angst das Leben beherrscht. Das Gefühl hat sich bei einer Angststörung dann zur Krankheit entwickelt. Die überlebenswichtige Alarmanlage schlägt viel zu schnell an. Ein herabfallendes Blatt auf dem Balkon wird dann als Einbrecher verkannt. Wir sind beunruhigt, der Puls geht schneller, und alle Gedanken kreisen um die vermeintliche Gefahr, aus der es scheinbar kein Entkommen gibt.

In Zahlen

Häufig treten Angsterkrankungen in der Kindheit und Jugend auf oder auch im frühen Erwachsenenalter. Die Wahrscheinlichkeit, im Laufe des Lebens eine diagnostizierbare psychische Erkrankung zu entwickeln – die Lebenszeitprävalenz (lat. *praevalere* [vorherrschen, überwiegen]), also die Anzahl an Personen, die im Laufe ihres gesamten Lebens mindestens einmal eine Erkrankung bekommen –, beträgt bei Angsterkrankungen 20 Prozent. Damit zählen sie zu den häufigsten psychischen Erkrankungen: Jeder Fünfte leidet irgendwann einmal im Leben an einer Angsterkrankung. Während die meisten Angsterkrankungen eine Lebenszeitprävalenz von etwa 5 Prozent haben, treten spezifische Phobien bei circa jedem oder jeder Zehnten auf. Allgemein haben Frauen ein etwa doppelt so hohes Risiko, eine Angsterkrankung zu entwickeln.

Gesichter der Angst

Ängste und Befürchtungen sind völlig normal, und auch ein ungutes Gefühl angesichts einer Achterbahnfahrt oder auf dem Weg durch unbekannte Straßen im Dunkeln ist kein Anzeichen für eine Erkrankung. Solange sich das Gefühl aushalten lässt und wieder verschwindet, müssen wir uns keine Sorgen machen. Erst wenn eine Angst in einer Situation auftritt, die nicht Angst einflößend ist (nicht situationsadäquat), wenn sie länger anhält als »normal«, wenn wir sie nicht beeinflussen können und sie unseren Alltag deutlich beeinträchtigt, dann stecken wir – möglicherweise bereits – mitten in einer Leidensgeschichte.

Da Angsterkrankungen und ihre verschiedenen Ausprägungen häufig früh im Leben eines Menschen beginnen, erhöhen sie das Risiko, eine depressive oder eine substanzgebundene Erkrankung (siehe Seite 48 f. und 59 f.) zu entwickeln. Deshalb versuchen Psychologen und Therapeutinnen, diesen Prozess durch eine frühzeitige Behandlung zu stoppen.

Es ist sehr wichtig, dass Betroffene und Angehörige die Gefühlslage ernst nehmen und nicht kleinreden. Bleibt eine Angststörung unbehandelt, kann den Betroffenen das Leben entgleiten.

Panikattacken

Angstanfälle treten plötzlich auf, innerhalb einiger Sekunden bis Minuten. Meist bilden sie sich in weniger als einer Stunde wieder zurück. Typisch sind Herzrasen, Atemnot, Schwitzen, Zittern, aber auch Todesangst, die Angst, verrückt zu werden oder die Kontrolle zu verlieren. Sie können verschiedene Ursachen haben. Treten sie wiederholt und unerwartet auf und behindern sie im Alltag, kann es sich um eine Panikstörung handeln.

Aus der Praxis

Der sechzehnjährige Ivo S. stellt sich vor. Er hat nach dem Konsum von Cannabis (siehe Seite 61) eine Panikattacke erlitten. Er berichtet von Herzrasen, Schwitzen, Atemnot, Unruhe, Fremdheitsgefühl, der Angst davor, die Kontrolle über sich zu verlieren und »verrückt zu werden«. Nach der erschütternden Episode befürchtet der junge Mann weitere Ereignisse dieser Art und ist ernsthaft besorgt darüber, dass in seinem Gehirn möglicherweise »etwas zerstört« worden sei.

Nachdem wir ihn ausführlich darüber aufgeklärt haben, dass Panikattacken nicht selten durch Cannabis ausgelöst werden können, dass mit seinem Gehirn alles in Ordnung sei und er vor allen Dingen ein normales Leben weiterführen solle, ohne angstmachende Unternehmungen zu vermeiden, bildet sich die Angst vor Panikattacken wieder zurück. Nach ungefähr drei Monaten hat sich Ivo S. erholt. Von Cannabis lässt er die Finger.

Phobien

Wenn die Höhe, enge Räume, eine Schlange, ein Zahnarztbesuch oder eine Flugreise panische Angst machen, dann handelt es sich möglicherweise um eine Phobie (gr. *phóbos* [Furcht]). Solche starken Ängste können durch sehr viele Faktoren ausgelöst werden. Typischerweise können die Betroffenen ganz klar benennen, welches Objekt oder welche Situation die Angst auslöst. Die meisten Phobien treiben den Puls und den Blutdruck nach oben.

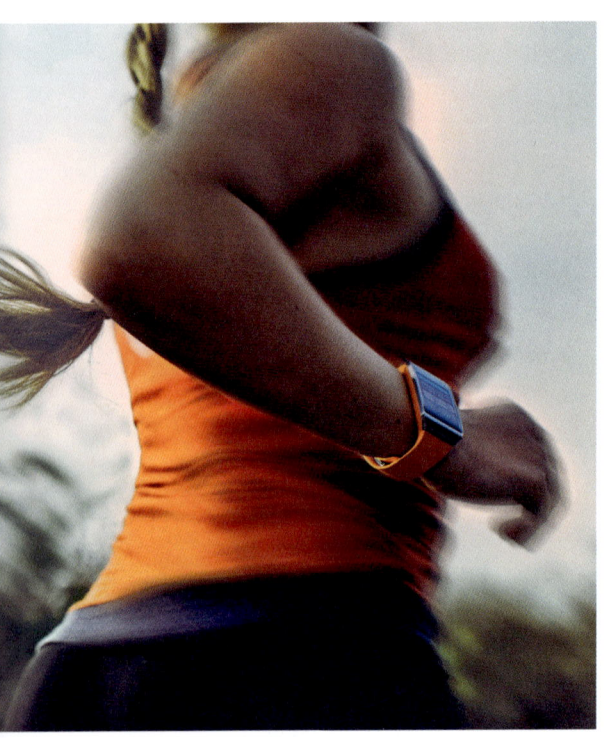

Bei Panikattacken kommt es häufig zu Herzrasen. Schonung ist deshalb nicht empfehlenswert. Um dem eigenen Körper wieder zu vertrauen, hilft Sport.

Platzangst (Agoraphobie)

Wer unter einer Panikstörung leidet, vermeidet oft weitläufige, aber auch beengende Plätze. Die Betroffenen befürchten, dass sie diese Orte beim Auftreten von Paniksymptomen nicht jederzeit verlassen können oder dass sie der Situation hilflos ausgeliefert sind. Diese Form der Angst nennen Experten »Agoraphobie«, auch bekannt als »Platzangst« (gr. *agorá* [Markt- und Versammlungsplatz]). Die Klaustrophobie (lat. *claustrum* [Verschluss, Gewahrsam]) – die sogenannte Raumangst – zählt ebenfalls dazu. Häufig vermeiden Menschen mit Agoraphobie beengende Situationen, wie zum Beispiel in öffentlichen Verkehrsmitteln, in der Schlange an der Supermarktkasse stehen oder in einer Menschenmenge im Kino oder im Theater. Diese Orte werden vermieden oder nur schwer ertragen. Sehr schwer belasteten Menschen gelingt es allerdings kaum mehr, die Wohnung zu verlassen. Diese wird häufig noch als die letzte »sichere Bastion« erlebt.

Bei vielen Betroffenen entwickelt

sich eine Agoraphobie im Verlauf einer Panikstörung. Bei anderen kommt zunächst eine Platzangst und dann erst die Panikattacken. Häufig entsteht vor diesem Hintergrund auch eine depressive Symptomatik (siehe Seite 48). Besonders wichtig ist daher eine möglichst frühzeitige und erfolgreiche Behandlung.

Aus der Praxis

Der 38-jährige Stephan P. ist studierter Philosoph und beruflich als Systemadministrator tätig. Er stellt sich wegen Panikattacken in der Ambulanz vor, dabei liegt bereits ein langjähriger Leidensweg hinter ihm. Trotz psychotherapeutischer Unterstützung hat er sich in den vergangenen zwei Jahren und forciert durch die Coronapandemie mit Lockdowns und Homeoffice immer weiter zurückgezogen und seinen Aktivitätsradius heruntergefahren. Konnte er sich vorher noch weitgehend frei in seinem Heimatort Berlin bewegen, fallen ihm nun schon Distanzen von mehr als 500 bis 1000 Metern von seiner Wohnung weg schwer.

Stephan ist nicht mehr arbeitsfähig. Die Panikstörung begleitet ihn nun schon seit Anfang seines zwanzigsten Lebensjahres. Langsam sei daraus eine Platzangst entstanden. Da sich diese trotz ambulanter Psychotherapie nicht gebessert hatte, ließ er sich in eine stationäre Behandlung aufnehmen. Den Aufenthalt in der Einrichtung erlebte er schließlich jedoch als überaus belastend. Er sei damals im Rahmen der Therapie mit anderen Mitpatien-

ten etwa 15 Kilometer von der Klinik entfernt »ausgesetzt« worden und habe alleine seinen Weg zurückfinden müssen. Dabei habe er sich so hilflos erlebt, dass ihn dieses Gefühl bis heute immer wieder einhole. Eingeschüchtert und im Gesamtbefinden eher verschlechtert, habe er die Behandlung dort abgeschlossen und in den Folgejahren versucht, mit seiner Erkrankung alleine klarzukommen.

Nachdem er dann doch wieder psychotherapeutische Hilfe aufgesucht hatte, war es ihm irgendwann wieder kaum mehr möglich, den Weg zum Therapeuten zu bewältigen, da er dazu eine längere Wegstrecke zurücklegen musste. Jetzt wurde eine tagesklinische Behandlung abgesprochen (siehe auch Seite 142), und es sah so aus, als gäbe es Licht am Ende des Tunnels. Auf der Tagesstation begann Stephan P. mit Kraft- und Ausdauertraining, um seine körperliche Fitness zu verbessern und sein im Lauf der Zeit entwickeltes Übergewicht zu reduzieren. Gleichzeitig arbeitete er im Rahmen einer kognitiven Verhaltenstherapie (siehe Seite 144) an seiner Panikstörung. In sogenannten Expositionsbehandlungen in Begleitung einer Therapeutin, zum Beispiel in öffentlichen Verkehrsmitteln, lernte er, mit vermeintlich bedrohlichen Situationen neu umzugehen. Langsam gelang es ihm, auf diese Weise seinen Aktionsradius wieder zu erweitern.

Es wurden der Übergang in die ambulante Behandlung und eine Wiederaufnahme seiner Arbeit mit der schrittweisen Wiedereingliederung in den Arbeitsprozess (Hamburger Modell) geplant. Erst nach längerem Suchen gelang es ihm, eine in der Behandlung der Agoraphobie äußerst erfahrene Therapeutin zu finden und eine Kostenübernahme durch die Krankenkasse zu erhalten.

Soziale Phobie

Die Angst davor, sich zu blamieren, dass andere Menschen sich über eine(n) lustig machen, dass man sich peinlich verhält oder in einer großen Runde kein Wort herausbekommt, kennt vermutlich (fast) jeder von uns. Sind diese Ängste so stark und die Sorgen so groß, dass sie den Betroffenen in seinem Alltag beeinträchtigen, dann kann es sich um eine soziale Phobie handeln.

Diese Menschen erleben es als besonders schwierig, im Zentrum der Aufmerksamkeit zu stehen. Aber auch eine Prüfung oder Situationen, in denen Leistung gefragt ist, können belasten. Die Betroffen sind sehr besorgt darüber, sich peinlich zu verhalten oder zu versagen (leistungsbezogene soziale Angst). Wer unter einer sozialen Angststörung leidet, kann große Schwierigkeiten haben, zu telefonieren, vor anderen zu essen oder etwas zu unterschreiben. Der Alltag ist so nicht mehr einfach zu bewältigen, ganz zu schweigen von der Gestaltung zwischenmenschlicher Beziehungen (interaktionsbezogene soziale Angst). Die Betroffen können sich isolieren und leiden sehr darunter.

Wie kommt es, dass soziale Ängste so verbreitet beziehungsweise bei uns Menschen so tief verwurzelt sind? Um dies zu verstehen, muss man sich vor Augen führen, dass der Mensch seit jeher ein soziales Wesen ist. In Urzeiten hat uns dies geholfen, leichter zu überleben. Alleine, ohne den Verbund mit anderen, sind wir sehr verletzlich.

Aus der Praxis

Der 29-jährige Nikolaj N. berichtet in der Ambulanz von Ängstlichkeit und Unsicherheit im Umgang mit anderen Menschen. Ähnlich wie sein Bruder, der die gleichen Probleme entwickelt hatte, möchte er diese Ängste nun endlich in den Griff bekommen. In seiner Arbeit für ein Start-up komme er im Alltag zwar klar, es koste ihn jedoch unheimlich viel Kraft, sich immer wieder zu überwinden, mit anderen Menschen in Kontakt zu gehen. Außerdem könne er vor wichtigen beruflichen Terminen kaum mehr schlafen, sei angespannt und unruhig. Auch ein Wohnort- und Arbeitsplatzwechsel habe diese Probleme nicht verbessern können. Relativ entspannt könne er mit anderen nur umgehen, wenn er vorher ein paar Gläser Wein oder Wodka trinke. Da daraus mit der Zeit und an den Wochenenden immer mehr geworden wäre, sei es im Zusammenhang mit dem übermäßigen Alkoholkonsum allerdings auch wiederholt zu Streitereien gekommen. Nikolaj berichtet, dass er sich auch schon wiederholt mit anderen geprügelt habe.

Nur knapp sei er kürzlich einer polizeilichen Anzeige entgangen.

Die Anamnese – die Vorgeschichte einer Krankheit – zeigt, dass der Alkoholkonsum sich noch nicht zu einer Abhängigkeit entwickelt hat. Deshalb beginnt der junge Mann mit einer Psychotherapie. Im Rahmen der Behandlung werden Rollenspiele zur Einübung sozialer Interaktionen eingesetzt, und seine hinderlichen negativen Gedanken werden für solche Situationen überprüft, die seine Angst auslösen. Diese Erfahrungen werden dann auch in Alltagsaktivitäten eingebaut, was Nikolaj N. anfänglich noch viel Überwindung kostet. Im weiteren Verlauf gelingt es ihm jedoch immer besser. Der übermäßige Alkoholkonsum hat sich nach einer Phase der kompletten Abstinenz normalisiert.

Spezifische Phobien

Eine übersteigerte Angst vor bestimmten Objekten oder Situationen bezeichnen Psychiater als »spezifische Phobie«. Am bekanntesten sind Tierphobien, etwa vor Schlangen, Spinnen oder Tauben. Aber es gibt auch Umweltphobien vor Gewittern oder Naturkatastrophen sowie situative Phobien vor Höhe, Wasser oder Feuer oder auch die Blut-, Spritzen- oder Verletzungsphobie. Hier besteht die Besonderheit darin, dass die Betroffenen bei Konfrontation damit in Ohnmacht fallen können.

Wie kommt es nun, dass wir gegenüber Mäusen, Blitz und Donner oder auf dem Fünfmeterbrett sehr viel eher eine spezifische Phobie entwickeln als zum Beispiel angesichts einer Ampel, eines Zebrastreifens oder einer Kaffeemaschine? Die Antwort heißt »Preparedness« (engl. für »Vorbereitetsein«) oder evolutionär vorbereitetes Lernen).

Aus der Praxis

Die 51-jährige Unternehmerin Diana S. stellt sich in der Angstambulanz vor und möchte ihre Kakerlakenphobie behandeln lassen. Sie zeigt bei der Anamnese keine weiteren Symptome für andere psychische Erkrankungen.

Kakerlaken habe sie schon immer eklig gefunden, berichtet Diana. Problematisch sei dies nun geworden, seit sie in Asien Spielzeuge herstellen lasse. In den Produktionshallen dort wären so viele von den Krabblern unterwegs, dass sie vor lauter Angst, Anspannung und Ekel keinen klaren Gedanken mehr hätte fassen können. Da sie die Verantwortung für ein Unternehmen mit vielen Menschen trägt, ist das kein annehmbarer Zustand.

Gemeinsam wird entschieden, Dianas Angst über eine Konfrontationstherapie zu begegnen. In einer Zoohandlung wird eine Madagaskar-Fauchschabe angeschafft. Diese Kakerlakenart springt nicht, krabbelt nur sehr langsam und beißt nicht. Außerdem verzeiht sie auch Berührungen. Nach Abschluss der Therapie gelingt es Diana, auch angesichts der Krabbeltiere einen klaren Kopf bei ihrer Arbeit zu behalten.

Generalisierte Angststörung

Typisch für diese Form der Angsterkrankung sind vor allem ängstliche Sorgen. Betroffene haben zum Beispiel Angst davor, dass ihren Kindern auf dem Schulweg oder dem Partner unterwegs etwas passieren könnte. Die Sorgen drehen sich aber auch um die eigene Gesundheit oder die von Angehörigen, um die materielle Sicherheit, den Arbeitsplatz, das politische Geschehen, den Klimawandel oder andere nicht von der Hand zu weisende Gefahren. Fast jeder von uns kennt sie. Daneben können Unruhe, Anspannung, Konzentrations- oder Schlafstörungen, aber auch Magenbeschwerden, Schwindel oder Benommenheit auftreten.

Die Befürchtungen ihrerseits beunruhigen und machen ängstlich. Krankhaft sind allerdings die Intensität und Dauer der Beschäftigung mit diesen Sorgen. Da sie nicht kontrollierbar sind, rufen die Betroffenen dann zum Beispiel häufig Angehörige an, derentwegen sie sich sorgen, um sich zu versichern, dass es ihnen gut geht. Oft vermeiden sie auch Aktivitäten, die als gefährlich eingeschätzt werden, wie etwa Urlaubs- oder Flugreisen.

Aus der Praxis

Die 52-jährige Verwaltungsangestellte Beate B. berichtet, sie habe sich schon immer mehr Sorgen als andere über alles Mögliche in ihrem Leben gemacht. Verlusterlebnisse in der Kindheit und Jugend mögen der Auslöser dafür gewesen sein, vermutet sie. Jetzt seien die Sorgen aber besonders belastend geworden, da sie sich nicht mehr zutraue, alleine mit ihren Enkeln zu sein. Sie werde dann so unruhig, dass sie sich auf nichts mehr konzentrieren und auch mit den Kleinen nicht mehr spielen könne. Wenn sie wüsste, dass sie ihre Kinder und die Enkel sehen würde, mache sie sich schon im Vorfeld Gedanken, könne nur schlecht schlafen und habe kaum Appetit. Zusätzlich habe sich in den letzten Wochen eine gedrückte Stimmung breitgemacht, sie habe kaum mehr Antrieb und Interesse an irgendetwas. Das sei nun auch so, wenn sie alleine wäre. Eine Psychotherapie fünf Jahre zuvor habe zwar dazu geführt, dass die Ängste etwas weniger wurden, verschwunden seien sie aber nicht.

Beate B. beginnt eine Therapie, bei der eine sogenannte Sorgenexposition angewendet wird. Dabei unterstützt der Therapeut die Patientin dabei, die Katastrophengedanken zu Ende zu denken. Es kommt zu einer Besserung, die depressive Verstimmung lässt jedoch erst vier Wochen nach Beginn einer medikamentösen Depressionsbehandlung nach. Am Ende der Therapie beschreibt sich die Patientin zwar immer noch als ängstlicher als die meisten anderen Menschen, sie kümmert sich aber ohne Schwierigkeiten wieder um ihre Enkel, die sie auch gerne besuchen und in den Ferien mehrere Tage am Stück bei ihr verbringen. Die Depression bildet sich ganz zurück.

Posttraumatische Belastungs-störung (PTBS)

Nach einer schweren Traumatisie-rung (gr. *traûma* [Verletzung, Wun-de]), wie dem Erleben von Folter, ei-nem sexuellen Missbrauch oder einem Unfall mit Todesgefahr kann es zur Entwicklung einer posttraumatischen Belastungsstörung oder anderen psy-chischen Erkrankungen kommen wie Angsterkrankungen oder Depressio-nen. Während es ganz normal ist, dass Menschen nach einem solchen verstö-renden Erlebnis zeitweise belastet und beeinträchtigt sind, entwickelt ein Teil der Betroffenen eine PTBS. Das hängt auch vom Schweregrad des Traumas ab sowie davon, wie eine Person sonst mit Belastungen umgeht und ob ihr eine gute Unterstützung nach dem Ereignis zuteilwird.

Typisch für die PTBS ist das Wie-dererleben des Ereignisses durch Flash-backs (»Erinnerungsblitze«) oder Alb-träume. Die Betroffenen haben ein erhöhtes Anspannungsniveau, sind immer auf dem Sprung oder auf der Flucht und vermeiden, an das belas-tende Ereignis erinnert zu werden. Das beeinträchtigt zuweilen extrem ihren Alltag.

Nicht selten kommen andere Angsterkrankungen oder depressive Symptome, teilweise auch Substanz-konsum (Alkohol, Drogen) dazu. Nach einer Traumatisierung kann ein Mensch in jedem Alter psychische Erkrankungen entwickeln, teilweise

auch erst längere Zeit nach dem Er-eignis. Frauen haben ein deutlich er-höhtes Traumatisierungsrisiko und häufiger eine PTBS als Männer.

Aus der Praxis

Der 45-jährige Lokführer Kevin A. sucht Hilfe, nachdem er vor einem Monat und nun bereits zum dritten Mal einen Men-schen überfahren hat, der sich umbringen wollte. Dies sei immer schrecklich gewe-sen. Während er aber die ersten zwei Er-eignisse noch relativ gut »weggesteckt« habe, könne er nach dem letzten keinen Zug mehr betreten, ohne dass es zu einer schwer ausgeprägten Angstreaktion mit Erinnerungen an die schrecklichen Bilder der Katastrophe komme.

Nach einer mehrmonatigen psycho-therapeutischen Behandlung gelingt es Kevin A., wieder seine Arbeit aufzuneh-men – im Gegensatz zu mehreren Kolle-gen und Kolleginnen, die Ähnliches er-lebt und sich keine therapeutische Hilfe gesucht haben oder erst nach Jahren. Viele leiden lange, so berichtet er, unter den Folgen der Ereignisse, ein Kollege habe es nicht mehr ausgehalten und sich schließlich selbst umgebracht.

Ursachen für Angststörungen

Die Entwicklung einer Angststö-rung hat meist viele »Ursachen«: zu viel negativer Stress, bestimmte Le-bens- und Lernerfahrungen, andere Erkrankungen wie etwa Asthma, Herzrhythmusstörungen oder eine

Schilddrüsenüberfunktion. Aber auch Vererbung kann eine wichtige Rolle spielen. Bei Menschen mit einer Angsterkrankung konnten Forscher beobachten, dass bestimmte Bereiche des Gehirns aktiver sind, andere dahingegen weniger. Manche hatten als Kinder keine verlässliche Bindung erlebt und das Verhalten von Eltern oder nahen Bezugspersonen als unsicher und unvorhersehbar verspürt.

Wer unter einer generalisierten Angststörung leidet, kann es oft nicht so gut aushalten, dass es im Leben keine »absolute Sicherheit« gibt. Es kann immer etwas passieren, am Arbeitsplatz, zu Hause, im Straßenverkehr. Bestimmte Reize, die eine Gefahr darstellen könnten (aber nicht müssen), werden eher als Bedrohung eingeschätzt. Die Tatsache, dass sich bestimmte Dinge nicht ändern lassen oder man sie nicht kontrollieren kann, löst wiederum Angst aus.

In Abhängigkeit von der Lebensphase treten bestimmte Angstformen und Angsterkrankungen eher auf. In der Kindheit sind das spezifische Phobien, in der Jugend soziale Ängste, im Erwachsenenalter Panikattacken und Platzangst und im mittleren und höheren Lebensalter Ängste und Sorgen.

Es ist wichtig, sich bei wiederkehrenden Ängsten Hilfe zu suchen. Ob ein Mensch tatsächlich an einer behandlungsbedürftigen Angststörung leidet, kann nur ein Arzt oder eine psychologische Psychotherapeutin zuverlässig feststellen.

Was kann die psychologische Psychotherapeutin oder der Arzt tun?

Übersteigerte Angst spielt bei vielen anderen psychischen und körperlichen Erkrankungen eine entscheidende Rolle. Deshalb kann es wichtig sein, diese mit einem Arzt oder einer Therapeutin genauer zu untersuchen. Wovor warnt die Angst, und wie geht der oder die Betroffene am besten damit um? Wenn Beschwerden sich mit der Zeit nicht bessern, ist es deshalb absolut notwendig, sich Hilfe zu suchen. Betroffene können **mit ihrer Hausärztin über Symptome sprechen** oder auch eine psychotherapeutische Beratung in Anspruch nehmen. Im Gespräch erkundigt sich der Arzt oder die Therapeutin nach den Beschwerden, dem Gesundheitszustand, der Familiengeschichte und teilweise anhand von Fragebögen, ob es sich um eine Angsterkrankung handelt, um die Erkrankung einzuordnen. Eine körperliche Untersuchung sowie Blutuntersuchungen und andere Zusatzuntersuchungen helfen dabei zu klären, ob die Symptome psychischer oder körperlicher Natur sind. Im Einzelfall können das Erkennen und die Behandlung einer körperlichen Erkrankung, die der Angst zugrunde liegt, wie zum Beispiel eine

Schilddrüsenüberfunktion, das Befinden rasch bessern.

Handelt es sich bei den Beschwerden um eine behandlungsbedürftige Angsterkrankung, und den Betroffenen gelingt es nicht, die Symptomatik eigenständig in den Griff zu bekommen, kann eine Therapie sinnvoll sein. Am besten untersucht bei Angsterkrankungen ist die **kognitive Verhaltenstherapie,** sie hat sich langfristig als am wirksamsten erwiesen. Hier lernen die Betroffenen, mit belastenden Symptomen und Gedanken umzugehen und insbesondere etwas gegen die Vermeidung zu machen. Realistisches Ziel ist oft nicht die komplette Befreiung von der Angst, sondern zu lernen, sie angemessen zu kontrollieren, sich nicht einzuschränken, um ein normales Leben führen zu können.

Bei einzelnen Angsterkrankungen ist auch eine **medikamentöse Behandlung** empfehlenswert. Meist geschieht dies mit einem Antidepressivum aus der Gruppe der selektiven Serotonin-Rückaufnahme-Inhibitoren (SSRI) oder selektiven Serotonin- und Noradrenalin-Rückaufnahme-Inhibitoren (SSNRI) (siehe Seite 154). Diese Medikamente müssen regelmäßig und für einen ausreichend langen Zeitraum eingenommen werden und wirken leider erst nach einer mehrwöchigen Einnahme. Der Vorteil ist, dass diese Medikamente (im Unterschied zu Beruhigungsmitteln) nicht zu einer Gewöhnung oder Abhängigkeit führen. Ziel ist es, die Angst bis auf ein erträgliches Maß zu mindern, um einen möglichst »normalen« Alltag zu ermöglichen.

Was können Sie selbst für sich tun?

- **Nehmen Sie Ihre Empfindungen ernst,** und holen Sie sich Hilfe, wenn Sie merken, dass Ihre Sorgen und Ängste Ihren Alltag beeinträchtigen. Angst macht auf Dauer unglücklich.
- **Bei bestimmten Ängsten** wie vor Flugreisen oder Spritzen und Blut können gezielte Trainings und Techniken helfen. Erkundigen Sie sich bei Ihrem Arzt danach.
- **Entspannungstechniken** wie autogenes Training, progressive Muskelrelaxation oder andere (siehe Seite 234) können zur Reduktion von Angst und Anspannung genutzt werden.
- **Stressabbau:** Lernen Sie, Überlastung frühzeitig zu erkennen, zu vermeiden und mit anstrengenden Situationen konstruktiv umzugehen. Kurse zum gesunden Stressmanagement finden Sie über psychotherapeutische Praxen oder auch an Volkshochschulen.
- **Regelmäßige Bewegung und Sport** (Kraft- und/oder Ausdauertraining, Mind-Body-Ansätze wie zum Beispiel Yoga, [siehe Seite 234]) stärken den Körper und verbessern den

Energielevel, weil man besser schläft. Bei Ängsten kurbelt Bewegung die psychischen Selbstheilungskräfte an.

- **Legen Sie sich eine Alltagsroutine fest** mit Zeiten für Arbeit, Mahlzeiten sowie Spaziergänge, Sport, Entspannung und Zeiten mit Familie und Freunden.

Was können Freunde und Angehörige tun?

Verwandte, Freunde und Partner können die Betroffenen unterstützen, sofern sie das möchten, ihnen aber auch **nicht alles abnehmen.** Zu leicht werden die Angehörigen Teil der Vermeidung angstauslösender Situationen und Reize. Außerdem sind sie oft in Mitleidenschaft gezogen, da die Betroffenen aufgrund ihrer Ängste und Befürchtungen häufig Kontakt suchen, und ihre Kontaktpersonen anrufen und anschreiben, um sich zu versichern, dass ihnen auch nichts Schlimmes geschehen ist oder passieren wird.

Angehörige profitieren davon, wenn sie **sich gut informieren,** worum es sich bei einer Angststörung handelt. Wenig hilfreich ist es, die Betroffenen immer wieder zu beruhigen, da dies vielleicht kurzfristig greift,

langfristig die Sorgen aber nicht aufhebt. Wichtig ist auch, dass sich Angehörige **nicht zu sehr einschränken** in ihrem Alltag und nicht auf ihre Aktivitäten, zum Beispiel den langersehnten Urlaub, verzichten, die ihnen Freude bereiten oder sie entspannen.

Äußern Sie im Kontakt mit einem Familienmitglied, das unter einer Angsterkrankung leidet, auch gerne **Ihre Bedürfnisse,** und sagen Sie, wenn Sie sich vielleicht eine Auszeit wünschen. Reden Sie möglichst frühzeitig miteinander darüber, inwiefern die Angsterkrankung Ihre Beziehung möglicherweise beeinflusst. Wenn Sie etwa über Jahre keine weiten Reisen unternehmen, Sie darüber frustriert sind, das aber verschweigen, können daraus stille Vorwürfe, aber auch explosive Streitigkeiten entstehen. In einem frühen Gespräch können Sie gemeinsam eventuell eher **Kompromisse finden.**

Sinnvoll ist in jedem Fall die Unterstützung eines Betroffenen bei der Suche nach professioneller Hilfe (siehe Seite 142).

Wird die Angsterkrankung für die Angehörigen zu belastend, sollten auch sie sich Unterstützung bei Beratungsstellen, Ärztinnen, Psychotherapeuten und **Selbsthilfegruppen** suchen.

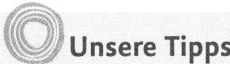**Unsere Tipps**

- **Gedankenstopp:** Jeder von uns hat seine Katastrophenketten. In Gedanken beschäftigen wir uns beim ersten mulmigen Gefühl sofort mit dem nächsten, darauf folgen noch mehrere andere. Es geht sehr schnell, dass ein unangenehmes Gefühl überwältigend wird. Haken Sie hier ein. Gewöhnen Sie sich an, möglichst schon den ersten irrealen Gedanken zu stoppen. Sagen Sie laut: »Es reicht!« Oder: »Hallo, Gedanke, du stresst mich nicht!«

- **Setzen Sie, einen alternativen Gedanken an die Stelle des negativen.** Legen Sie sich einen zurecht, um ihn in der nächsten kritischen Situation sofort parat zu haben. Sagen Sie sich vor einer neuen Aufgabe vielleicht: »Ich kann das, es ist eine neue Herausforderung für mich!« Oder: »Ich kann neue Dinge lernen wie jeder andere auch!« Es geht nicht darum, sich etwas einzureden, sondern alternative Gedankengänge zu trainieren. Wichtig ist bei dieser Übung, in eine neue Handlung zu kommen. Wenn Sie schwierige Gedanken haben, nützt es nichts, sich einen Tee zu machen und sich wieder aufs Sofa zu setzen. Mit großer Wahrscheinlichkeit kommen die Gedanken wieder. Ziehen Sie Ihre Laufschuhe an und rennen Sie um den Block, oder rufen Sie jemanden an. Das sind Handlungen, mit deren Hilfe Sie Ihre Gedanken für längere Zeit unterbrechen können.

- **Gedanken gezielt richten (5, 4, 3, 2, 1):** Mit dieser Übung können Sie Ihre Aufmerksamkeit gezielt auf die Außenwelt richten. Es geht darum, zunächst fünf Dinge bewusst aufzuzählen, die Sie gerade sehen. Danach folgen fünf Geräusche, die Sie hören, dann fünf Dinge, die Sie wahrnehmen. Das können Gefühle, aber auch das Drücken eines Schuhs sein. Danach benennen Sie vier Dinge, die Sie sehen, hören, fühlen – und immer so weiter bis zur Eins. Dabei sollten jedoch Doppelnennungen vermieden werden.

- **Bauchatmung:** Viele Menschen atmen eher in den Brustkorb. Das hat in Paniksituationen oft eine Hyperventilation zur Folge, also ein Gefühl von Atemnot. Nehmen Sie sich deshalb Zeit, im Alltag gezielt »in den Bauch zu atmen«. Legen Sie beide Hände auf den Bauch, und atmen Sie ein paar Minuten lang ein und aus, sodass Sie sehen können, wie sich Ihre Bauchdecke hebt und wieder senkt. Machen Sie diese Übung immer bei einer aufkommenden Panikattacke.

- **Sich an die Angstsymptome gewöhnen oder sie sogar hervorrufen:** Es klingt paradox, ist aber hilfreich. Gewöhnen Sie sich an die Symptome, die Sie unter Umständen bei einer Panikattacke haben. Schwitzen Sie? Dann versuchen Sie beispielsweise, regelmäßige Saunagänge in Ihren Alltag zu integrieren. Haben Sie Herzrasen? Nehmen Sie ab sofort jede Treppe, und spüren Sie so aktiv Ihr Herz. Sie signalisieren Ihrem Körper damit: »Das ist normal. Ich überlebe Schwitzen und Herzrasen.« Im besten Fall können Sie dann in einer Panikattacke auf diese Gedanken zurückgreifen.

DEPRESSION UND MANIE – WENN GAR NICHTS MEHR GEHT ODER ALLES MÖGLICH IST

Himmelhoch jauchzend, zu Tode betrübt ... Extreme Stimmungsschwankungen können den Betroffenen, aber auch ihrer Umgebung das Leben ganz schön schwer machen. Dabei ist eine Depression weit mehr als tiefe Traurigkeit, eine Manie bedeutet nicht ständige Euphorie, und die manisch-depressive Erkrankung besteht aus sehr viel mehr als »nur« Stimmungsschwankungen.

Traurigkeit, Erschöpfung, Hoffnungslosigkeit und keine Freude am Leben, wer hat das nicht schon mal erlebt? Etwas weniger alltäglich, aber dennoch sehr häufig ist die krankhafte Ausprägung dieser Gefühle. Sie macht Betroffenen schwer zu schaffen, lähmt sie, lässt sie (gefühls)taub werden oder setzt sie sogar komplett matt. »Eine Depression wünscht man nicht einmal seinem schlimmsten Feind«, heißt es nicht umsonst. Geprägt wird die Erkrankung von einem Zustand der Gefühllosigkeit, die Symptome sind unterschiedlich, Schweregrade und Verläufe verschieden.

Als das Gegenteil einer Depression (lat. *deprimere* [niederdrücken]) kann man sich eine Manie (gr. *manía* [Raserei, Wahnsinn]) vorstellen: Hier fühlen sich die Betroffenen einfach großartig. Sie reden schnell und viel, haben große Pläne, benötigen wenig Schlaf oder geben Geld aus (das sie möglicherweise gar nicht haben). In der Regel treten Depression oder Manie in abgrenzbaren Phasen, sogenannten Episoden auf. Wechseln sie sich ab, so spricht man von einer »bipolaren Erkrankung«. Psychologinnen und Psychiater fassen Depression und Manie und ihre verschiedenen Erscheinungsformen auch unter dem wissenschaftlichen Begriff »affektive Erkrankungen« zusammen (lat. *affectus* [Zustand, Verfassung, Gemütsbewegung]).

In Zahlen

Jeder fünfte Mensch entwickelt im Leben eine affektive Erkrankung. Das heißt, neben Angsterkrankungen (siehe Seite 36 f.) und substanzgebundenen Krankheiten (siehe Seite 57 f.) zählen Depression oder Manie zu den häufigsten psychischen Leiden. Von einer Depression sind Frauen fast doppelt so häufig betroffen. Die sogenannte manisch-depressive Erkrankung ist mit circa 2 bis 3 Prozent Lebenszeitprävalenz seltener. Hier beträgt das Geschlechterverhältnis 1:1. Ob Depressionen in den letzten Jahren wirklich häufiger wurden, wird unter Experten noch diskutiert. Unbestritten ist jedoch die enorme individuelle und gesellschaftliche Belastung durch depressive Erkrankungen.

Aus der Praxis

Matthias B. ist ein 35-jähriger Bauingenieur, verheiratet und Vater von zwei Kindern. Er stellt sich erneut wegen einer Depression vor. Bereits vor fünf Jahren befand er sich in ambulanter Behandlung wegen einer schweren depressiven Episode und berichtet jetzt, dass die Erkrankung »wiederauftauchte« – zusammen mit verschiedenen Belastungsfaktoren: Die Eltern und sein Sohn waren krank geworden, ein berufliches Auslandsprojekt gestaltete sich durch veränderte politische Gegebenheiten als problematisch. Sein ganzes Leben war erheblich schwieriger geworden.

Besprochen wird zunächst die erneute Einnahme von Antidepressiva, die Matthias B. schon in der Vergangenheit halfen und die er gut vertrug. Auch wird eine Psychotherapie empfohlen, die ihn mittel- bis langfristig unterstützen soll. Mit dieser Behandlungsmaßnahme hatte er bei der letzten Episode nicht begonnen, da es bereits während der Wartezeit (siehe hierzu Seite 147) zu einer Besserung gekommen war. Unter der Medikation bessert sich Matthias B.s Befinden, und er hat einen Therapieplatz in Aussicht.

Gesichter affektiver Erkrankungen

Die Diagnostik unterscheidet bei Depressionen nach ihrem Schweregrad, ihrer Dauer, besonderen Symptomen, ihrem Verlauf und möglichen Ursachen. Ab einem gewissen Schweregrad und einer Dauer von mindestens zwei Wochen spricht man von einer depressiven Episode. Diese ist gekennzeichnet durch gedrückte Stimmung oder vermindertes Interesse an Aktivitäten, begleitet von anderen Symptomen wie Konzentrationsschwierigkeiten, Hoffnungslosigkeit, einem Gefühl der Wertlosigkeit, übermäßigen und unangemessenen Schuldgefühlen, wiederkehrenden Gedanken an Tod oder Selbstmord, Veränderung des Appetits oder des Schlafs, Unruhe oder Verlangsamung, Kraftlosigkeit oder Müdigkeit.

Unterteilt wird die depressive Episode nach ihrem jeweiligen Schweregrad in leicht, mittel und schwer ausgeprägt.

Wahnhafte Depression

Kommt es zusätzlich zu Wahnvorstellungen oder Halluzinationen, so spricht man von einer »wahnhaften Depression«. Hier ist der Betroffene davon überzeugt, etwas Schlimmes gemacht, sich gewissermaßen »versündigt« zu haben, und erlebt die Depression als Strafe. Er kann aber auch davon überzeugt sein, zu verarmen oder eine andere Lebenstragödie oder -katastrophe zu erleben.

Dysthymie

Die längere, mindestens zwei Jahre dauernde leichter ausgeprägte Depression, die keine Kriterien für eine depressive Episode erfüllt, wird als »Dysthymie« bezeichnet (gr. *dysthymós* [missmutig]). Kommt es wiederholt zu depressiven Episoden, handelt es sich um eine rezidivierende depressive Erkrankung.

Manie

Typisch für diese Form der affektiven Erkrankungen sind Hochstimmung (Euphorie), eine durch mehr Aktivität oder ein subjektives Gefühl gesteigerte Energie, schnelles oder gedrängtes Sprechen, Zusammenhangslosigkeit der Gedanken (Ideenflucht), gesteigertes Selbstwertgefühl bis hin zur Großartigkeit (Grandiosität), vermindertes Schlafbedürfnis, Ablenkbarkeit, impulsives oder rücksichtsloses Verhalten, Reizbarkeit, schneller Wechsel zwischen verschiedenen Stimmungszuständen (Stimmungslabilität). Es kann auch zu psychotischen Symptomen kommen (siehe dazu Seite 69). Typisch ist hier aber eher ein Größenwahn oder auch die Überzeugung, aus einer hochrangigen Familie zu stammen (Abstammungswahn). Wenn es schlecht läuft, dann kann ein Mensch in einer Manie sein Vermögen, sein Ansehen, seine Beziehung(en) und noch viel mehr zerstören. Und nicht selten folgt auf eine Manie eine Depression – aufgrund des entstandenen Scherbenhaufens, aber anscheinend auch aus biologischen Gründen

Wir unterscheiden:

- Charakteristisch für eine **gemischte Episode** ist das Vorhandensein mehrerer manischer und depressiver Symptome, die entweder gleichzeitig auftreten oder sehr schnell – von Tag zu Tag oder an einem Tag – wechseln.
- Bei der **manisch-depressiven Erkrankung** (bipolaren Störung) kommt es zu Depressionen und zu Manien.
- Bei leichter ausgeprägten manischen, also hypomanen, Episoden, spricht man von einer **bipolar affektiven Erkrankung Typ II**, bei schwer ausgeprägten manischen Episoden von **Typ I**.
- Als »**Rapid Cycling**« wird eine affektive Erkrankung bezeichnet, wenn es zu mindestens vier Episoden innerhalb eines Jahres kommt. Insgesamt sind bei den meisten Menschen Depressionen sehr viel häufiger als Manien. Auch wenn die Folgen beider affektiven Ausschläge verheerend sein können.

Aus der Praxis

Sarah E. ist 28 und arbeitet, wenn sie gesundheitlich stabil ist, neben ihrem Studium als Krankenschwester. Nach Behandlung einer schweren manischen Episode im Rahmen eines vollstationären Aufenthalts in einer psychiatrischen Klinik geht sie jetzt in die Tagesklinik (siehe Seite 151). Sehr lebhaft berichtet sie von den vergangenen Monaten und sagt, dass sie nach der schrecklichen manischen Episode der letzten Wochen froh ist, endlich eine verträgliche Medikation zu erhalten. Lithium (siehe Seite 156) vertrage sie sehr gut, unzufrieden sei sie immer noch mit der Einnahme eines atypischen Neuroleptikums (Quetiapin), durch das sie sich gedämpft und stärker müde fühle. Ihr Ziel sei es, dieses Medikament abzusetzen und eine weitere Stabilisierung zu erreichen. Aktuell sei sie häufiger noch sehr getrieben und unruhig und schlafe teilweise nur vier bis fünf Stunden.

In den nächsten sechs Wochen zeigt sie leichter ausgeprägte Stimmungsschwankungen mit Tagen, an denen eher eine normale oder eine leicht gedrückte Stimmungslage besteht, jedoch auch solche mit gehobener Stimmung und sehr geringem Schlafbedürfnis. Bei dem Versuch, das Quetiapin abzusetzen, wird deutlich, dass die schlaffördernde Wirkung des Medikaments in einer geringeren Dosierung aktuell doch noch zur Stabilisierung mit beiträgt und so auch gut verträglich ist. Eine Selbsthilfegruppe hilft Sarah E. einerseits dabei, sich und ihre Stimmungsschwankungen besser einzuschätzen. Andererseits lernt sie hier durch die Erfahrungen anderer Betroffener, dass es das ideale Medikament für jede(n) nicht gibt und es immer das Ziel ist, mit dem Betreuungsteam die aktuell beste Medikation zu finden. Sarah E. ist so weit stabil, dass sie wieder studieren und arbeiten kann.

Ursachen

Bei den meisten affektiven Episoden finden sich keine einzelnen identifizierbaren Ursachen. Oft liegt ein komplexes Zusammenwirken vor von ererbten und im Lauf der persönlichen Entwicklung erworbenen Anfälligkeiten (Vulnerabilitäten), häufig dann »ausgelöst« durch Stress oder belastende Lebensereignisse, insbesondere Verlusterfahrungen (Trennung, Verlust des Arbeitsplatzes, Tod eines Angehörigen [siehe auch Seite 21 f.]). Aber es gibt einige biologische, genetische und psychische Faktoren, die beim Krankheitsgeschehen eine wichtige Rolle spielen.

Biologische Faktoren

Bei Frauen gehören hierzu die hormonellen Veränderungen in einer Schwangerschaft, nach einer Geburt oder nach ihrer fruchtbaren Phase in den Wechseljahren. Die weiblichen Geschlechtshormone wirken teilweise auf das Gehirn und beeinflussen neben der Stimmungslage auch die Schlafqualität und das Gedächtnis. Auch Drogenkonsum (siehe Seite 59) kann zu affektiven Erkrankungen führen, manche entstehen auch zu bestimmten Jahreszeiten, etwa mit Beginn der lichtärmeren Tage in Herbst und Winter.

Bestimmte körperliche Erkrankungen wie Schilddrüsenfunktionsstörungen, Hypophysen- oder Nebennierenerkrankungen, Schlaganfall,

Multiple Sklerose (MS) oder Morbus Parkinson können ebenfalls affektive Episoden auslösen.

Genetische Faktoren

Vererbung, genetische Prädisposition, spielt bei Depressionen und bipolaren Erkrankungen auch eine bedeutsame Rolle. Studien haben gezeigt, dass das Risiko bei eineiigen Zwillingen, ebenfalls zu erkranken, bei 50 Prozent liegt. Das heißt, jeder zweite eineiige Zwilling erkrankt an derselben affektiven Störung wie sein Geschwister. Bei zweieiigen Zwillingen liegt das Risiko nur bei 15 bis 20 Prozent. Durch sehr große Studien konnten in den letzten Jahren bestimmte Erbgutträger (Gene) identifiziert werden, die für

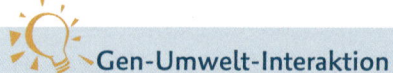

Gen-Umwelt-Interaktion

Heute wissen wir, dass auch persönliche Lebenserfahrungen und -ereignisse einen Einfluss auf die Funktion und die Bedeutung unserer Gene haben können. Solche erworbenen genetischen Veränderungen (Epigenetik; gr. *epí* [darauf, daneben, über]) können eine Rolle in der Entstehung von psychischen, aber auch körperlichen Krankheiten spielen. Allgemein geht die Psychiatrie auch von einer sogenannten Gen-Umwelt-Interaktion aus, die dazu führt, dass Menschen mit einer bestimmten erblichen Veranlagung bei Stress oder belastenden Lebensereignissen ein erhöhtes Risiko haben, eine Depression, jedoch auch andere psychische Erkrankungen zu entwickeln.

das Auftreten depressiver Erkrankungen mitverantwortlich sind.

Ähnliches gilt auch für die bipolare Erkrankung, wobei hier die Zahl der untersuchten Patienten noch deutlich geringer ist. Es besteht die Hoffnung, dass sich aus diesen Erkenntnissen auch neue Ansätze für medikamentöse Behandlungen entwickeln lassen. In der Regel sind es mehrere genetische Veränderungen, die zu einer Risikoerhöhung führen. Aus diesem Grund sind genetische Tests zur Risikoeinschätzung bislang nicht sinnvoll.

Psychologische Einflüsse

Für die Entstehung, Aufrechterhaltung, aber auch die Behandlung von Depressionen scheinen psychische Faktoren eine wichtige Rolle zu spielen. Die drei wichtigsten sind:

1. **Erlernte Hilflosigkeit** (nach Martin E. P. Seligman): Erleben wir immer wieder, dass wir belastende Situationen nicht kontrollieren können, fühlen wir uns danach passiv und hilflos und entwickeln keinen Antrieb, solchen Situationen zu entkommen oder sie zu ändern.

2. **Kognitive Schemata** (nach Aaron T. Beck [1921–2021]): Wenn wir ständig negative Gedankenmuster oder Überzeugungen anhängen, die durch schlimme Lebenserfahrungen entstanden sind, führt das zu »Denkfehlern« (kognitiven Verzerrungen). Wir nehmen die

Wirklichkeit nur noch negativ wahr und entwickeln eine pessimistische Sichtweise von uns, der Welt und der Zukunft. Typische kognitive Verzerrungen sind beispielsweise willkürliche Schlüsse, selektive Abstraktion, Übergeneralisierung sowie Über- oder Untertreibungen.

3. Die **Verstärker-Verlust-Theorie** (nach Peter M. Lewinsohn) besagt, dass eine zu geringe Rate an unmittelbar mit dem Verhalten verbundenen(verhaltenskontingenten) Verstärkern (zum Beispiel Sympathie und Anteilnahme durch andere bei depressivem Verhalten) Depressionen auslösen. Das Ausmaß positiver Verstärkung hängt dabei von der Menge verfügbarer Verstärker (Ereignisse, Aktivitäten) und der Fähigkeit eines Betroffenen ab, sich so zu verhalten, dass er eine Verstärkung erhält. Die Depressionsspirale führt demnach dazu, dass Menschen sich zurückziehen, da sich niemand für ihr Leiden interessiert. Dieser Verstärkerverlust trägt zu einer weiteren Stimmungsverschlechterung bei.

Auch Stress und Depressionen hängen zusammen. Bei einem Teil der Menschen mit Depression ändert sich die Aktivität des Stresshormonsystems im Gehirn. Chronischer Stress und Überlastung gilt bei manchen als (Mit-)Auslöser von depressiven Episoden, bei anderen ist es das Ende einer Stresssituation (etwa nach einer überstandenen schweren Erkrankung). Auch Armut, soziale Benachteiligung und das Erleben von Gewalt sind verbunden mit einem erhöhten Depressionsrisiko. Ähnlich ergeht es Menschen, die in der Kindheit traumatisiert wurden.

Was kann die psychologische Psychotherapeutin oder der Arzt tun?

Zunächst kann ein Experte darin helfen zu unterscheiden, ob es sich bei den Beschwerden um eine normale Reaktion, beispielsweise nach dem Verlust eines geliebten Angehörigen, oder schon um eine Depression als Krankheit handelt. Meist wird bei sehr schwer ausgeprägten Depressionen eine Kombination aus Psychotherapie und Medikamenten eingesetzt.

Bei einer leicht ausgeprägten Symptomatik kann ein Beobachten des Betroffenen sinnvoll sein. Kommt es jedoch binnen zwei bis vier Wochen nicht zu einer Besserung, sollte eine spezifische Therapie begonnen werden. Diese sollte wie bei einer mittelschwer ausgeprägten Depression aus einer antidepressiven Pharmakotherapie oder einer Psychotherapie bestehen.

Wichtig ist auch, ob ein Betroffener eine stationäre Behandlung benötigt, etwa wegen eines Todeswunsches (akute Suizidalität).

Es muss sichergestellt werden, dass die Symptomatik nicht Folge einer anderen psychischen oder einer körperlichen Krankheit ist. Hierzu werden Blutuntersuchungen, aber auch vielleicht eine Kernspintomografie des Kopfes vorgenommen. Je nach Symptomen oder Befunden erfolgen weitere Untersuchungen. Im Verlauf der Behandlung werden teilweise Fragebögen verwendet, um den Therapieerfolg auch zu messen.

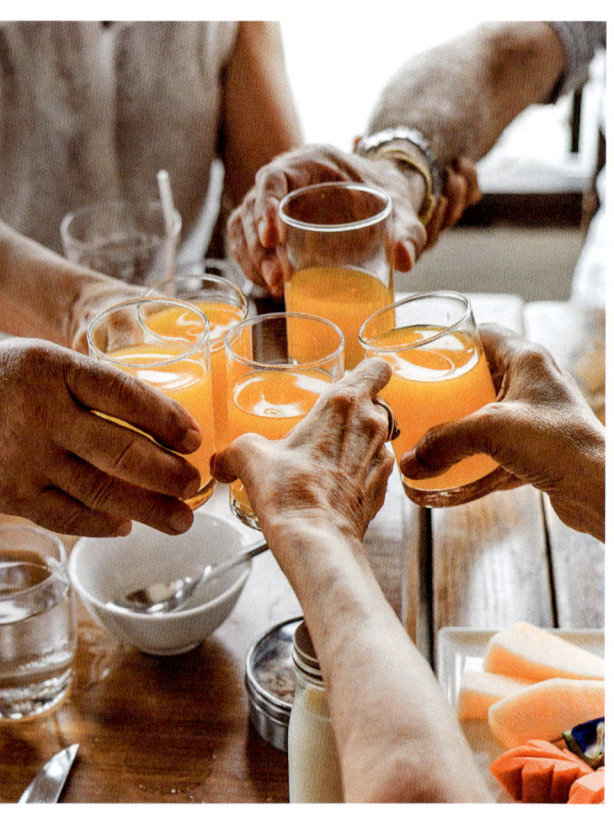

Der Besuch einer Tagesklinik bietet Erkrankten einen geschützten Raum. Hier können Sie lernen, Ihren Alltag wieder zu strukturieren.

Was können Sie selbst für sich tun?

- **Die Top 3:** Kennen wir die Ursachen für die Entstehungen und das Aufrechterhalten von Depressionen, wissen wir auch oft, wie man sie verhindern oder bekämpfen kann. Für jeden Menschen geht es in der Depressionsentstehung und -behandlung deshalb darum, die individuell besten Strategien zu finden und zu nutzen. Wenn es trotzdem nach einer gewissen Zeit nicht besser wird, ist es wichtig, professionelle Hilfe zu suchen.

- Auch wenn eine Krankheitsentwicklung und -behandlung individuell betrachtet werden muss, sind die aus Studien abgeleiteten und überprüften Ansätze für die meisten Menschen gültig. In der Medizin sagt man auch: »Das Häufige ist häufig, das Seltene ist selten.« Insofern dürfen Sie ärztlichen Empfehlungen immer vertrauen.

- **Mit dem Behandlungsteam zusammenarbeiten:** Sollten Sie bereits in professioneller Behandlung sein, dann geht es darum, diese möglichst optimal zu nutzen. Sind Sie mit der professionellen Unterstützung nicht zufrieden, dann geht es darum zu verstehen, weshalb, und unter Umständen den Arzt oder die Therapeutin zu wechseln. Vor einem Wechsel sollten Sie Ihre Unzufriedenheit ansprechen. Dann können der Arzt oder die Therapeutin das Angebot so anpassen, dass es Ihren Bedürfnissen entspricht.

- **Den Medikationsplan einhalten:** Nicht selten lernen wir Menschen kennen, die unzufrieden mit ihrer medikamentösen Behandlung sind. Also nehmen sie die vermeintlich nicht wirksamen Arzneien nicht zuverlässig, regelmäßig und in der notwendigen Menge ein. Aber nur wenn die Medikamente so eingenommen werden wie empfohlen, kann sich ein Erfolg einstellen. Sollten sich Nebenwirkungen einstellen, die Sie nicht aushalten wollen, dann müssen Sie mit dem Arzt oder der Psychiaterin darüber reden. Gemeinsam wird dann nach einer Behandlung gesucht, die wirkt und die Sie vertragen.
- **Dranbleiben:** Eine ähnlich aktive Rolle wird auch in vielen Psychotherapien erwartet. Nur ein Teil der Behandlung findet in den Gesprächen mit Ihrer Therapeutin statt, ein anderer genauso wichtiger Teil liegt in Ihrem Alltag. Manchmal sind auch »Hausaufgaben« üblich.

Was können Freunde und Angehörige tun?

Das Wichtigste sind die **Begleitung** und Vermittlung des Gefühls, dass der Betroffene nicht allein ist, und die Sicherheit, dass mit einer passenden Behandlung auch die schlimmste Depression ein Ende haben wird. Angehörige und gute Freunde können sinnvoll unterstützen, indem sie den oder die Erkrankte begleiten oder bei Aufgaben helfen, die jene/r krankheitsbedingt nicht wahrnehmen kann (zum Beispiel Hilfe beim »Papierkram«). Sollten Sie **Frühwarnzeichen** und Symptome erkennen, bieten Sie Hilfe an, damit der Betroffene sich professionelle Unterstützung suchen kann (zum Beispiel zur Ärztin begleiten). Schwierig und anstrengend kann sich die Begleitung eines Menschen mit einer Manie oder einer Hypomanie gestalten. Insbesondere wenn die oder der Betroffene sich nicht als krank erlebt. Hier kann auch eine **Selbsthilfegruppe** für Angehörige hilfreich sein.

Aber, und das müssen Sie ebenso wie die Betroffenen sich immer wieder vor Augen führen: Auch Sie müssen auf sich aufpassen, sich nicht überfordern und **nicht zu viel von sich erwarten.** Freunde und Familienmitglieder sind keine Therapeuten, sie können nur dabei unterstützen, eine professionelle Therapie zu nutzen. Außerdem: Ein zu sehr belasteter Angehöriger kann niemandem helfen.

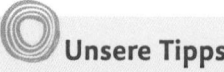

Unsere Tipps

- **Wirksame Depressionsbehandlungen:** Zu ihnen gehören neben Psychotherapie und Psychopharmakotherapie (siehe Seite 154) Lichttherapie, Schlafentzug, Bewegungs- und Sporttherapie. Erkundigen Sie sich bei Ihrem Behandlungsteam. Erfolgreich sind Strategien, die aus den psychologischen Theorien der Depressionsentstehung und -behandlung abgeleitet wurden (mehr dazu ab Seite 52 f.).

- **Gelassenheit und Akzeptanz:** Streben Sie Gelassenheit und Akzeptanz an, zum Beispiel im Sinne der Gelassenheitsformel: »... gib mir die Gelassenheit, Dinge hinzunehmen, die ich nicht ändern kann, den Mut, Dinge zu ändern, die ich ändern kann, und die Weisheit, das eine vom anderen zu unterscheiden.«

- **Individuelle Faktoren prüfen:** Sehen Sie hin, ob es in Ihrem Leben Umstände gibt, die eine Depression begünstigen oder sie auch mit verursachen und deren Änderung Ihnen für ein zufriedenes Leben wichtig erscheint. Fragen Sie sich: Stecke ich schon lange in einer unglücklichen Beziehung? Bin ich in meiner Wohnung zufrieden?
  Hat sich die Krankheit jedoch schon verselbstständigt, kann es sein, dass selbst eine Änderung dieser Lebenssituation nicht dazu führt, dass sich die Depression wieder zurückbildet. Auch hier ist dann die Unterstützung durch einen Experten notwendig.

- **Schlaf und Schlaf-wach-Rhythmus:** Bei Manien und manisch-depressiven Erkrankungen ist ein Blick darauf besonders wichtig. Änderungen des Schlaf-wach-Rhythmus, durch Schichtarbeit oder Fernreisen, können manische Episoden mit auslösen.

- **Stress vermeiden:** Überforderung kann die Entstehung von Episoden einer affektiven Erkrankung fördern. Dabei spielt nicht nur der sogenannte negative Stress oder Disstress eine Rolle (gr. *dýs*- [miss-, un-]). Auch positiver Stress kann für manische Episoden verantwortlich sein.

- **Selbsthilfegruppen:** Sie können bei vielen psychischen Erkrankungen eine wichtige Stütze sein. Vor allem trifft dies für die bipolare Erkrankung zu. Von »Gleichgesinnten« zu hören, welche Gefahren in einer Manie oder auch einer Hypomanie liegen können, was bei unregelmäßiger Einnahme von Medikamenten passieren kann, oder auch wie man anderen seine Erkrankung am besten mitteilt, ist für viele Betroffene oft einfacher anzunehmen als von ihren Behandelnden.

- **Keine wichtigen Entscheidungen treffen:** Während einer schweren Depression oder Manie sollten Sie wichtige oder lebensverändernde Entscheidungen vertagen. So ist weder das Gefühl der Überforderung im Rahmen einer Depression noch das Gefühl der völligen Unterforderung bei einer Manie eine gute Basis für eine Entscheidung beispielsweise der beruflichen Zukunft (etwa eine Kündigung). Das Wichtigste ist, dass sich die Erkrankung bessert.

ALKOHOL, DROGEN UND VERHALTENSSÜCHTE – WENN ES NIE GENUG SEIN KANN

Das Schwerste an einer Suchterkrankung ist, sich einzugestehen, dass man überhaupt süchtig ist. Immer noch sind Ansichten weitverbreitet, dass Menschen, die unter einer Suchterkrankung leiden, selbst schuld und schwach sind, dass sie auf der Straße leben oder Schmarotzer der Gesellschaft sind. Dem ist ganz und gar nicht so. Eine Suchterkrankung ist eine schwere und ernst zu nehmende Erkrankung, zumal sie weitere körperliche und psychische Krankheiten nach sich ziehen kann.

Suchterkankungen können sich über ein ganzes Leben hinziehen; und wer davon betroffen ist, muss täglich an seiner Abstinenz arbeiten. Sich aus der Abhängigkeit von Alkohol, Drogen, bestimmten Schlafmitteln oder auch Fußballwetten und Computerspielen zu lösen ist eine sehr große Herausforderung. Und die betrifft nicht nur die Süchtigen, sondern auch ihre Angehörigen – selbst dann noch, wenn sie erfolgreich entwöhnt sind und nicht mehr konsumieren. Denn unsere Gesellschaft und insbesondere ein ständig lockendes – oft auch ganz legales – Angebot machen ihnen das Leben schwer. Rückfallgefahren lauern tatsächlich überall. Das können die »Kurzen« an der Supermarktkasse sein, die Werbung in einem Prospekt, gesellschaftliche Anlässe oder unangenehme Gefühle, die schwer auszuhalten oder zu bewältigen sind. Die Sucht hat verschiedene Gesichter:

- **Substanzgebunden:** Man ist von einem Mittel abhängig, das man selbst einnimmt oder sich anderweitig zuführt.
- **Verhaltensabhängig:** Hier ist die Abhängigkeit auf bestimmte Verhaltensweisen bezogen, vor allem kommen Arbeiten, Kaufen, Sexualität, Sammeln oder auch Sport vor. Bestimmte Verhaltensweisen werden hier extrem oft wiederholt, was schwerwiegende Konsequenzen haben kann.

In Zahlen

Nach Schätzungen sind ungefähr 13,5 Prozent der 18- bis 64-Jährigen in Deutschland abhängig von mindestens einer der folgenden Substanzen: Alkohol, Amphetamin, Cannabis, Kokain, Schmerzmittel, Schlaf- und Beruhigungsmittel sowie Tabak. Rauchen und Alkohol gehören für viele Menschen zum Alltag. Laut der Deutschen Hauptstelle für Suchtfragen haben etwa 15,8 Millionen Deutsche zwischen 18 und 64 illegale Drogen konsumiert, bei Jugendlichen zwischen zwölf und siebzehn geht man von knapp 500 000 aus, die schon einmal eine illegale Droge ausprobiert haben. Hochrechnungen des Epidemiologischen Suchtsurveys besagen, dass im Jahr 2018 bei 309 000 Personen eine Cannabisabhängigkeit bestand, süchtig nach Kokain sind 41 000, nach Amphetaminen 103 000 Personen. Die Zahlen sind relativ, weil Süchte lange unentdeckt bleiben können; entweder werden sie aus Scham verschwiegen, oder die Substanzen sind illegal. Außerdem entwickelt sich eine Abhängigkeit meist schleichend.

Wie sich eine Sucht entwickelt

Das sogenannte biopsychosoziale Modell bietet eine Theorie zur Suchtentstehung. Demnach gibt es als Ursache fast immer eine familiäre oder körperliche, eine psychische und soziale Ebene. Wenn im Gehirn bestimmte Prozesse während des Substanzkonsums auftreten, also beispielsweise extreme Wachheit oder eine tiefe Entspannung, kann auf psychischer Ebene vielleicht ein geringes Selbstwertgefühl dazu führen, dass zu Substanzen gegriffen wird, die diesen Zustand erträglicher machen. Oder die Peergroup, also die soziale Gruppe, in der man sich befindet, ist ausschlaggebend (engl. *peer* [Gleichrangiger]). Wichtig ist, dass hier viele Bedingungen zusammen betrachtet werden.

Trotzdem wird nicht jeder Mensch, der Alkohol trinkt oder einmal kokst, unbedingt süchtig davon. Auch hier spielen unterschiedliche Faktoren eine wichtige Rolle. Dazu gehören Substanzkonsum im Jugendalter, die Einstufung des Substanzkonsums durch die Betroffenen als harmlos, chronische Stressbelastung, psychische Erkrankungen wie Depressionen, Ängste oder eine Aufmerksamkeitsdefizit-Hyperaktivitätsstörung (ADHS), belastende Lebenssituationen wie eine Trennung, eine schwere Erkrankung oder ein Todesfall in der Familie. Auch das soziale Umfeld kann eine Sucht befördern. Das mag Substanzmissbrauch in der Familie sein, aber ebenso schlechte schulische Leistungen oder ein hoher Leistungsdruck im Beruf. Hinzu kommt das Suchtpotenzial der konsumierten Substanz. Manche machen schneller abhängig, andere schleichend.

Anzeichen einer Sucht

Es gibt bestimmte Kriterien, die auf eine Abhängigkeitserkrankung hinweisen. Dabei müssen immer mehrere Faktoren gemeinsam auftreten. Von einem Abhängigkeitsverhalten spricht man, wenn es mindestens einen Monat lang besteht. So kann der Arzt oder die Psychotherapeutin ausschließen, dass es sich nur um eine schwierige kurze Phase im Leben handelt, die von selbst wieder verschwindet.

Eine Abhängigkeit äußert sich vor allen Dingen in dem starken Verlangen, ein Suchtmittel konsumieren zu wollen oder gar zu müssen. Es besteht keine Kontrolle mehr über den Zeitraum oder die Menge des Konsums. So bleibt es dann nicht mehr bei dem geplanten einen Glas Wein, es folgt unweigerlich die ganze Flasche und eventuell danach noch Kokain, das man doch endlich mal weglassen wollte. Ebenso braucht man deutlich mehr von der Substanz, um die gleiche Wirkung zu erzielen (Toleranzentwicklung); oder die Menge, die man sonst konsumiert hat, erzielt nicht mehr die gewünschte Wirkung. Andere Lebensbereiche oder Aufgaben – wie die Beziehung, Freundschaften oder alltägliche Verpflichtungen – werden aufgrund des Konsums oder der Gedanken darüber, wo man wann was als Nächstes konsumieren kann, vernachlässigt. Auch das Auftreten von körperlichen Entzugssymptomen (zum Beispiel Zittern, Unruhe oder Schwitzen) ist ein deutlicher Hinweis auf ein Abhängigkeitsproblem sowie das Weiterkonsumieren, obwohl man weiß, dass dieses wegen vielleicht schon eingetretener körperlicher Schädigungen, sozialer oder finanzieller Konsequenzen einen stark beeinträchtigt.

Eine Abhängigkeitserkrankung ist immer abzugrenzen von einem schädlichen Gebrauch oder Missbrauch eines Suchtmittels. Grob gesagt sind hier körperliche und/oder psychische Schäden durch den Substanzkonsum schon vorhanden. Das kann sich zum Beispiel in einer verminderten Urteilsfähigkeit oder Schwierigkeiten in Beziehungen ausdrücken. Es gibt aber auch noch Situationen, in denen das Verhalten der Betroffenen unproblematisch ist. Die Person ist dann in der Lage, beispielsweise nur ein Bier zu trinken und es dann für den restlichen Tag zu lassen. Das heißt aber nicht, dass damit alles gut ist und man sich mit »Ich bin ja noch nicht abhängig« herausreden kann. Zwischen einem schädlichen Gebrauch von Suchtmitteln und der Entwicklung einer Abhängigkeit liegt immer nur ein schmaler Grat.

Stoffe, die süchtig machen

Es gibt keinen sicheren Konsum abhängig machender Substanzen, und es besteht immer das Risiko einer Überdosierung. Und nur weil ein Teil der Ausgangsstoffe bestimmter Drogen pflanzlich ist, gibt es keinen Grund zur Annahme, dass diese in irgendeiner Form harmloser sind.

Alkohol
Die berauschende Substanz ist in sehr vielen Getränken und auch manchen Gebäcken und Süßwaren enthalten. Obwohl Alkohol ein erhebliches Suchtpotenzial aufweist, wird er in unserer Kultur als Genussmittel weit-

gehend akzeptiert, kann in Deutschland von Menschen ab sechzehn bzw. achtzehn Jahren an zahlreichen Verkaufsstellen erworben werden und ist meist noch nicht mal sehr kostspielig. Alkohol ist ein Zellgift und wirkt im ganzen Körper, besonders empfindlich dafür ist jedoch das Gehirn. Zahlreiche Krankheiten gehen auf das Konto von Alkoholkonsum, beispielsweise der Leber, der Bauchspeicheldrüse, des Herzens, des Nervensystems und der Muskulatur. Alkohol gehört zu den »Top 10« aller krebsauslösenden Substanzen. Spürt man die Wirkung des Alkohols erst bei größeren Mengen, ist dies ein deutliches Warnzeichen.

Seit 1968 ist Alkoholabhängigkeit als Krankheit anerkannt. Deutschland verfügt über ein gut ausgebautes und erfolgreiches Hilfesystem mit verschiedenen Anlaufstellen.

Nikotin

Tabak gehört mit Alkohol zu den meistkonsumierten Suchtmitteln und besitzt ein hohes Abhängigkeitspotenzial. Im Gehirn sorgt das Nikotin für ein Gefühl der Entspannung, wirkt stresslösend und aufmerksamkeitsfördernd. Rauchen kann neben der Sucht auch (Lungen-)Krebs und Gefäßprobleme verursachen.

Medikamente

Normalerweise sind Medikamente dazu da, dass sie zur Genesung beitragen, Beschwerden lindern und die Lebensqualität verbessern. Jeder Einnahme eines Medikaments sollte eine Diagnose durch eine Expertin vorangehen. Doch auch bei sinnvollem Einsatz kann es zu Suchtwirkungen kommen. Dazu gehören Schlaf- und Beruhigungsmittel (Benzodiazepine und Z-Drugs, das sind Medikamente, die Zolpidem, Zopiclon und Zaleplon enthalten), welche über einen längeren Zeitraum eingenommen werden, starke Schmerzmittel (Opiate, Opioide), die nur mit einem Betäubungsmittelrezept ausgegeben werden dürfen, oder seltener auch Anregungsmittel (Stimulanzien). *Nicht* abhängig machen Antidepressiva und Neuroleptika, obwohl sie in der Diskussion um Medikamentenabhängigkeit immer wieder auftauchen (siehe hierzu auch Seite 64). Der beste Ansprechpartner bei Zweifeln, eventuellen Bedenken oder Alternativen ist Ihr Arzt, der das Medikament verordnet hat.

Illegale Drogen

Zu dieser Gruppe der Suchtmittel gehören verschiedene psychotrope Substanzen, deren Erwerb, Besitz, Herstellung und Handel laut Betäubungsmittelgesetz (BtMG) verboten sind. Sie können aus pflanzlichen oder chemischen Stoffen bestehen.

Wir raten ausdrücklich von einem Drogenkonsum jeglicher Art ab. Jeder Konsum kann süchtig machen und viele unterschiedliche Nebenwirkungen nach sich ziehen. Im schlimmsten Fall kann schon das einmalige Ausprobieren zum Tod führen.

Cannabis

Nach Alkohol und Nikotin ist die Hanfpflanze das weltweit am weitesten verbreitete Suchtmittel. Cannabis wird häufig konsumiert, um einen Rausch zu erzeugen. Die Medizin hat die Pflanze auch als Mittel zur Schmerzlinderung und Versuch der Heilung (wieder)entdeckt. Die Fähigkeit zu klarem Denken und sinnvollem Handeln wird durch den Konsum eingeschränkt. Dauerkonsum beeinträchtigt die Gehirnleistung. Wenn Cannabis mit Tabak geraucht wird, auch in Shishas oder Bongs, steigt das Risiko von Lungen- und Krebserkrankungen. Bestimmte psychische Erkrankungen können sich bei Cannabiskonsum verschlechtern und Psychosen (neu) ausbrechen.

Amphetamine (Speed, Pep)

Die aus der Muttersubstanz Phenylethylamin im Labor hergestellten Stimulanzien machen leistungsfähiger und euphorisch, erhöhen das Selbstbewusstsein, lösen aber auch Unruhegefühle aus, senken die sexuelle Hemmschwelle und machen aggressiv. Dadurch, dass dem Körper eine enorme Leistungsfähigkeit vorgetäuscht wird, besteht für die Konsumenten das Risiko, sich über die eigenen Grenzen hinaus zu belasten.

Sportler brechen dann zusammen, und Partygängerinnen tanzen bis zum Kollaps. Typisch ist die Verkrampfung der Kiefermuskulatur (Kieferklemme), aber auch Halluzinationen und Horrortrips oder paranoide Wahnvorstellungen (Amphetaminpsychose).

Amphetamin und Dexamphetamin werden in der ADHS-Behandlung angewendet, früher wurde Amphetamin auch als Asthmamittel beziehungsweise als Appetitzügler eingesetzt. Methamphetamin wurde unter dem Spitznamen »Panzerschokolade« insbesondere im Zweiten Weltkrieg verwendet, um Angst zu reduzieren, Konzentrations- und Leistungsfähigkeit zu verbessern und das Selbstwertgefühl der Soldaten zu steigern. Heutzutage wird Methamphetamin als »Crystal Meth« insbesondere als Partydroge und bei Chem-Sexpartys verwendet.

Kokain

Die Grundsubstanz für »Schnee« oder »Koks« sind die Blätter des südamerikanischen Kokastrauchs. Crack ist eine Sonderform des Kokains und wird geraucht, Freebase ist von Streckmitteln befreit und noch gefährlicher als Crack. Sie gehören zu den am schnellsten abhängig machenden Stoffen. Die Drogen führen kurzfristig zu deutlich erhöhter Leistungsfähigkeit, was zur Folge hat, dass der Körper überbeansprucht wird. Euphorie und ein enormes Selbstwertgefühl werden ausgelöst. Stärke, Hemmungslosigkeit und eine erhöhte Risikobereitschaft sind typische Wirkungen, allerdings nur für kurze Zeit, da die Wirkung relativ rasch nachlässt. Mit jeder weiteren Dosis steigen die Risiken für Krampfanfälle, Bewusstseinsstörungen, Wahn, Atemversagen, Kokainschock und Herzinfarkt.

Heroin

Aus dem Saft von Schlafmohn-Samenkapseln gewinnt man die Grundsubstanz von Heroin, das im Labor zu einer halbsynthetischen Substanz verarbeitet wird. Es gilt als eines der Suchtmittel mit dem höchsten Abhängigkeitspotenzial und wirkt euphorisierend und zugleich stark betäubend. In der Suchttherapie wird Heroin deshalb auch als »warme Decke« bezeichnet. Neben der raschen Abhängigkeit führt die Droge zu erheblichen gesundheitlichen Problemen, häufig im Gefolge von sozialem Abstieg, Kriminalität und Verelendung – früher auch zur Verbreitung von Infektionskrankheiten wie Aids und Hepatitis durch die gemeinsame Nutzung von Injektionsnadeln.

Ecstasy

Diese Droge ist ein vollsynthetisches Produkt und wird vor allem in der Partyszene konsumiert, um länger feiern zu können. Auch bei »E« oder »XTC« handelt es sich um die Pillen mit der Hauptsubstanz MDMA. »Molly« ist dagegen pulverförmig, kristallin sind »Cadillac« und »Emma«. Da Ecstasy oft mit Amphetaminen gestreckt wird, besteht schnell die Gefahr einer Überdosierung. Die Substanzen sind euphorisierend, führen zu einer verstärkten Wahrnehmung eigener Gefühle und einem Verbundenheitsgefühl.

Halluzinogene

Am weitesten verbreitet sind Halluzinogene mit psychedelischen Effekten wie Psilocybin, LSD, DMT oder Meskalin. Obwohl auch Halluzinationen hervorgerufen werden können, sind Erfahrungen von Transzendenz und Spirituellem für die lange Verwendung in der Menschheitsgeschichte verantwortlich. Auch wenn das Abhängigkeitspotenzial eher gering ist, besteht die Gefahr psychotischer Komplikationen, die sich nicht immer von alleine zurückbilden.

Neue psychoaktive Substanzen (NPS)

Hierunter versteht man verschiedene synthetische Designerdrogen, die bewusstseinsverändernd wirken. Sie werden so hergestellt, dass ihre Inhaltsstoffe nicht grundsätzlich verboten sind. Landet ein Wirkstoff dann doch auf der Roten Liste, werden die Rezepturen entsprechend angepasst. Wichtiger Bestandteil von NPS sind Research Chemicals. Das sind ehemals legale, sehr wirksame chemische

Verbindungen aus der Arzneimittelforschung. »Legal Highs« (engl. für »legale Rauschmittel«) nennt man Produkte, die berauschend wirken, aber unter so irreführenden Bezeichnungen wie Badesalz, Räuchermischungen oder Düngerpillen angeboten werden. Bei NPS handelt es sich um Hochrisikodrogen mit der Gefahr von Schäden und Überdosierung.

Verhaltenssüchte

Hat eine Alltagsroutine eine extreme Form angenommen und zur Abhängigkeit geführt, sprechen Expertinnen von einer »Verhaltensabhängigkeit« oder »-sucht«. Sie führen zu psychosozialen Problemen, weil sie so exzessiv betrieben werden. Dazu gehören Tätigkeiten, die grundsätzlich als angenehm empfunden werden wie Arbeiten, Kaufen, Sammeln, Sexualität, Essen, Sport, Internetaktivitäten, Medienkonsum oder die Teilnahme an Glücksspielen. Der Drang zu diesen Verhaltensweisen ist für die Betroffenen kaum mehr zu kontrollieren.

Glücksspielsucht

Vor allem Männer betrifft das »pathologische Glücksspielverhalten«. Sie spielen oft viele Stunden täglich, als krankhaft gilt dies, wenn sie es seit mindestens einem Jahr tun. Höhere Geldeinsätze werden investiert, um den gewünschten Nervenkitzel zu erhalten, die Gedanken kreisen stän-

dig ums Spielen, wobei immer auch mögliche Strategien oder vergangene Erfolge analysiert werden. Mit dem Spielen wird versucht, negative Gefühle zu bewältigen.

Durch die Abhängigkeit werden Beziehungen gefährdet, und Menschen fangen an, ihr Umfeld anzulügen und immer weiter zu betrügen. Versuche, das süchtige Verhalten in den Griff zu bekommen, scheitern. Stattdessen finden sich Betroffene

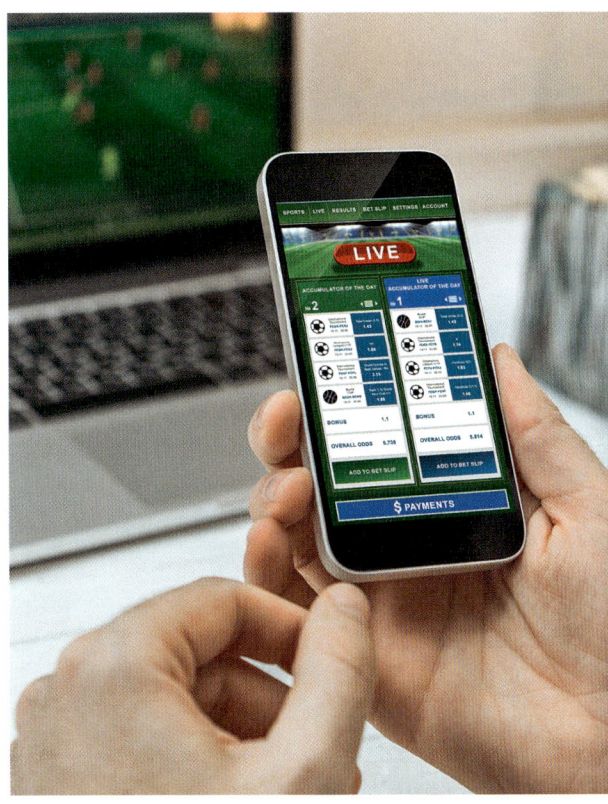

Ob das eigene Spiel- oder Wettverhalten noch im grünen Bereich liegt, ist für Betroffene oft schwer zu beurteilen.

trotz finanzieller Verluste zum Beispiel in der gleichen Spielhalle wieder. Finanzielle und Beziehungsprobleme sind dabei vorprogrammiert.

Der Großteil dieser Kriterien trifft auch auf die Internetsucht zu in ihren verschiedenen Facetten der Computerspielsucht, der Abhängigkeit von Online-Communities, sozialen Netzwerken, Sexportalen oder Shoppingseiten.

In Deutschland wird das pathologische Glücksspiel als psychische Erkrankung gesehen, einige Kliniken bieten spezielle Behandlungsprogramme an.

Kaufsucht

Hierbei handelt es sich um einen starken Kaufdrang, dem man nicht widerstehen kann. Die Gedanken drehen sich dabei ständig um den Erwerb von Dingen, sodass es zu einem unkontrollierten, exzessiven und häufigen Kauf von teilweise unnötigen Produkten kommt, die man sich unter Umständen auch gar nicht leisten kann. Das einfache Einkaufen per Mausklick über den Onlinehandel hat dieses Problem deutlich verstärkt. Durch den Konsum kommt es sehr oft zu finanziellen Schwierigkeiten und auch Platzmangel in der eigenen Wohnung. Aufgrund des hohen Zeitaufwands für das Einkaufen können außerdem berufliche Verpflichtungen, das soziale Umfeld und das Erledigen von Aufgaben leiden.

Was kann die psychologische Psychotherapeutin oder der Arzt tun?

So unterschiedlich die Süchte sind, so verschieden sind auch die Behandlungsmöglichkeiten und -methoden. Es gibt nicht den einen Therapieweg, der am besten ist. Bei den substanzgebundenen Süchten ist das Wichtigste, dass man die **schädliche Substanz nicht mehr konsumiert.** Das bedeutet, den Konsum mit ärztlicher Unterstützung langsam zu reduzieren oder abzusetzen. Dafür ist es meistens notwendig, in einer Klinik stationär zu entgiften oder zu entziehen. Im weiteren Verlauf kann sich dann eine Entwöhnungsbehandlung in Form einer stationären oder ambulanten Rehabilitation (siehe Seite 149) beziehungsweise eine Psychotherapie (siehe Seite 144) anschließen.

Im Rahmen aller Therapieformen nehmen die Behandlungsteams das bisherige Suchtverhalten gründlich unter die Lupe: Auslöser und Risiken werden geklärt, Notfallkontakte und -pläne entworfen und in den Alltag eingebaut, alternative Verhaltensweisen ausprobiert, bisherige Kontakte überdacht, der Umgang mit dem Suchtmittel trainiert, und die Patienten werden mit den Anforderungen des Alltags konfrontiert. Auch das Ausprobieren neuer Hobbys, die (Wieder-)Herstellung eines gesunden Körpergefühls, der Besuch einer Selbsthilfegruppe oder das Verändern der

Wohnform können weitere Bestandteile einer Behandlung sein. Wichtig ist auch, genau zu verstehen, **warum sich das Suchtverhalten entwickelt hat** und wer man als Mensch ohne die Sucht eigentlich ist.

Bei fast allen stoffbezogenen Süchten (außer Nikotinsucht) übernehmen Krankenkassen oder Rentenversicherungsträger die Behandlung. Auch für Verhaltenssüchte gibt es wirksame psychotherapeutische Ansätze, die den mit dem Verhalten verbundenen Handlungsdrang berücksichtigen wie auch mit Gegenmaßnahmen (etwa das Sperren der eigenen Kreditkarte) arbeiten.

! Schnelle Hilfe

Für Betroffene gibt es in beinahe jeder Kleinstadt eine Suchtberatungsstelle. Sollte sie nicht so gut erreichbar sein oder traut man sich nicht dorthin, weil man sich schämt, kann man auch anonym dort anrufen oder mit den Mitarbeitern chatten. Ein erstes Beratungsgespräch ist in der Regel einfacher, als man es sich vielleicht vorstellt. Hier versteht man die Sucht als Krankheit, Betroffene werden nicht verurteilt, sondern ihnen wird viel Respekt entgegengebracht, weil es schwer sein kann, überhaupt Unterstützung anzunehmen. Natürlich kann man sich auch direkt an Verbände, wie zum Beispiel die Caritas, wenden. Ein Telefonat mit einer spezialisierten Sucht-Rehaklinik kann sich ebenfalls lohnen, um die Möglichkeiten eines weiteren Vorgehens zu besprechen.

Aus der Praxis

Lena A. hat in ihrer Jugend mehrere Drogen ausprobiert, konnte aber ab einem gewissen Punkt immer wieder allein mit dem Konsum aufhören. Dann wird sie schwanger, ihr Partner verlässt sie, und sie zieht aufgrund ihrer finanziellen Situation wieder bei ihren Eltern ein.

Nach der Geburt ihres Kindes probiert sie zum ersten Mal Amphetamine. Durch das so ausgelöste verminderte Schlafbedürfnis und die Euphorie fühlt sie sich wieder leistungsfähig und nimmt wegen des schwindenden Hungergefühls durch die Droge zu ihrer Freude unliebsame Schwangerschaftskilos ab. Das wird vom Umfeld wohlwollend zur Kenntnis genommen, und sie hat neue Energie, um sich einen Job im Supermarkt zu suchen. Doch weil sie immer weiter konsumiert, wird das Geld knapp, sie kann sich nicht mehr ausreichend um ihr Kind kümmern und muss, um in der Arbeit fit zu sein, mehr konsumieren als das halbe Jahr zuvor.

Schließlich sucht sie Rat bei einer Suchtberatungsstelle und beantragt eine Rehabilitation. Dort lernt sie nach einer Entgiftung, in Gruppen und Einzeltherapien über ihre Belastungen zu sprechen. Durch das Sportangebot lernt sie, wie man auf natürlichem Wege fit sein kann, und erfährt durch eine Arbeits- und Ergotherapie, dass sie auch ohne Droge konzentriert und leistungsfähig zu arbeiten vermag. Ebenfalls kommen ihre Eltern zu einem Angehörigenseminar und lernen, wie sie ihre Tochter besser unterstützen. Ihren Chef informiert Lena A. ehrlich über ihre Suchterkrankung. Dieser hatte selbst in der Vergangenheit ein Suchtproblem und empfiehlt ihr eine Selbsthilfegruppe in der Nähe.

Nach zwanzig Wochen wird Lena A. clean entlassen, vorher hatte sie den Aufenthalt zu Hause über ein paar Wochenenden erprobt. Heute lebt sie mit ihrem Kind in einer eigenen kleinen Wohnung und arbeitet weiterhin im Supermarkt. Alle Kontakte zu früheren Mitkonsumenten und Dealern hatte sie nach der Entlassung abgebrochen und ihre Telefonnummer gewechselt. Sie geht regelmäßig ihrem neuen Hobby Yoga nach, während ihre Eltern auf das Kind aufpassen, und ist, auch dank ihrer Selbsthilfegruppe, bis heute clean.

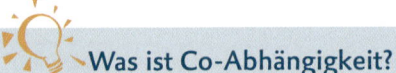

Was ist Co-Abhängigkeit?

Wenn neben den Betroffenen noch andere Menschen in die Sucht verwickelt sind, kann es zu einer Co-Abhängigkeit führen. So kommt es vor, dass die Familie die Schulden für den Erkrankten übernimmt, der Partner auf der Arbeitsstelle anruft und vorgibt, dass seine Frau die Grippe habe, oder das Suchtverhalten gegenüber Außenstehenden verharmlost. Dadurch wird der oder die Angehörige selbst mehr und mehr involviert, und das gut gemeinte Verhalten führt mittel- und langfristig zur Erhaltung der Sucht. Ebenfalls kann die anfängliche Fürsorge nach einiger Zeit in negative Emotionen wie Ärger, Wut und Vorwürfe kippen, da der oder die Betroffene trotz Ihrer Bemühung keine Veränderung zeigt.

Was können Sie selbst für sich tun?

Es gibt bestimmte **Faktoren, die vor der Entwicklung einer Sucht schützen** können. Dazu gehören Eltern oder erwachsene Bezugspersonen, die einen verantwortungsbewussten Umgang mit bestimmten Substanzen wie etwa Alkohol oder Tabak vermitteln, eine frühe Aufklärung – noch vor dem Jugendalter – über das Thema »Sucht« und seine Gefahren, eine Umgebung, in der möglichst keine Substanzen konsumiert werden, und auch ein unterstützendes Umfeld in der Familie, der Arbeit und der Schule.

Ebenfalls wichtig sind **Stärkung des Selbstvertrauens** und ein gesundes Selbstwertgefühl, ein problemlösender Umgang mit frustrierenden Ereignissen und Situationen sowie das Kennenlernen wie auch das Mitteilen der eigenen Gefühle. Wichtig ist vor allem, alternative Verhaltensweisen zur Sucht zu erlernen und erfüllenden Freizeitbeschäftigungen nachzugehen.

Was können Freunde und Angehörige tun?

Zunächst sollten Sie gut auf sich selbst aufpassen. Es kann sehr kräftezehrend sein, mit einem suchtkranken Menschen zu leben:

- Teilen Sie klar **Ihre Grenzen** mit, aber drohen Sie nicht. Denn angedrohte Konsequenzen wie »Wenn du wieder konsumierst, trenne ich mich« sollten auch umgesetzt werden. Überlegen Sie im Vorfeld, worin realistische Grenzen bestehen.

- Versuchen Sie, die **Abhängigkeit als eine Krankheit zu sehen** und dies zu akzeptieren. Betroffene leiden oftmals sehr stark unter ihrer Sucht, kommen aber nicht dagegen an. Bieten Sie Ihre Unterstützung im Sinne der »Hilfe zur Selbsthilfe« an.
- **Übernehmen Sie Aufgaben nicht vollständig,** sondern suchen Sie zusammen eine geeignete Anlaufstelle aus. Betonen Sie das, was Sie an dem Betroffenen mögen, wenn er clean ist.

- Sollten Sie ihm in einem berauschten Zustand begegnen, dann lassen Sie sich **nicht auf Diskussionen ein.** Ein »Wir können das gern besprechen, wenn du wieder nüchtern bist« erspart allen Beteiligten viel Anstrengung.
- Sinnvoll kann es als Eltern, Geschwister, Partnerin oder Freund sein, selbst eine **Angehörigengruppe** von Menschen mit Suchterkrankungen zu besuchen. Hier erhält man Hinweise zur eigenen Selbstfürsorge, Aufklärung, Möglichkeit zum Austausch mit anderen Angehörigen und Informationen zu Behandlungsmöglichkeiten.

Unsere Tipps

- **Selbsthilfe lohnt sich:** Man muss sich vielleicht mehrere Gruppen anschauen, bevor man eine passende für sich gefunden hat. Hier erfährt man, dass man nicht allein mit der Sucht ist, und das kann eine ganz schöne Erleichterung sein.
- **Bitte stationär:** Eine Entgiftung oder ein Entzug von körperlich abhängig machenden Substanzen sollte in einer Klinik stattfinden. Weil der Körper möglicherweise unter schweren Entzugssymptomen leidet, benötigt man die qualifizierte Hilfe in Form eines stationären Behandlungsteams. Zwischen einer und mehreren Wochen kann eine Entgiftung dauern.
- **Offen sein:** Als Person mit einer Suchterkrankung ist es wichtig, den Freunden und der Familie zu vermitteln, was man braucht. Viele An- und Zugehörige kennen sich nämlich nicht mit Sucht aus und meiden das Thema. Das führt zu einer komischen Stimmung. Gehen Sie offen mit der Erkrankung um, je nach Befindlichkeit können Sie bestimmen, ob Sie das Glühweintrinken der anderen auf dem Weihnachtsmarkt aushalten oder den Gang in das Wettbüro auf dem Junggesellenabschied lieber vermeiden wollen.
- **Nur für heute:** Wenn man sich vornimmt, sein ganzes Leben nicht mehr zu konsumieren, kann einen das unter Druck setzen und Angst machen, was einen erneuten Konsum eher begünstigt. Der Satz »Nur für heute«, ein Motto der Narcotics Anonymous, ist eine gute Alternative zu »für immer«.

PSYCHOSE UND SCHIZOPHRENIE –
WENN DIE WELT »VER-RÜCKT« ZU SEIN SCHEINT

Realitätsverlust, Trugwahrnehmungen und Wahnvorstellungen sind typische Symptome einer schizophrenen Psychose. Kein Wunder, dass Angst auch dazugehört. Und zwar bei den Betroffenen selbst wie auch bei ihren Familien, Freunden und Kollegen. Für viele Betroffene wird die Welt bedrohlich und gefährlich. Aber sind sie selbst auch für Ihre Umgebung gefährlich?

Kaum eine andere psychische Erkrankung verunsichert und ängstigt Nichtbetroffene so sehr wie manche Erscheinungsformen schizophrener Psychosen (gr. *psýchosis* [Beseelung]). Sie entsprechen dem »Verrücktsein« in all seinen negativen Klischees, und Betroffene verhalten sich so, wie es als »nicht normal« gilt. Schließlich reden die erkrankten Menschen mitunter mit sich selbst, ängstigen sich vor Dingen, die andere gar nicht sehen können, zeigen seltsame emotionale Reaktionen oder sind in ihren Gedankengängen häufig nicht nachvollziehbar. Dabei kennt jeder von uns diese kurzen Momente, in denen wir die Realität einfach ausknipsen, träumen und uns fantastische Dinge vorstellen. Während dies bei Gesunden ganz schnell wieder vorbeigeht, werden die Vorstellungen für an Psychose Erkrankte zur Wirklichkeit.

Typisch für eine Psychose sind Halluzinationen, Wahn, Realitätsverlust oder Ich-Störungen. Diese Symptome können bei unterschiedlichen (psychischen) Erkrankungen auftreten.

Je früher eine Psychose behandelt werden kann, desto besser sind die Chancen für die Betroffenen, wieder an einem normalen Alltag teilnehmen zu können. Schizophrene Erkrankungen sind eine Gruppe von psychischen Krankheiten mit verschiedenen Symptomen und unterschiedlichem Verlauf. Häufig beginnen schizophrene Psychosen in der Jugend oder dem frühen Erwachsenenalter, dazu gehört in vielen Fällen eine Vorläuferphase des eigentlichen Krankheitsbilds (Prodromalphase).

In Zahlen
Circa 1 Prozent der Deutschen leidet an einer Schizophrenie. Dies entspricht ihrem Vorkommen in den meisten Ländern der Erde. Selbst im Altertum wurden schon Menschen beschrieben mit Symptomen einer Schizophrenie. Meist tritt die Erkrankung erstmals zwischen dem 15. und dem 35. Lebensjahr auf, Frauen erkranken meist etwas später als Männer, beide Geschlechter sind gleich

häufig betroffen. Ist ein Elternteil oder auch ein Geschwister an einer Schizophrenie erkrankt, beträgt das Risiko etwa 10 Prozent, bei eineiigen Zwillingen 45 Prozent, bei zweieiigen circa 20 Prozent. Bedingt durch den Lebensstil, durch andere Erkrankungen, aber auch Unfälle und Selbsttötung, haben Menschen mit einer Schizophrenie eine um etwa fünfzehn Jahre verringerte Lebenserwartung.

Symptome der Psychose

Eine Psychose kann mannigfaltige Erscheinungsformen haben, sowohl was die Dauer angeht wie auch die Symptome oder die Ursachen. Charakteristisch ist der Verlust des Bezugs zur Wirklichkeit. Dies kann sowohl die Wahrnehmung wie auch das Denken betreffen.

- Bei den **Wahrnehmungsveränderungen** spricht man von Halluzinationen (Wahrnehmungen ohne Wahrnehmungsgegenstand) oder Wahnwahrnehmungen (Wahrnehmungen bekommen eine besondere, also wahnhafte Bedeutung).
- Bei den **Veränderungen des Denkinhalts** spricht man von Wahn, also einer Fehlbeurteilung der Umwelt, an der die Betroffenen mit absoluter Gewissheit festhalten. Auch die eindeutigsten »Beweise« des Gegenteils können einen Menschen mit Psychose nicht von seinem Wahn abbringen.

Ursachen der Psychose

Eine Psychose kann im Rahmen schwerer körperlicher Krankheiten auftreten, zum Beispiel Autoimmunerkrankungen, Infektionen, aber auch Tumoren, bei anderen psychischen Erkrankungen oder als häufig eher kurzfristige Folge von Drogen- oder Medikamentenkonsum. So können zum Beispiel Medikamente, die in der Behandlung der Parkinson-Erkrankung (Schüttellähmung) verwendet werden, zu psychotischen Symptomen führen. Aber auch bei bestehenden Depressionen oder Manien kann es dazu kommen.

Symptome der Schizophrenie

Die Schizophrenie ist eine eigenständige psychische Erkrankung, die fast alle Bereiche des Erlebens und Verhaltens durchdringen kann. Typisch sind ein Wahn und Wahrnehmungsstörungen, aber auch Veränderungen des Denkens, des Fühlens, des Antriebs, der Leistungsfähigkeit und des Verhaltens. Es kann dazu kommen, dass die Betroffenen Stimmen hören oder das Gefühl haben, ihre Gedanken würden beeinflusst oder gesteuert. Oder sie sind überzeugt davon, bedroht und verfolgt zu werden.

Häufig stellt ein Arzt bei schizophrenen Erkrankungen sogenannte Positiv- oder Plus- den Negativ- oder Minussymptomen gegenüber. Bei Positivsymptomen handelt es sich um

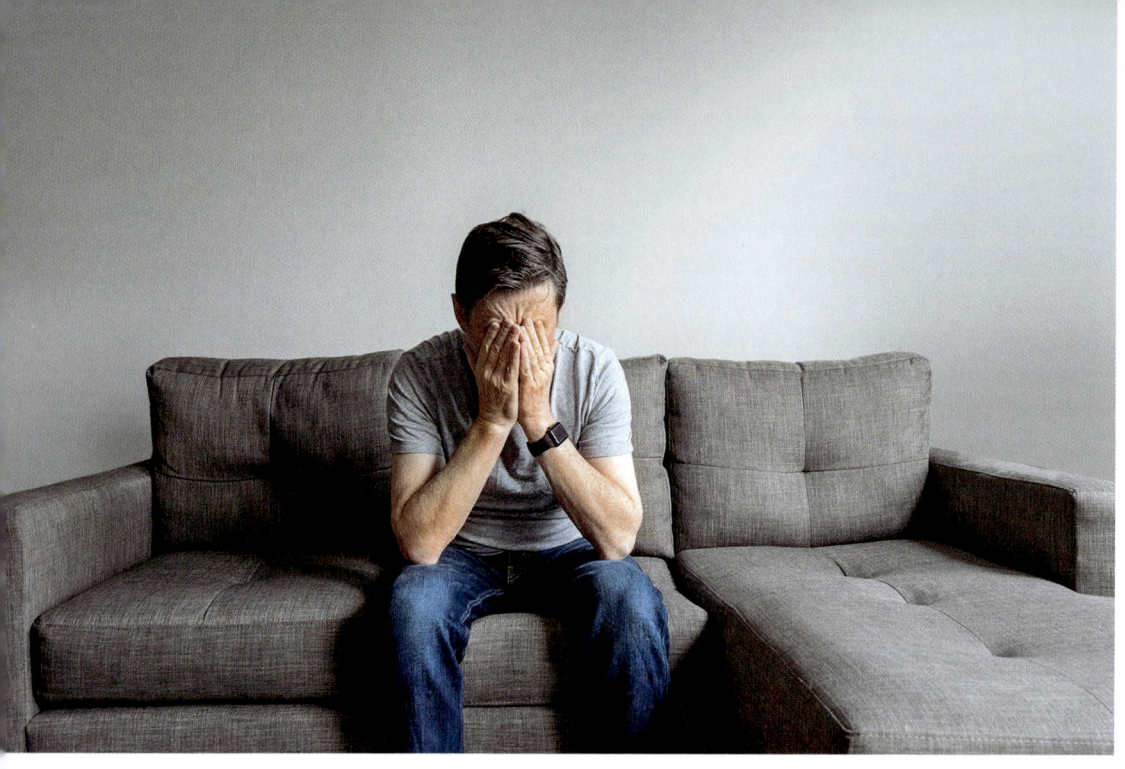

Für viele Betroffene wird die Welt bedrohlich und gefährlich, wenn Realitätsverlust, Trugwahrnehmungen und Wahnvorstellungen auftreten.

Übersteigerungen des normalen Erlebens und Verhaltens wie etwa Wahn, Halluzinationen und Ich-Störungen wie Gedankeneingebung oder -ausbreitung. Bei Negativsymptomen handelt es sich um Einschränkungen des normalen Erlebens und Verhaltens wie etwa der Verarmung von Gefühlsregungen(Affektverflachung), Antriebsstörung (Apathie) und der herabgesetzten Fähigkeit, Freude und Lust zu empfinden (Anhedonie). Kognitive Symptome wie Beeinträchtigungen von Aufmerksamkeit, Gedächtnis oder auch Konzentration sind häufig die Symptome, die es Betroffenen schwer machen, den Alltag zu bewältigen. Vor allem Menschen, die zuvor ein hohes Leistungs- und Funktionsniveau hatten, können hier besonders leiden.

Je nach vorherrschender Symptomatik wird die paranoid-halluzinatorische von der katatonen und der hebephrenen Schizophrenie unterschieden. Nicht ungewöhnlich ist jedoch, dass ein Mensch im Verlauf der Erkrankung Symptome der unterschiedlichen Verlaufsformen zeigt. Etwa ein Drittel der Betroffenen erlebt eine Krankheitsepisode, circa ein Drittel hat wiederkehrende Episoden und ein Drittel einen chronischen Krankheitsverlauf.

Die 37-jährige Martina O. kommt erneut in tagesklinische Behandlung, nachdem sie drei Monate zuvor ihre Medikamente abgesetzt hatte (»Mir ging es gut, ich wollte es ohne versuchen«) und sich nun erneut von Nachbarn beobachtet und verfolgt fühlte. Insbesondere der Nachbar über ihr beschimpfe sie und habe auch versucht, sie zu vergiften. Die Mutter der Patientin hatte mitbekommen, dass diese sich wieder vermehrt zurückzieht, ängstlich geworden und ihrer ehrenamtlichen Tätigkeit nicht mehr nachgekommen ist.

Mit der Patientin wird nun der Beginn der Behandlung mit einem neuen Medikament besprochen, nachdem es unter dem bisherigen zwar zu einer guten Besserung der Symptomatik gekommen war, sie jedoch auch tagsüber müde war und in den vergangenen zwölf Monaten 10 Kilo zugenommen hatte. Anfänglich hat Martina O. noch große Schwierigkeiten, morgens pünktlich zu sein und am Therapieprogramm teilzunehmen. Im Laufe der Behandlung gelingt ihr dies immer besser, und sie findet insbesondere Freude an der unkonventionellen Kunsttherapie und dem Therapeuten, der – nach ihren Worten – »so wenig therapeutisch« arbeitet.

Ursachen der Schizophrenie

Auch für schizophrene Erkrankungen wird das Vulnerabilitäts-Stress-Modell (siehe Seite 22) herangezogen, wobei der Vererbung hier eine besondere Bedeutung zukommt. Geburtskomplikationen, Infektionen und Stress sind weitere Risikofaktoren, ebenso manche Drogen wie Cannabis oder Amphetamine, aber auch das Leben in der Stadt, Migration und Traumata. Psychosozialer Stress ist häufig am Wiederauftreten von Symptomen beteiligt.

Was kann die psychologische Psychotherapeutin oder der Arzt tun?

Sind die typischen Symptome oder auch sogenannte Prodromalsymptome vorhanden, so werden weitere Zusatzuntersuchungen vorgenommen. Dazu gehören Laboruntersuchungen sowie eine Kernspintomografie des Kopfes und unter Umständen auch eine Untersuchung der Gehirn-Rückenmarks-Flüssigkeit. Aufgrund der Ergebnisse möchten Ärzte insbesondere Infektionen oder andere behandelbare Ursachen psychotischer Erkrankungen erkennen und therapieren.

Der Arzt wird die diagnostischen Untersuchungen und notwendige Behandlungen veranlassen. In den akuten Krankheitsphasen sind zunächst **Medikamente** wie Neuroleptika oder Antipsychotika (siehe Seite 155) unbedingt einzusetzen. Sie helfen vor allem dabei, die Wahnvorstellungen und Wahrnehmungsstörungen zu reduzieren, und haben die Wirkung, die Anspannung und Ängste zu senken. Eine zeitweise Gabe von Beruhigungsmitteln kann angezeigt sein, um Unruhe und Schlafstörungen günstig zu beeinflussen und Angst, Schlafstörungen oder auch Wahrnehmungsstörungen zu reduzieren. Hier können auch Beruhigungsmittel (Benzodiazepine) hilfreich sein. Häufig stellt eine medikamentöse Behandlung erst die Grundlage dar, um auch von anderen Therapien zu profitieren.

Nach der akuten Krankheitsepisode geht es darum, die Betroffenen, aber auch die Zugehörigen über die Erkrankung und deren Behandlungsmöglichkeiten zu informieren. Diese sogenannte **Psychoedukation** kann auch in einer Klinik in Gruppen stattfinden. Weiterhin kann die kognitive Verhaltenstherapie oder die psychodynamisch orientierte **Psychotherapie** die Beschwerden lindern sowie Leistungsfähigkeit und Lebensqualität erhöhen. Ein neuropsychologisches Training verbessert die kognitive Leistungsfähigkeit, metakognitives Training löst Denkverzerrungen auf, und auch soziale Fertigkeiten und Fähigkeiten können trainiert werden, sodass es den Betroffenen wieder besser geht.

Soziotherapie (Hausbesuche und Begleitung zu Terminen), Arbeitstherapie und unterstützte Beschäftigung helfen, eine Tagesstruktur beizubehalten. Ergotherapie unterstützt dabei, Alltagsfähigkeiten aufrechtzu-

erhalten oder sie zu entwickeln. Regelmäßige **körperliche Aktivität** und Sport können ebenfalls mit dazu beitragen, dass kognitive Beeinträchtigungen geringer werden.

Was können Sie selbst für sich tun?

Neben den Trainings- und Unterstützungsformen haben Sie im Idealfall bereits eine Psychiaterin Ihres Vertrauens und können mit dieser über Medikamente oder auch Alternativen dazu sprechen. Die Wirksamkeit vor allem von **verhaltenstherapeutischen Ansätzen** bei Psychosen ist ebenfalls nachgewiesen. Dabei werden kognitive Techniken im Umgang mit wahnhaften Ideen, der Umgang mit belastenden Interaktionen sowie das Erkennen von Frühwarnzeichen für erneute psychotische Episoden thematisiert.

Manche Betroffene sind auch mit der Bewältigung des Alltags, insbesondere Behördengängen und dergleichen, überfordert und können hier **Unterstützung durch Betreuerinnen und Sozialarbeiter** bekommen. Fällt die eigenständige Lebensführung und -gestaltung schwer, kann ein **betreutes Wohnen** hilfreich sein.

Cannabis und Amphetamine (siehe auch Seite 61) sind für viele Erkrankte »Gift« und können mit zur Auslösung einer Psychose, aber auch zur langfristigen Erhaltung der Erkrankung (Chronifizierung) beitragen.

Was können Freunde und Angehörige tun?

Sie sollten begleiten und unterstützen und zum Beispiel auch bei der Erkennung und Einordnung von Frühwarnzeichen helfen. Außerdem können Sie bei der **Sicherung materieller und immaterieller Grundbedürfnisse** sowohl im Hinblick auf Nahrung, Hygiene, Wohnen als auch bei Aktivitäten und Kontakt zu anderen Menschen hilfreich sein. Aber, und das ist ganz wichtig: Sie sind kein Ersatz für professionelle Helfer, und unser Gesundheitssystem sieht zum Glück ein mannigfaltiges Hilfe- und Unterstützungssystem vor (siehe auch Seite 133 f.). **Achten Sie auf Ihre Grenzen.** Es gibt auch für Angehörige Zusammenschlüsse von Betroffenen, zum Beispiel bei den Angehörigen psychisch Kranker (APK).

 Unsere Tipps

- **Lernen Sie sich kennen:** Erstellen Sie eine Liste, woran Sie merken, dass es Ihnen nicht mehr gut geht. Vielleicht sind Sie schneller überfordert, oder Ihnen ist nach mehr Ruhe. Hängen Sie sich diese Liste dahin, wo Sie sie im Blick haben. Wenn Kriterien zutreffen oder Sie darauf aufmerksam gemacht werden, sollten Sie das als Warnsignal wahrnehmen.

- **Bleiben Sie dran:** Nehmen Sie Ihre Medikamente regelmäßig ein, setzen Sie sie nicht ohne Absprache ab oder reduzieren Sie sie nicht. Dieses kann einen psychotischen Schub auslösen. Keine Angst, die Medikamente machen nicht abhängig.

- **Abstinenz:** Verzichten Sie auf den Konsum von Cannabis und Stimulanzien sowie auf Halluzinogene.

- **Realitätsüberprüfung:** Wenn Sie unsicher sind, ob Ihre Wahrnehmung von Situationen gerade richtig ist, überprüfen Sie die Realität, indem Sie Menschen fragen, was sie gemeint, gesagt oder wahrgenommen haben.

- **Gemeinschaft:** Nehmen Sie Kontakt zu einem sozialen Träger auf. Diese bieten sowohl engmaschige Betreuung als auch Aktivitäten mit anderen an, die Ihnen guttun könnten.

- **Planung ist alles:** Wenn Sie wissen, dass Veränderungen wie beispielsweise ein Umzug oder die Anschaffung eines Haustiers anstehen, planen Sie die Tage genau. Wichtig ist dabei, um externe Unterstützung bei Freunden oder Familie zu bitten und Ruhezeiten konkret einzuplanen.

SOMATOFORME KRANKHEITEN – WENN SICH PSYCHE UND KÖRPER NICHT GRÜN SIND

Wenn wir körperliche (somatische) Beschwerden entwickeln, ohne dass ihnen eine klare organische Ursache zugrunde liegt, sprechen Psychiater und Psychologinnen von »somatoformen Störungen« (gr. sõma, Gen. sõmatos [Körper]). Diese machen sich meist bemerkbar in Form von vielen, häufig sogar wechselnden Beschwerden, vor allem schwer erklärbaren Schmerzen, rumorender Übelkeit, andauernder Müdigkeit oder der ständigen Angst, schwer krank zu sein. Solche Zustände sind extrem belastend und gehören ebenfalls zu den psychischen Erkrankungen.

Oft haben die Betroffenen eine Odyssee an Besuchen bei den unterschiedlichsten Fachärztinnen – oder mehr oder weniger gut ausgebildeten Heilern – hinter sich. Hinzu kommt die andauernde frustrierende Beschäftigung mit dem eigenen Körper, der ein rätselhaftes, belastendes Eigenleben entwickelt hat, und das wachsende Misstrauen ihm gegenüber. Das raubt Nerven, Geduld und Zeit, bringt Verzweiflung und zunehmende Ohnmachtsgefühle ins Leben, viele Betroffene werden sogar arbeitsunfähig.

Diese Gruppe von psychischen Erkrankungen hat eine große Gemeinsamkeit: Körperliche Befindlichkeitsstörungen, Fehlfunktionen und Schmerzen stehen im Mittelpunkt des Erlebens und des persönlichen Leids. Ein Problem mit diesen Krankheiten besteht dabei darin, dass die Betroffenen meist unter deutlich wahrnehmbaren körperlichen Beschwerden leiden, ein Arzt diese aber nicht genau oder gar nicht diagnostizieren kann. Das bedeutet jedoch keinesfalls, dass sie eingebildete Kranke sind.

In Zahlen

Nach Depressionen und Angststörungen sind die Erkrankungen dieser Gruppe am dritthäufigsten und betreffen etwa 12 bis 15 Prozent der Bevölkerung (mindestens) einmal im Leben; innerhalb des Zeitraums von einem Jahr liegt die Prävalenz in Deutschland bei etwa 10 Prozent. Mindestens sechs Millionen der erwachsenen Bevölkerung leiden an einer dieser Erkrankungen. Frauen sind fast dreimal so oft davon betroffen wie Männer und am meisten Menschen ab dem vierzigsten Lebensjahr. Dabei spielt auch eine Rolle, dass körperliche Erkrankungen ab diesem Lebensalter zunehmen und diese mit zu den Auslösern damit verbundener psychischer Leiden gehören.

Eine Besonderheit von somatoformen Störungen ist, dass viele der Betroffenen noch andere psychische Störungen aufweisen oder entwickeln. Fast 50 Prozent leiden unter einer weiteren psychischen Erkrankung, etwa 35 Prozent an einer Depression. Patienten mit einer Somatisierungsstörung sind sogenannte Intensivnutzer (engl. *high utilizer*) des Gesundheitssystems und suchen überdurchschnittlich oft ärztlichen Rat.

Gesichter der somatoformen Störungen

Charakteristisch für Menschen mit dieser Problematik ist, dass ihnen unter Umständen häufig wechselnde körperliche Symptome zu schaffen machen. Die Betroffenen fordern dann von ihrem Arzt wiederholte oder vielfältige medizinische Untersuchungen und Tests. Das geschieht selbst dann immer wieder, wenn die Untersuchungen ergebnislos geblieben sind und der Arzt versichert(e), dass die Symptome nicht medizinisch erklärt werden können. Trotzdem sind die meisten Patienten von körperlichen Ursachen überzeugt, eine psychische Beteiligung wird oft nicht in Betracht gezogen, auch wenn die Krankheitsanzeichen in einem Bezug zu schwierigen Erlebnissen oder Konflikten stehen.

Doch auch hier ist eine gehörige Portion Skepsis durchaus angemessen. Nur weil ein Arzt keinen medizinischen Grund für Beschwerden findet, heißt dies ja nicht, dass ein Mensch gleich ein »Psycho« ist. Also gilt auf keinen Fall, dass eine psychische Erkrankung vorliegen *muss*, auch wenn Symptome nicht anders erklärbar sind. Für die Betroffenen ist es aber in jedem Fall richtig und wichtig, die psychologischen Aspekte ihrer somatischen Beschwerden und die dadurch bestehenden Belastungen sehr ernst zu nehmen und in einem Behandlungsplan unbedingt und sorgfältig zu berücksichtigen. Faktum ist, dass es deutlich unterschiedliche Grade der psychischen Ursachen von somatopsychischen Erkrankungen gibt.

Hypochondrie

Betrachtet man die somatoformen Erkrankungen unter dem Aspekt, welche davon am stärksten den Charakter einer psychischen Störung haben, dann liegen die hypochondrische und die so bezeichnete körperdysmorphe Störung in der Einteilung ganz weit oben, *dýs-* [abweichend von der Norm, schlecht] und *morphḗ* [Gestalt]). Vorherrschendes Kennzeichen dieser psychischen Krankheit ist die intensive und andauernde Beschäftigung mit der Möglichkeit oder der Überzeugung, an einer oder mehreren schweren und fortschreitenden oder gar tödlichen körperlichen Erkrankungen zu leiden. Die Betroffenen sind ständig mit der Beobachtung ihres Herzens, der Lunge, ihrer Bauchorgane oder ihrer Haut beschäftigt, haben dabei eine meist extrem hohe Sensibilität für jegliche Veränderungen (»War dieser Fleck da gestern schon da?«, »Dieses Grummeln im Darm ist sicher ein Hinweis auf Krebs!«, »Eben hat mein Herz doch schon wieder gestolpert«). Dabei interpretieren sie normale Körperreaktionen als bedrohlich und meist sogar als lebensgefährlich. Logisches Ergebnis solcher Gedanken ist dann, sich sehr häufig und wiederholt ärztlich untersuchen zu lassen, oft verbunden mit der Idee, dass die nächste Ärztin sicherlich diagnostisch besser ausgebildet ist und nun »bestimmt« (und endlich) die schwere Erkrankung bestätigen wird.

Negative (also von ihrer Bedeutung her eigentlich positive) medizinische Befunde haben für Betroffene, denen diese psychische Erkrankung zu schaffen macht, zwar kurzfristig einen etwas beruhigenden Effekt, dieser lässt häufig oft schon ein paar Stunden nach dem Arztgespräch wieder nach, und das Überprüfen und Zweifeln gewinnt schnell wieder die Oberhand.

Aus der Praxis
Henriette K. ist 47 Jahre alt, verheiratet und hat zwei Kinder im Alter von 18 und 21 Jahren. Sie arbeitet seit über fünfzehn Jahren als Verkäuferin in einer Boutique, ist jedoch seit zwölf Monaten wegen vielfältiger körperlicher Beschwerden krank-

geschrieben. Vor sechs Jahren hatte sie einen Arbeitsunfall. Sie stürzte beim Dekorieren des Schaufensters unglücklich, verstauchte sich dabei das rechte Handgelenk und musste für einige Wochen einen Verband tragen. Danach konnte sie wieder arbeiten, litt aber weiterhin unter Bewegungseinschränkungen und leichten bis mittelschweren Schmerzen im Handgelenk. Etwa ein halbes Jahr nach dem Sturz fingen nicht erklärbare Schmerzen im Ellenbogen und im Schultergelenk an. Henriette spürte Taubheitsempfindungen, Kribbeln und das Gefühl von Schwäche im Arm; diese Beschwerden traten zunehmend auch auf der anderen Seite auf; zudem klagt sie seitdem über Schulter- und Nackenschmerzen. Wieder nach einiger Zeit traten Schmerzen im oberen, später auch im unteren Rücken auf. Seit etwa vier Jahren gibt es auch länger andauernde Taubheitsgefühle, in den Armen und oft auch in den Oberschenkeln.

Nach kurzer orthopädischer Behandlung nach ihrem Unfall wurde sie von ihrem Hausarzt betreut. Neurologische und weitere orthopädische Untersuchungen inklusive der Messung von Muskel- und Nervenleitgeschwindigkeit sowie Röntgen und MRT, Kernspintomografie der Halswirbelsäule und des Lumbalbereichs sowie des Schädels (zum Ausschluss eines Tumors), Untersuchungen des Blutes auf Stoffwechsel- und rheumatische Erkrankungen erbrachten keinerlei Befunde, die das Beschwerdebild erklären konnten. Bekannte empfahlen ihr Akupunktur, und sie führte nach Beratungen eines Heilpraktikers über einige Monate hinweg eine kostspielige Ernährungsumstellung durch. Insgesamt wurde Henriette K. bisher dreimal stationär in der Klinik behandelt. Zwar gab es zeitweise Linderungen; im Grunde jedoch haben sich ihre Beschwerden nicht gebessert. Derzeit läuft ein Berentungsverfahren.

Körperdysmorphe Störungen (Dysmorphophobie)

Ähnlich gelagert und mit einem vergleichbar hohen psychologischen Anteil ist diese Gruppe der – in letzter Zeit zunehmend beobachtbaren – hypochondrischen Störungen. In ihrer Bezeichnung steckt der Begriff »Phobie«, und so zeigt sich die Erkrankung auch. Hier besteht eine starke und oft nicht enden wollende Angst davor, dass Teile des Körpers missgestaltet oder zumindest nicht »korrekt« oder »schön genug« geformt sind. Die Betroffenen bilden sich beispielsweise ein, dass ihre Nase, die Augen, die Ohren, der Mund, die Brüste, die Beine oder der Po nicht symmetrisch, zu klein, zu groß oder schief seien oder dass mit dem Teint etwas nicht stimme. Manche beschäftigen sich intensiv mit Haarausfall, Akne, Falten, Narben oder übermäßiger Gesichts- oder Körperbehaarung. Männer finden ihren Körper zu schmächtig und können wie besessen davon sein, Gewicht und Muskelmasse aufzubauen. Die Betroffenen sind überzeugt, dass die ungeliebten Körperteile hässlich, unattraktiv, deformiert, abscheulich oder monströs sind. Auch gibt es bei manchen die Befürchtungen, dass ihr Körper unangenehm rieche oder sie andere Menschen durch eine (unerkannte) Hauterkrankung anstecken könnten.

Mit diesen Ängsten beschäftigen sich die Betroffenen intensiv und fortdauernd. Sie können sich oft sogar mehrere Stunden pro Tag im Spiegel betrachten, ihre Haut oder andere Körperteile prüfen und manipulieren, sich stark schminken, exzessives Bodybuilding oder anderen Sport betreiben, Medikamente oder Hormone einnehmen. Auch chirurgische Eingriffe sind keine Seltenheit. Entsprechende korrigierende Operationen werden dann sogar teilweise wiederholt, weil es doch nicht wirklich besser geworden ist.

Somatierungsstörung

Bei einer Somatisierungsstörung liegen seit mindestens zwei Jahren vielfältige und wiederholt auftretende, dabei aber auch häufig wechselnde körperliche Symptome vor. Die meisten Patientinnen und Patienten haben schon eine lange und komplizierte und dabei nicht oder nur wenig erfolgreiche Diagnostik-und-Behandlungs-Karriere hinter sich. Es gibt und gab viele Untersuchungen ohne klare Befunde. Die Beschwerden beziehen sich auf – teilweise unterschiedliche – Körperteile. Meist kommt es in die-

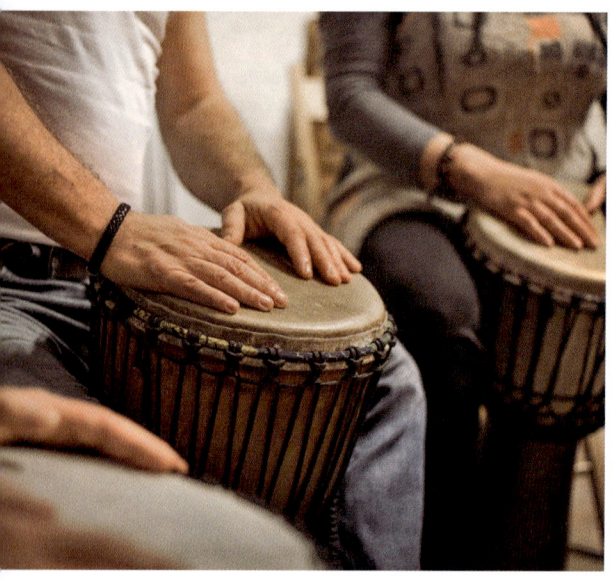

*Spezialisierte Kliniken bieten Musiktherapie an,
um die seelische Ausdrucksfähigkeit zu üben,
zu stärken und zu verbessern.*

stellbaren Fehlfunktionen vor, bei den Betroffenen herrschen aber eine hohe Sensibilität und ein hohes Maß an Ängstlichkeit, dass sie eine körperliche Erkrankung haben. Die subjektiven Beschwerden sind auch hier meist unspezifischer und wechselnder Natur. Typischerweise kommt es zu flüchtigen und wechselnden Schmerzen oder auch Brennen, Schweregefühl, Enge und dem Empfinden, dauernd aufgebläht zu sein.

Anhaltende somatoforme Schmerzstörung

Hier besteht die vorherrschende Beschwerde aus einem fast andauernden – seit mindestens sechs Monaten – oder sehr häufig auftretenden schweren und quälenden Schmerz in einem oder mehreren Körperbereichen. Er tritt in Verbindung mit emotionalen Konflikten oder Belastungen im sozialen oder beruflichen Umfeld auf. Oft kann der Arzt auch Zusammenhänge mit dem Beginn, dem wechselnden Schweregrad der Beschwerden oder der Aufrechterhaltung der Schmerzen feststellen.

Der Alltag der Betroffenen ist geprägt von dem verständlichen Versuch, einerseits mit den Beschwerden umzugehen und andererseits persönliche, medizinische, physiotherapeutische oder sonstige fachliche Unterstützung zu erhalten. Dabei gibt es in der Forschung keinerlei Hinweise darauf, dass die Ursachen psychisch

sem Zusammenhang auch zu Problemen im sozialen Bereich, im Beruf, im Bekannten- oder Freundeskreis und natürlich in der Partnerschaft sowie in der Familie. Denn auch all diese Menschen fühlen sich mit der Zeit hilflos.

Somatoforme autonome Funktionsstörung

Die Symptome dieser etwas spezifischeren Diagnose beziehen sich auf ein Organ oder ein Organsystem, das weitgehend oder vollständig vegetativ kontrolliert wird. Dazu gehören vor allem das Herz-Kreislauf-System, der Verdauungstrakt, die Lunge oder die Ausscheidungsfunktionen. Auch hier liegen keine medizinisch fest-

bedingt sein müssen. Schmerzen liegt immer ein körperlich-physiologischer Prozess zugrunde, auch wenn dieser medizinisch nicht genau festgestellt werden kann.

Chronisches Erschöpfungssyndrom und »Long Covid«

Das Chronic Fatigue Syndrome (CFS) oder die myalgische Enzephalomyelitis (ME) wird schon seit vielen Jahren beschrieben und belastet die Betroffenen wie auch das Gesundheitssystem sehr stark (frz. *fatigue* [Ermüdung], gr. *mỹs* [Muskel], gr. *álgos* [Schmerz], gr. *egképhalon* [Gehirn]). Dies liegt vor allem an den vielfältigen Symptomen sowie der Unklarheit bei der Ursachenforschung und den Behandlungsempfehlungen. Experten vermuten, dass Immunreaktionen nach einer Virusinfektion eine wichtige Rolle spielen. Dabei unterstellt der Begriff der »myalgischen Enzephalomyelitis« jedoch einen Zusammenhang in Form von Entzündungen im zentralen Nervensystem, der in dieser Form nicht nachgewiesen ist. Charakteristisch am Krankheitsbild sind eindeutige und anhaltende körperliche und psychische Beeinträchtigungen, Licht- und Geräuschempfindlichkeit, Grippegefühle und Halserkrankungen, Kreislaufprobleme, eine ausgeprägte Verschlechterung und Kraftlosigkeit sowie ständige Müdigkeit schon bei oder nach leichten körperlichen Aktivitäten.

Daraus entsteht ein deutlicher Verlust an Lebensqualität sowie eine hohe psychische Belastung.

Ganz ähnlich sind lang andauernde Beschwerden, die Patientinnen und Patienten nach einer Covid-19-Erkrankung erstmalig oder intensiviert erleben müssen. Zu den am häufigsten auftretenden Symptomen gehören auch bei CFS Müdigkeit, Erschöpfung und eingeschränkte Belastbarkeit (Fatigue), Kurzatmigkeit, Konzentrations- und Gedächtnisprobleme (engl. *brain fog* [vernebeltes Gehirn]), Schlafstörungen, Muskelschwäche und -schmerzen, psychische Probleme wie depressive Stimmung und Angstsymptome sowie Riech- und Geschmacksstörungen.

Für beide Erkrankungsbilder ist sehr bedeutsam, dass wegen der vielfältigen Symptome, der Unklarheit über hilfreiche Behandlungen sowie der Unsicherheit über den weiteren Verlauf die psychische Belastung durch diese Erkrankungen besonders hoch sind. Als – meist palliative (lat. *palliare* [mit einem Mantel bedecken; das heißt schmerzlindernd, aber nicht heilend]) – Behandlungsempfehlungen werden daher die Unterstützung des Immunsystems, medikamentöse Schmerztherapie sowie Entspannung und vor allem das sogenannte »Pacing« vorgeschlagen. Darunter versteht man die sorgfältige Anpassung an die Belastungsfähigkeit.

Ursachen für somatoforme Erkrankungen

Die Frage nach den Ursachen für psychische Erkrankungen bei körperlichen Beschwerden ist für die Betroffenen wie auch für die Forschung besonders drängend und wichtig. Frustrierend ist dabei, dass gerade hier viele somatische und psychische Faktoren berücksichtigt werden müssen; und damit müssen wir – also die Wissenschaft, die Ärztinnen sowie psychologisches Fachpersonal und die Betroffenen – mit einem relativ hohen Ausmaß an Unsicherheit umgehen können. Allein das macht mürbe!

Dennoch ist auch hier wichtig: Ursachen sind nicht gleich Ursachen (siehe dazu Seite 15 f.). Wir müssen zwischen langfristigen (lebensgeschichtlichen) und aktuellen Faktoren unterscheiden. Es gibt vielfach Überlegungen, nach denen psychische Faktoren langfristig für (unerklärte) Schmerzen oder andere körperliche Erkrankungen verantwortlich gemacht werden. Hieraus erwachsen dann die Ideen, dass lebensgeschichtliche Ereignisse erst durch eine Psychotherapie aufgearbeitet werden müssten, damit eine Heilung möglich ist. In diesem Sinne kann eine psychosomatische Sichtweise, die die lebensgeschichtliche Ursache in den Mittelpunkt der Diagnostik und Behandlung stellt, aber eher Probleme verursachen, als dass sie diese löst.

Die Kernidee mancher psychosomatischer Krankheitsmodelle besteht fälschlicherweise darin, dass – wenn der Arzt medizinisch nichts findet – dann wohl innere psychische Konflikte zu den Beschwerden geführt haben müssen. Dafür gibt es aber keinerlei wissenschaftliche Belege, und solche Konzepte können zu zusätzlicher Belastung oft in Form von Schuldgefühlen führen (»Was habe ich bloß falsch gemacht?« oder »Wofür werde ich gestraft?«).

> **! Wichtig**
>
> Bei chronischen Schmerzen wie auch bei anderen somatoformen Störungen sollten Ärztinnen und Therapeuten immer auf einen wichtigen Unterschied achten: die psychischen Faktoren, die aus den Beschwerden herrühren oder deren Verlauf ungünstig beeinflussen, und diejenigen, die für die Entstehung von somatischen Beschwerden verantwortlich sind! Psychische Faktoren, vor allem Langzeitstress, haben durchaus einen Einfluss auf den Verlauf der verschiedenen Symptome. Eine Suche nach lebensgeschichtlichen psychischen Ursachen ist zwar verständlich, aber im Sinne einer wirkungsvollen Therapie nicht hilfreich.

Was kann die psychologische Psychotherapeutin oder der Arzt tun?

Bei somatoformen Störungen ist es besonders wichtig, dass den Menschen mit körperlichen Beschwerden vom Fachpersonal unbedingt mit **Ernsthaftigkeit und Empathie** begegnet wird. Arzt oder Psychotherapeutin müssen sich Zeit nehmen, die Beschwerden und ihre Geschichte sowie die bisherigen Behandlungen in Ruhe zu betrachten. Das Verständnis für die oft schon jahrelange und frustrierende Suche der Betroffenen nach einer erfolgreichen Therapie sollte auf jeden Fall deutlich werden. Wichtig ist jedoch auch, dass die Grenzen des eigenen Faches oder der eigenen Behandlungsmöglichkeiten in den Gesprächen deutlich werden und die Betroffenen keinesfalls als (unter Umständen nur jammernde und klagende) Menschen mit psychischen Problemen abgestempelt werden.

Die **psychischen Folgen** der Einschränkungen und Beschwerden sollten Berücksichtigung finden und im Behandlungsplan eingebaut werden, gegebenenfalls dadurch, dass Behandlungen von mehreren Fachärztinnen, Physiotherapeutinnen und/ oder Psychotherapeuten parallel vorgenommen werden.

Bei Hypochondrie sowie körperdysmorphen Störungen ist es ebenfalls wichtig, die Ängste der Patientinnen insofern ernst zu nehmen, da diese und die damit verbundenen Verhaltensweisen zu großem Leid führen und Teil der Erkrankung sind. Am erfolgreichsten sind psychotherapeutische Behandlungen, die dabei helfen, die **Ängste** zu konfrontieren, eine Toleranz für die Tatsache zu entwickeln, dass es keine hundertprozentige Sicherheit vor (schwerer) Krankheit und dem Tod gibt.

Dabei werden unter anderem auch **kognitive Übungen** eingesetzt, die ein Szenarium zu Ende durchdenken; denn ähnlich wie bei Zwangsstörungen (siehe Seite 89 f.) zeichnen sich hypochondrische Ängste dadurch aus, dass – wie in einem brutalen emotionalen Strudel – die befürchteten Szenen nicht weitergedacht werden (»Nein, das darf auf keinen Fall passieren«). Weiterhin werden die Patienten dabei unterstützt, die scheinbar Sicherheit vermittelnden Verhaltensweisen (also häufige Arztbesuche, dauerndes Sich-im-Spiegel-Beobachten) zunehmend zu unterlassen, da diese die Ängste verstärken, statt sie zu vermindern.

Was können Sie selbst für sich tun?

Seien Sie großzügig mit sich, und gehen Sie liebevoll und sorgsam mit sich selbst um. Bestrafen und überfordern Sie sich nicht.

Wenden Sie sich an Fachpersonal, aber vermeiden Sie, dass dies zu einer selbstquälerischen und immer wiederkehrenden Suche nach immer wieder anderer Hilfe führt, die möglicherweise (zumindest nicht in der gewünschten Schnelligkeit) keine echte Verbesserung bringt. Und seien Sie **skeptisch bei Heilsversprechen** von (oft selbst ernannten) Experten.

Nehmen Sie Ihre Beschwerden an: Leider ist für viele Betroffene eine Heilung im gewünschten Ausmaß unter Umständen nicht realistisch. Richten Sie deshalb sehr sorgfältig Ihr Leben darauf aus, dass Sie so gut wie möglich mit sich und Ihren Beschwerden umgehen und Sie nicht in Passivität versinken.

Finden Sie eine neue Balance: Suchen Sie sich mit Sorgfalt und Geduld vielleicht neue berufliche oder Freizeitaktivitäten. Versuchen Sie, ein (neues) Gleichgewicht für sich in Ihrem Lebensraum einzurichten, und trauen Sie sich, mit Ihren Angehö-

rigen die Möglichkeiten dafür »auszuhandeln«.

Was können Freunde und Angehörige tun?

Somatoforme Erkrankungen stellen eine kolossale Belastung für die Psyche der Betroffenen und damit auch für die Angehörigen dar. Haben Sie deshalb Verständnis für die Probleme, aber seien Sie auch mutig genug, bei Bedarf Ihre Grenzen in Ruhe darzustellen. Sie können mit darauf achten, Ihren Angehörigen Entlastungen anzubieten. Ein »Zuviel des Guten« dagegen ist keineswegs gut. Versuchen Sie, den oder die Betroffene zu Aktivitäten zu ermuntern, die für ihn oder sie möglich sind, aber drängen oder zwingen Sie ihn/sie nicht! Es ist wichtig und hilfreich, die Belastungen und deren Bewältigung als gemeinsame Aufgabe zu begreifen.

 Unsere Tipps

- **Seien Sie großzügig mit sich selbst**, und machen Sie sich keine Vorwürfe.
- **Erlauben Sie sich**, mit Ihren Kräften hauszuhalten. Sich zu zwingen oder zwingen zu lassen hat oft den gegenteiligen Effekt.
- **Probieren Sie ruhig weiterhin aus**, was möglich ist: Bleiben Sie nicht auf der Couch liegen.
- **Vermitteln Sie Ihren Angehörigen in**

Ruhe, was Sie können oder nicht können; aber denken Sie auch daran, dass diese manchmal ebenso hilf- und ratlos sind wie Sie selbst.
- **Seien Sie geduldig:** Nicht selten dauert eine Besserung lange, oder das Ziel besteht (leider) nur im Erlernen eines akzeptierenden Umgangs mit der Erkrankung.

ESSSTÖRUNGEN – WENN ES ENTWEDER ZU VIEL ODER ZU WENIG IST

Wer an einer Magersucht leidet, isst viel zu wenig. Ein Mensch mit einer Binge-Eating-Erkrankung muss dagegen in kürzester Zeit unglaubliche Mengen an Nahrung vertilgen. Auch bei Bulimikern ist das Verhältnis zum eigenen Körper und dem Grundbedürfnis nach Essen aus dem Lot geraten – mit gravierenden weiteren Folgen für die Gesundheit. Je früher eine Essstörung behandelt wird, desto größer sind die Heilungschancen.

Es ist trivial, aber dennoch umso richtiger: Essen und Trinken sind lebenswichtig, daher definitiv ein Dauerthema in allen Medien und natürlicherweise auch für uns selbst. Weiterhin hängt Ernährung eng mit körperlichem Wohlbefinden und mit wesentlichen Teilen unserer Lebensführung zusammen. Essen kann Zeichen von Wohlstand, Luxus und Kultur sein. Jede Abweichung von einer ausgewogenen Ernährung (siehe hierzu auch Seite 171 f.) sowie eine Über- und Unterernährung beeinflussen wesentlich unsere Lebensqualität und unsere Gesundheit.

Doch Ernährung ist weit mehr als eine Maßnahme zur Nährstoffzufuhr, sie macht darüber hinaus einen wichtigen Teil unserer sozialen und kulturellen Identität aus. Wir zeigen mit dem, was und wie wir essen, auch, wo und wie wir uns gesellschaftlich wohlfühlen. Dann ist Essen unbewusst oder bewusst ebenso ein Ausdruck unseres Befindens. Man kann Kummer, Frust und Sorgen »in sich hineinfressen« oder exzessiv hungern, damit uns die Umwelt wahrnimmt oder anerkennt. Die Art und Weise, wie und was wir essen (oder nichts zu uns nehmen, weil wir nicht können oder wollen), spielt genauso wie die Menge und die Qualität unserer Nahrung eine überaus wichtige Rolle für unser körperliches und seelisches Wohlbefinden.

Exzesse beim Essen oder die Orientierung an (möglicherweise wechselnden) Diätplänen, die häufige Beschäftigung mit dem eigenen Gewicht und Aussehen können hierbei zwar auffällig sein, sind aber nicht unbedingt Hinweise auf eine Störung. Doch ist der Übergang zu krankhaften Verhaltensweisen im Zusammenhang mit Essgewohnheiten und Ritualen fließend. Im Extremfall stehen solche Verhaltensweisen im Zusammenhang mit einer der drei Formen von Essstörungen: Magersucht (Anorexie), einer Ess-Brech-Sucht (Bulimie) oder einer sogenannten Binge eating disorder, bei der es zu Heißhungeranfällen kommt. Diese psychischen Erkrankungen, die manchmal auch in Mischformen auftreten, sind sehr ernst zu nehmen, können sogar lebensgefährlich sein und bedürfen meist einer psychotherapeutischen und/oder internistischen Behandlung durch einen Arzt.

Aus der Praxis

Corinna F. ist zwanzig Jahre alt, 1,73 Meter groß und wiegt 46 Kilo. Dies entspricht einem sehr niedrigen Body-Mass-Index (siehe Seite 173) von 15,4. Sie hat sehr helle Haut, fast weißes Haar und ein extrem schmales Gesicht, bei dem die Wangenknochen hervortreten. Die junge Frau ist eine sehr freundliche Person und spricht mit dünner, leiser Stimme. Sie besucht die dreizehnte Klasse eines Gymnasiums; doch ist sie krankgeschrieben und nimmt seit etwa achtzehn Monaten nicht mehr am Unterricht teil, da sie sich zu schwach und unkonzentriert fühlt.

Corinna F. lebt mit ihrer Mutter in einer Zweizimmerwohnung, liest viel, hört wissenschaftliche Podcasts und interessiert sich insbesondere für Astrophysik; das ist auch ihr Berufswunsch. Sozial ist sie sehr isoliert. Seit ihrem vierzehnten Lebensjahr leidet sie unter einer Anorexie und war schon mehrfach in stationärer internistischer Behandlung, was sie jedoch jedes Mal nur kurzfristig gestärkt hat. Immer wieder ist sie zurückgefallen in die sehr zwanghaften Rituale um das Essen; sie isst stets allein, zählt akribisch Kalorien, findet sich viel zu dick, trägt meist weite Hosen und Blusen, da engere und schwere Kleidung ihr auf der Haut unangenehm sind und dieser Kleidungsstil auch den Vorteil hat, dass sie und andere ihre Körperformen nicht sehen können.

In Zahlen

Essstörungen entwickeln sich in der Regel im Jugend- oder jungen Erwachsenenalter zwischen elf und siebzehn Jahren. In Deutschland sind etwa 1,5 Prozent der Frauen betroffen (fünfzehn von tausend) und 0,5 Prozent bei Männern (fünf von tausend). Schwere Formen der Anorexie sind jedoch nur ein kleinerer Teil davon. Nach einer Berechnung der Kaufmännischen Krankenkasse (KKH) aus dem Jahr 2019 haben Essstörungen in den letzten Jahren weiter zugenommen; aktuelle Daten weisen darauf hin, dass eine deutliche Zunahme seit Ausbruch der Coronapandemie festzustellen ist.

Formen von Essstörungen

Diese Erkrankungen sind immer daran erkennbar, dass für die betroffene Person das Körpergewicht und die Figur zum alles beherrschenden Lebensinhalt werden. Bei jeder Essstörung spielen ein verringertes Selbstwertgefühl und eine Störung der Wahrnehmung des eigenen Körpers eine zentrale Rolle. Oft bleibt die Erkrankung über Jahre hinweg und manchmal auch ein Leben lang bestehen.

Magersucht (Anorexia nervosa)

Die Beobachtung und Veränderung in Richtung eines immer weniger werdenden Gewichts führen bei Betroffenen zu einer großen Euphorie sowie oft zu einer Begeisterung über die eigenen Fähigkeiten, den Körper kontrollieren und beeinflussen zu können. Die mit der Gewichtsreduktion verbundenen Verhaltensweisen (vor allem Fasten, Reduktionsdiäten, Listen verbotener und erlaubter Speisen, Kalorienzählen, mehrmaliges Wiegen pro Tag) werden immer rigider; den Patientinnen und Patienten gelingt es nicht (mehr), dieses Verhalten eigenständig zu verändern. Menschen mit Anorexie empfinden sich selbst bei deutlichem Untergewicht als dick, fett und ekelhaft (gr. *anorekteĩn* [keinen Appetit haben]). Dies nennen Experten »Körperbildstörung«. Bei Kindern und Jugendlichen spielen Probleme mit den natürlichen Veränderungen des Körpers in der Pubertät, der Identitätsfindung als Mann oder Frau, dem Umgang mit Gefühlen, mit Schwierigkeiten in Beziehungen oder in der Familie, die Ablösung von den Eltern, Perfektionismus und Leistungsorientierung eine wichtige Rolle.

Bei fortschreitendem Gewichtsverlust und Dauer der Erkrankung treten bei Magersucht zunehmende Müdigkeit, Kälteempfinden, Konzentrationsstörungen, Kreislaufprobleme, Haut- und Haarveränderungen, hormonelle Störungen (zum Beispiel Ausbleiben der Regelblutung bei Mädchen und Frauen) sowie Nierenprobleme und Knochenschwund (Osteoporose) auf. Bei der Anorexie unterscheiden Ärzte zwei Formen:

1. Bei der **restriktiven (vermeidenden) Anorexie** stehen das zwanghafte Fasten, Wiegen und Diäthalten im Vordergrund.
2. Bei der **bulimischen Anorexie** treten starke Essanfälle auf, die durch die Einnahme von Abführmitteln, Erbrechen oder exzessives Sporttreiben ausgeglichen (kompensiert) werden.

Ess-Brech-Sucht (Bulimie)

Charakteristisch für die bulimische Essstörung (gr. *boũs* [Ochse] und *limós* [Hunger, »Ochsenhunger«]) ist, dass häufig Heißhungerattacken auftreten. Es wird innerhalb kurzer Zeit meist hochkalorische Nahrung – oft in wahlloser Kombination – verschlungen. Aus Angst vor Gewichtszunahme, aber auch aus oft nach den Essanfällen auftretenden Gefühlen von Ekel vor sich selbst wollen die Betroffenen den Mageninhalt wieder loswerden und erbrechen sich häufig nach einem solchen Anfall. Weiterhin essen sie oft unregelmäßig, hungern, fasten, treiben übermäßig viel Sport, nutzen Appetitzügler, Abführmittel oder Entwässerungsmedikamente.

Einem Menschen mit Bulimie sieht man die Essstörung oft nicht an, sie sind normalgewichtig oder sogar schlank. Trotzdem finden sich die Betroffenen zu dick oder unförmig und sind sehr besorgt davor, zuzunehmen. Aus Scham über das zügellose Essverhalten halten sie ihre Krankheit meist geheim.

Gesundheitliche Folgeprobleme können schwere Mangelerscheinungen sein, die möglicherweise zu Haarausfall, Konzentrationsproblemen und Herz-Kreislauf-Beschwerden führen. Typisch sind auch Sodbrennen und Speiseröhrenentzündungen sowie Karies, da der Zahnschmelz durch die beim Erbrechen aufsteigende Magensäure angegriffen wird.

Binge-Eating-Störung (Esssucht)

Ganz ähnlich verhält es sich bei der sogenannten *Binge eating disorder* (engl. *binge* [Saufgelage, Verschlingen]). Dieses Verhalten ist dem bei der Bulimie sehr ähnlich, jedoch fehlen die kompensatorischen Gegenmaßnahmen wie Erbrechen, Medikamenteneinnahme, exzessives Sporttreiben oder Hungern. Die Betroffenen – häufig auch Männer – können in kürzester Zeit 2000 Kilokalorien oder mehr vertilgen oder so viel, wie andere Menschen über den ganzen Tag zu sich nehmen. Dabei essen sie aus Scham meist allein und verheimlichen ihr Essverhalten. Während des Essanfalls haben sie das Gefühl, die Menge und das, was gegessen wird, nicht kontrollieren zu können. Erst wenn sie Bauchweh bekommen, hören sie auf. Danach fühlen sie sich oft angeekelt von sich selbst, niedergeschlagen und voller Schuld. Wird der Frust dann groß, tröstet erneut allein das Essen. Wer unter einer Esssucht leidet, ist häufig übergewichtig; das Risiko für Folgeerkrankungen des Stoffwechsels oder Herz und Kreislauf ist erhöht.

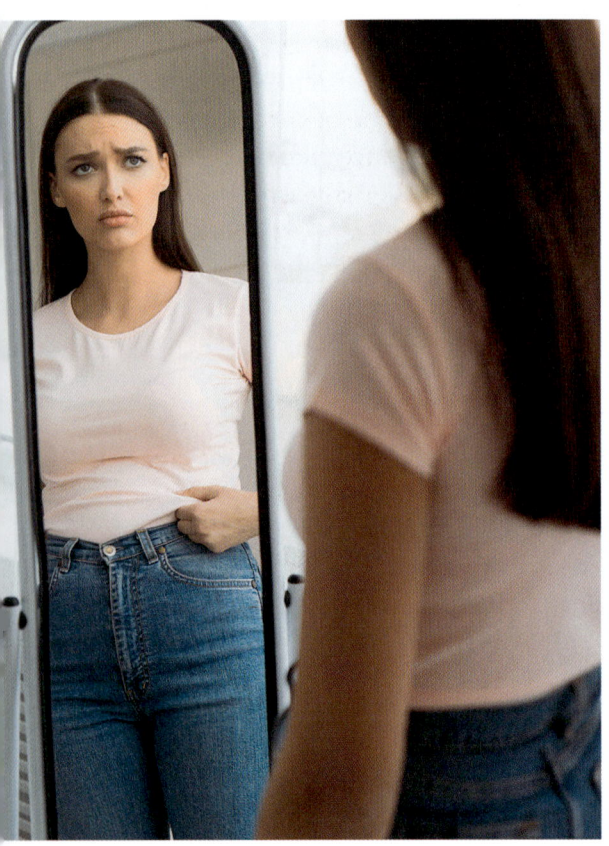

Die ständige Beschäftigung mit der eigenen Körpersilhouette ist eines der Leitsymptome bei Magersucht und Bulimie.

Ursachen

Genetische Ursachen, vor allem aber hormonelle Veränderungen wie in der Pubertät sind Faktoren, die zur Entwicklung von Essstörungen beitragen können, vor allem für die Anorexie. Sie allein bedingen jedoch keine Essstörung. Weitere psychische und soziale Auslöser sind die psychosozialen Anforderungen besonders in der pubertären Entwicklungsphase. Dazu gehören das Erwachsenwerden, die Entwicklung einer (Geschlechts-)Identität sowie der Autonomie zusammen mit der Veränderung der Verhältnisse im Elternhaus. Hinzu kann kommen, dass man sich nicht in neue Bezugsgruppen Gleichaltriger einzufügen vermag, Mobbing, bestimmte gesellschaftliche Normen hinsichtlich eines »idealen« Aussehens vor allem in den sozialen Medien. Als Persönlichkeitsfaktoren sind oft eine hohe Leistungsmotivation und Perfektionismus bekannt. Häufiges Diäthalten bei Jugendlichen ist ein Hinweis auf ein erhöhtes Risiko für die Entwicklung einer Essstörung.

Was kann die psychologische Psychotherapeutin oder der Arzt tun?

Je nach Schwere der Symptomatik gibt es ambulante Therapien sowie Behandlungen in Tageskliniken oder stationären Einrichtungen. Es werden dabei vor allem **psychotherapeutische Maßnahmen** angeboten, die eine Gewichtszunahme unbedingt einschließen. Weiterhin sind die Selbstwahrnehmung, der Selbstwert, die Körperbildstörung, das Essverhalten und die damit verbundenen Gefühle sowie die Bearbeitung aktueller Probleme wichtige Inhalte der Psychotherapie.

Um gefährlichen Mangelerscheinungen zu begegnen, ist bei fortgeschrittenen Anorexien (BMI unter 15 oder sehr rascher Gewichtsabnahme) unbedingt eine zusätzliche **stationäre medizinisch-internistische Behandlung** notwendig. Wie bei anderen Erkrankungen gilt auch hier: Je früher die krankhaften Verhaltensmuster erkannt und behandelt werden, desto besser sind die Prognose und die Heilungschancen.

Was können Sie selbst für sich tun?

Selbst eine Änderung von sehr eingespieltem zwanghaftem Essverhalten zu erwirken ist sehr schwierig. Daher ist ein erster Schritt für eine Besserung darin zu sehen, das **Problem nicht kleinzureden** und als mögliche psychische Erkrankung zu erkennen. Dann sollte der Mut gefasst werden, sich anderen Menschen (Expertinnen!) gegenüber zu öffnen und sich an den Hausarzt, eine Ernährungsberaterin oder direkt an eine Psychotherapeutin zu wenden. Das Verhalten aus eigenen Kräften zu ändern ist sehr schwer.

Was können Freunde und Angehörige tun?

Bekannte Risikofaktoren für Essstörungen sind die – oft in der Pubertät erstmalig auftretende – starke Beschäftigung mit dem eigenen Körperbild und deutliche Veränderungen im Essverhalten. Menschen mit Essstörungen blicken meist auf eine Historie von vielen Diäten der unterschiedlichsten Art zurück. Der **Ausdruck von persönlicher Sorge** über solche Beobachtungen und der **nicht vorwurfsvoll geäußerte Vorschlag,** eine ärztliche Beratung oder eine Ernährungsberatung zu suchen, können helfen, die Erkrankung früh zu erkennen und entsprechende therapeutische Maßnahmen einzuleiten.

Eventuell können Sie sich auch an eine **Beratungsstelle** wenden. Hier erhalten Sie Informationen, wie Sie als Freund oder Angehöriger der oder dem Betroffenen sinnvoll und gut Hilfe leisten können.

 Unsere Tipps

- **Kein Druck:** Als Angehörige sollten Sie den Betroffenen keinen Druck machen, aber sehr deutlich Ihre Sorge ausdrücken. Bei deutlichem Untergewicht bestehen große Gefahren für die körperliche Gesundheit. Falls es schon so weit gekommen ist, kann auch eine Klinikeinweisung gegen den Willen der betroffenen Person notwendig sein.
- **Achten Sie gut auf sich:** Es ist wichtig, seine emotionalen Schwankungen und negativen Körpergefühle als Warnzeichen und als Hinweise auf eine möglicherweise ernsthafte Erkrankung zu bewerten und sich – gegebenenfalls mit einem Menschen, dem Sie vertrauen – fachlichen Rat zu suchen.
- **Vorsicht, Internet:** Leider gibt es Foren, in denen sich Teilnehmer*innen darüber austauschen, wie eine Gewichtsabnahme am besten funktioniert. Vermeiden Sie diese Seiten im Internet. Viele »Tipps« sind lebensgefährlich!
- **Bares ist Wahres:** Sollten Sie zu übermäßigen und unkontrollierbaren Nahrungseinkäufen neigen, nehmen Sie nur einen begrenzten Bargeldbetrag mit, wenn Sie zum Supermarkt gehen.

ZWANGSERKRANKUNGEN – WENN GEWOHN-
HEITEN DAS LEBEN EINSCHRÄNKEN

Es gibt lieb gewonnene Gewohnheiten. Wir greifen gern auf sie zurück, vor allem wenn das Leben stressig ist und ungeordnet erscheint. Im Extremen können solche Verhaltensweisen Zwangsrituale sein. Sie müssen von den Betroffenen – oft sogar gegen die eigene Vernunft – durchgeführt werden, sie sind anstrengend und äußerst lästig. Solche Zwangshandlungen und die damit zusammenhängenden Gedanken schränken den Alltag und das Wohlbefinden erheblich ein.

Das Gefühl, dass die Hände schmutzig werden, wenn man ein Buch oder Geld berührt, den Drang, sich immer die Hände waschen zu müssen, ständig zu zählen, unentwegt Dinge anzufassen oder dies akribisch zu vermeiden – Zwangshandlungen machen den Betroffenen und oft den Angehörigen das Leben sehr schwer. Es bleibt keine Zeit mehr zur Erledigung von wichtigen beruflichen und privaten Aufgaben, und eigentlich gewünschte Tätigkeiten – zum Beispiel Reisen, Ausgehen, Besuche machen – werden vermieden. Weil diese zwanghaften Rituale und die Zwangsgedanken zu spürbarem persönlichem Leid führen, gehören sie mit hoher Wahrscheinlichkeit zu den psychischen Erkrankungen. Zu den häufigsten zwanghaften Handlungen gehören exzessives Waschen, Duschen, Putzen, Kontrollieren, das extreme Achten auf Symmetrie, Sauberkeit und Ordnung in Kombination mit quälenden, zermürbenden Gedanken.

In Zahlen

Etwa 400 000 bis 600 000 Erwachsene in Deutschland leiden an einer Zwangsstörung. Das entspricht einer Häufigkeit von circa 0,8 bis 1 Prozent (Punktprävalenz). Etwa 80 Prozent dieser Personen haben dabei Probleme mit Zwangshandlungen und Zwangsgedanken.

Aus der Praxis

Niklas Z. ist 22 Jahre alt und sucht psychotherapeutische Hilfe in der Ambulanz eines psychologischen Instituts. Er ist verzweifelt, da er kaum noch seine Einzimmerwohnung verlassen kann. Einmal pro Woche quält er sich abends aus dem Haus, um seinem Job nachzugehen, Zeitungen für Verteilung und Vertrieb zusammenzustellen.

Da er sich hier als ausgesprochen zuverlässig zeigt, hat ihm sein Chef jetzt eine deutlich anspruchsvollere Tätigkeit in der Redaktion angeboten. Nun will er so schnell wie möglich seine Zwänge loswerden, weil er diese Aufgabe gerne annehmen möchte. Seine zwanghaften

Gewohnheiten bestehen vor allem darin, dass er Unordnung und Schmutz unter keinen Umständen ertragen kann. Seit zwei Jahren geht er – außer eben zur Arbeit – nicht mehr aus dem Haus. Der junge Mann lebt ansonsten völlig isoliert, Besuch kann er nicht empfangen, da dann unkontrollierbarer Schmutz in die Wohnung getragen werden würde; auch kann er es nicht aushalten, dass sich etwas in seinem Apartment verändern könnte. Den ganzen Tag über sitzt er daher auf dem Sofa und schaut Spielfilme und Serien.

Niklas Z. nutzt nur zwei Garnituren Unterwäsche und Oberbekleidung, die er im Wechsel anzieht. Andere Kleidungsstücke im Schrank bleiben unberührt, da ein unerträgliches Gefühl der Unordnung bei ihm entstehen würde, wenn er diese benutzen würde. Schon der Gedanke, ein frisches Paar Socken aus der Schublade zu nehmen, führt zu extrem starker innerer Anspannung. Daher unterlässt er alles, was diese – aus seiner Sicht unbedingt notwendige – Ordnung nur im Geringsten stören könnte. Bei alledem ist ihm ganz klar, dass seine Zwangsgedanken wie auch die dazugehörenden Rituale völlig übertrieben sind und sein Leben zur Hölle machen; er kann aber nicht davon ablassen. Unter den Zwängen leidet er – in unterschiedlicher Stärke – seit seinem vierzehnten Lebensjahr. Mehrere ambulante und stationäre Behandlungen haben in der Vergangenheit zu keiner anhaltenden Besserung geführt.

Wie »funktioniert« eine Zwangsstörung?

Zwangsstörungen bestehen meistens aus einer Kombination von Zwangsgedanken und -handlungen. Dabei entstehen ein innerer Drang und eine innere Anspannung oft schon dann, wenn nur an eine Veränderung oder an eine bestimmte Situation gedacht wird. Bei Niklas war das der Gedanke an die mögliche Veränderung im Kleiderschrank, wenn er zum Beispiel ein Hemd herausnehmen würde. Bei Wasch- oder Reinigungszwängen sind die Betroffenen beherrscht von dem Gedanken an eine mögliche Verunreinigung (Kontamination) oder die Begegnung mit Krankheitserregern. Es kommt zu starker Anspannung oder Angst und einer inneren Logik folgend sehr häufig zur Vermeidung »gefahrvoller« Situationen oder ausgleichenden (kompensatorischen) Handlungen.

Dem Gefühl von Verschmutzung oder möglicher Vergiftung kann man mit Waschen entgegenwirken. Tauchen nun aber – trotz intensiven Waschens oder Duschens – Zweifel auf, ob die Reinigung auch ausreichend war, verlängert oder intensiviert man diese und wiederholt das Waschen ständig. Personen mit ausgeprägten Waschzwängen haben oft wunde oder gar blutige Haut vom vielen Abschrubben und kommen nicht selten mit Verbänden in die psychotherapeutische Behandlung.

Bei Kontrollzwängen ist der psychologische Ablauf ähnlich: »Habe ich den Herd auch wirklich ausgemacht«? Oder: »Sind die Fenster auch geschlossen?« Beim Autofahren: »War da nicht ein ungewöhnliches Geräusch, und ich habe jemanden angefahren«? Bei Zählzwängen hingegen sind Denkweisen entstanden, die zu – von außen betrachtet – teilweise unsinnigen Verhaltensweisen führen: »Ich muss alles viermal machen oder in einem Muster, in dem die Zahl Vier steckt, sonst passiert meinen Eltern oder meiner Schwester etwas.«

Das Problematische an Zwangsgedanken und -handlungen ist, dass sie sich im Laufe der Zeit meistens intensivieren. Zwangsstörungen sind sehr resolut, resistent und äußerst widerstandsfähig, wenn man nicht aktiv etwas dagegen unternimmt. Zudem wird es problematisch, wenn sich verstärkende Zwangshandlungen aus normalen Gewohnheiten entwickeln können. So ist gegen tägliches Staubsaugen oder Aufräumen ja nichts einzuwenden, und ein gewisser Grad an Sauberkeit und Ordnung mag ja einfach zum Lebensstil gehören. Belastend wird es aber, wenn die Gedanken nahezu ständig um dieses Thema kreisen, wodurch es auch zu Stress in der Partnerschaft oder der Familie kommen kann.

Etwa 20 Prozent der Patienten mit Zwangsstörungen schlagen sich mit starken unangenehmen Gedanken he-

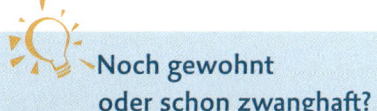

Noch gewohnt oder schon zwanghaft?

Wenn bestimmte Gedanken und Rituale sehr viel Raum und Zeit einnehmen, sind folgende Fragen hilfreich, die auch in der Therapie gestellt werden können:

- Wasche oder putze ich sehr viel?
- Kontrolliere ich sehr oft?
- Quälen mich Gedanken, die ich loswerden möchte, was mir aber nicht gelingt?
- Mache ich mir häufig Gedanken um Ordnung und Symmetrie?
- Brauche ich für Alltagstätigkeiten sehr lange, oder bekomme ich sie nicht fertig?

rum, ohne dass damit beobachtbare Verhaltensweisen oder Rituale verbunden sind. Quälende Zwangsgedanken sind oft mit der Furcht verbunden, anderen etwas anzutun: »Ich könnte mein Kind schwer verletzen oder sogar töten.« Oder sie haben gotteslästerliche (blasphemische) oder sexuelle Inhalte. Das Problem besteht darin, dass der Betroffene die entsprechenden Gedanken auf keinen Fall haben will, und so gerät er in eine Zwickmühle. Nur steckt in einem gedachten Satz wie etwa »Denke bloß nicht daran, dass du dich durch eine Gewalttat schuldig machen könntest« ebendieser Gedanke schon drin; ihn wegzudrängen macht ihn umso stärker.

Weiterhin gibt es bei Gedankenzwängen oft eine – meist von starken Schuldgefühlen begleitete – Verbindung zwischen Denken und

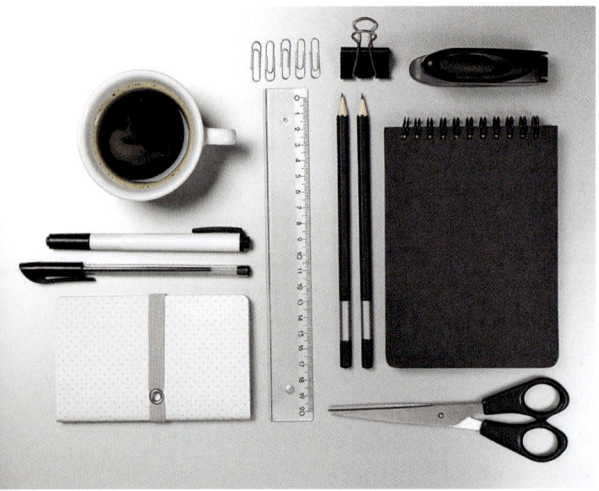

Bei einem Ordnungszwang verursacht jede Abweichung vom System bei den Betroffenen Unruhe und Nervosität bis hin zu Ängsten und Zwangshandlungen.

Tun: »Wenn ich schon so etwas denke, dann werde ich es auch tun, oder es wird passieren, und ich will es möglicherweise auch so.« Dieser gedankliche Prozess – auch bekannt als »Thought-Action-Fusion« – »Gedanken-Handlungs-Fusion« (TAF) – hat oft eine regelrecht magische Kraft.

Die Frage nach dem »Woher«?

Auch bei Zwängen ist es wichtig und richtig, sich mit der Suche nach der »wirklichen Ursache« nicht verrückt zu machen. Wie bei anderen psychischen Störungen gibt es hier biologische und auch familiäre Faktoren, die eine Entstehung begünstigen. So können zwanghafte Verhaltensweisen in der Familie regelrecht »ansteckend«

sein. Bei ihrer Entwicklung scheint jedoch ein Faktor von besonderer Bedeutung zu sein: Zwang hat immer auch mit Kontrolle zu tun, und diese Rituale können eine Illusion von Kontrolle in einem kleinen Lebensbereich vermitteln. Wenn wir die Biografien von Betroffenen betrachten, erkennen wir oft, dass diese ein hohes Maß an Verantwortung und Fürsorge für Mitmenschen empfinden, verbunden mit dem Drang, »alles richtig« machen zu wollen oder zu müssen. Niklas berichtet beispielsweise, dass sich die Eltern während seiner Pubertät oft und laut gestritten haben. Er zog sich dann in sein Zimmer zurück, räumte dort akribisch seine Sachen auf und achtete auf Ordnung. Hierfür bekam er dann häufig auch ein Lob von seiner Mutter. Man könnte es so interpretieren, dass die Ordnung in seiner kleinen Welt die Kraft hatte, die »Unordnung« und das elterliche Chaos auszugleichen.

Was kann die psychologische Psychotherapeutin oder der Arzt tun?

Leider ist es so, dass Zwangsstörungen oft im Verborgenen ablaufen und lange Zeit haben, sich zu entwickeln und auszubreiten. Betroffene schämen sich häufig für die damit verbundenen Handlungen und Gedanken und wenden sich meist erst sehr spät an einen Arzt oder eine

Psychotherapeutin. Außerdem sind krankhafte Zwänge sehr resistent und gehen meist nicht von allein weg. Im Durchschnitt dauert es circa sieben Jahre, bis eine Patientin bei einem Facharzt oder einer Therapeutin ankommt oder die Störung richtig diagnostiziert wird. Umso wichtiger ist, dass man ihr eine Behandlung anbietet, die den fachlichen Leitlinien folgt. Und man muss die Patientin sorgfältig über die Prozesse der Entwicklung und Aufrechterhaltung von Zwängen informieren.

Bei Zwangsstörungen hat sich eindeutig die **verhaltensorientierte und kognitive Therapie** als die wirksamste gezeigt. Im Rahmen einer solchen Behandlung wird – nach sorgfältiger Analyse der Denk- und Verhaltensgewohnheiten und nach genauer Erläuterung und Begründung der Behandlung – unterstützt, dass der Patient die zwangsauslösende Situation aktiv aufsucht oder sie herstellt. Allerdings werden die dann folgenden Zwangshandlungen unterbunden. Diese Methode ist für den Betroffenen zwar sehr anstrengend, aber auch extrem wirkungsvoll.

So wurde Niklas zunächst ausführlich über die Methode informiert. In einer zweitägigen intensiven Behandlung brachte er dann Besucher in seine Wohnung, Blätter und Erde von draußen verschmutzten seinen Fußboden, die Kleider im Schrank wurden durcheinandergebracht, die Mö-

bel umgestellt, Wäsche gewechselt und die Hände nur kurz vor dem Essen und nach dem Toilettengang gewaschen. Die gewohnten Zwangshandlungen durften nicht ausgeführt werden.

Ziel und Funktion dieser so bezeichneten **Reizkonfrontation mit Reaktionsverhinderung** ist, dass der Betroffene auf diese Weise erleben kann, dass die befürchteten Folgen – »Ich werde das nicht aushalten können« oder »Ich werde verrückt werden« – tatsächlich ausbleiben. Es wird also nicht nur die (meist schon vorhandene) Erkenntnis über die Sinnlosigkeit des Verhaltens verdeutlicht und vertieft; das Erlebnis der Erleichterung ohne Zwangshandlung kann nur durch Sprechen darüber nicht erreicht werden. Er kann sich bewusst machen, dass die ausgleichenden Handlungen oder Gedanken gar nicht notwendig sind. Wichtig ist, **dass die Therapeutin die Situation ruhig und bestimmt begleitet** und dem Patienten auch erklärt, dass bestimmte negative Gedanken und Ängste, die bei dieser Methode aufkommen können, »normal« sind. Zudem sollte die Therapie dabei helfen, individuelle »Fallstricke« aufzudecken, sodass der Patient wieder mehr selbst die Kontrolle über sein Verhalten übernehmen kann. Nach den fachlichen Behandlungsleitlinien – vor allem wenn die beschriebene Behandlung nicht angeboten werden kann – kann auch eine

medikamentöse Therapie mit selektiven Serotonin-Wiederaufnahmehemmern zur Linderung der Beschwerden hilfreich sein (siehe Seite 154).

Was können Sie selbst für sich tun?

Wichtig ist vor allem, dass Sie sich **nicht mit Vorwürfen und Schuldgedanken traktieren.** Achten Sie darauf, ob es bei Ihnen im Alltag Tätigkeiten oder Routinen gibt, die ungewöhnlich viel Zeit in Anspruch nehmen und die Sie davon abhalten, andere wichtige berufliche oder private Dinge zu erledigen oder Schönes und Entspannendes zu erleben. Kommen Sie wegen solcher Tätigkeiten in Konflikt mit anderen Menschen? Haben Sie unangenehme oder peinigende Gedanken, die Sie nicht haben möchten, von denen Sie aber häufig gequält werden? Dann ist es gut, **den Mut aufzubringen und mit jemandem darüber zu sprechen,** zu dem Sie Vertrauen haben. Wenn das schon lange so geht, sollten Sie eine **Sprechstunde** bei Ihrer Hausärztin, einem Psychotherapeuten, einem Facharzt für Psychiatrie oder Psychosomatik **in Anspruch nehmen.**

Was können Freunde und Angehörige tun?

Angehörige sollten sich **nicht als Co-Therapeuten präsentieren.** Kontrolle ist ein wichtiges Thema für Personen mit Zwangsstörungen. Daher können Angehörige vor allem dadurch Hilfestellungen geben, dass sie dem Betroffenen anbieten zu helfen, es aber ganz und gar ihm überlassen, wie diese Unterstützung konkret aussieht. Als hilfreich hat sich erwiesen, An- und Zugehörige im Therapieprozess über die Krankheit und die Behandlung zu informieren. Daher ist eine **Bereitschaft für eine Teilnahme am Behandlungsprozess** sehr unterstützend. Dort kann auch konkret mit dem Patienten besprochen werden, was genau der Angehörige tun oder lassen sollte.

Unsere Tipps

- **Keine Selbstvorwürfe:** Es ist überhaupt nicht hilfreich, sich für immer wiederkehrende Gedanken und Rituale Vorwürfe zu machen. Seien Sie freundlich zu sich.
- **Mut zur Offenheit:** Haben Sie den Mut, sich dem Hausarzt und/oder einer fachlich ausgebildeten Person zuzuwenden.
- **Schreiben Sie eine Liste:** Um einen guten Überblick zu bekommen, welche wiederkehrenden Verhaltensweisen Ihnen überhaupt alle zu schaffen machen, schreiben Sie diese in einem ruhigen Moment einmal auf. Manchmal haben sich zwanghafte Rituale schon so im Alltag eingerichtet, dass sie gar nicht mehr als ungesund erkannt werden. Die Aufzählung können Sie zu einer Erstvorstellung bei einem Arzt mitnehmen, damit Sie nichts Wichtiges vergessen.

AUFMERKSAMKEITSDEFIZIT-HYPERAKTIVITÄTSSTÖRUNG (ADHS) – WENN AUFPUTSCHMITTEL BERUHIGEN

ADHS wird mitunter als »Modediagnose« bezeichnet. Das heißt nichts anderes, als dass der Eindruck vermittelt wird, das Krankheitsbild sei nicht klar eingrenzbar, und dass es in der Öffentlichkeit zeitweise viel, auch kontrovers und nicht immer sachlich diskutiert wird. Tatsächlich ist ADHS eine neuropsychiatrische Erkrankung, die Kindern, Jugendlichen, aber auch Erwachsenen das Leben schwer machen kann. Doch woran liegt es, dass die Krankheit vermeintlich so viel häufiger diagnostiziert wird?

»Er gaukelt und schaukelt, er trappelt und zappelt.« Dem Zappelphilipp hat Heinrich Hoffmann (1809–1894) im *Struwwelpeter* ein literarisches Denkmal gesetzt. Ob der Frankfurter Arzt hier tatsächlich einen kranken Jungen beschrieben hat, der Schwierigkeiten mit dem Stillsitzen hat, darüber wird bis heute diskutiert. Fakt ist: Wo der Normalfall aufhört – also dass ein Kind in seiner Entwicklung vielleicht ein wenig hinterherhinkt, dass es nicht so leicht lernt, in der Schule oder auch zu Hause nicht zur Ruhe kommt und aneckt – und wo die Krankheit beginnt, ist für Eltern nicht leicht zu erkennen. Hinzu kommt, dass ADHS gar nicht so selten von vielen Menschen als Erziehungsproblem abgetan wird. Auch Psychiater und Psychotherapeutinnen tun sich mit einem sicheren Urteil oft schwer. Tatsächlich wird bei heute immer mehr Kindern – vor allem bei lebhaften Jungen – ADHS diagnostiziert.

In Zahlen

Weltweit sind circa 5 Prozent der Kinder und Jugendlichen von ADHS betroffen, Jungen häufiger als Mädchen. Das heißt, es handelt sich hier um die häufigste psychische Erkrankung im Kindes- und Jugendalter. Mindestens ein Drittel der Betroffenen zeigt im Erwachsenenalter noch Beeinträchtigungen der psychosozialen und kognitiven Funktionen.

Circa 75 Prozent der von ADHS Betroffenen leiden unter einer **weiteren** psychischen Erkrankung oder entwickeln eine. So ist zum Beispiel das Risiko für eine Depression (siehe Seite 48 f.) um das Fünffache erhöht und für eine Zwangserkrankung (siehe Seite 89 f.) um das Dreifache. Daneben neigen Menschen mit einem ADHS eher zu Substanzmissbrauch (siehe auch Seite 57 f.). Es gibt Hinweise darauf, dass es hierzu seltener kommt, wenn die Erkrankung schon früh richtig diagnostiziert wurde.

Der 34-jährige Arbeiter Boris S. stellt sich in der ADHS-Spezialambulanz vor. Nachdem bei seinem Sohn die Erkrankung diagnostiziert und eine Behandlung mit dem Medikament Ritalin begonnen wurde, habe er einmal selbst eine Tablette ausprobiert. Dabei stellte er fest, dass er sich auf einmal so gut konzentrieren konnte wie noch nie in seinem Leben. Er würde jetzt endlich verstehen, weshalb er in der Schule so große Lernschwierigkeiten hatte. Nie habe er es geschafft, Hausaufgaben zu machen, habe an vielen Dingen, Spielen und Sport sehr schnell das Interesse verloren und zum Beispiel auch nie ein Buch zu Ende lesen können. Auch seine Impulsivität habe immer wieder zu Schwierigkeiten mit anderen geführt, und er habe Glück gehabt, nach einer schweren Prügelei als junger Erwachsener nicht im Gefängnis gelandet zu sein. Inzwischen habe er gelernt, mit seiner Unruhe, dem Aufbrausen und seinem Aufmerksamkeitsdefizit umzugehen. Boris S. hätte sich aber gewünscht, früher eine Diagnose und auch eine Behandlung bekommen zu haben – so wären ihm manche seiner Schwierigkeiten erspart geblieben.

Gesichter und Ursachen der ADHS

Neben der Hyperaktivität (»Zappelphilipp-Syndrom«) und dem Aufmerksamkeitsdefizit, also dem Problem, sich nicht auf eine Sache konzentrieren zu können, ist für viele Menschen mit ADHS auch eine vermehrte Impulsivität typisch. Teilweise können die Symptome oder auch ihr Schweregrad unabhängig voneinander sein. Im Erwachsenenalter rückt auch häufig die Hyperaktivität in den Hintergrund, und das Aufmerksamkeitsdefizit macht sich stärker bemerkbar, sodass man auch eher von einem ADS spricht.

Viele Kinder und Jugendliche finden ihre Auffälligkeiten in ihren Schulzeugnissen beschrieben: »Klassenclown«, »stört ständig«, »sucht häufig die Konfrontation mit anderen«. Doch es gibt auch eine Unterform, die weit weniger bemerkt wird. Besonders bei Mädchen zeigt sich diese Form des unaufmerksamen Typs: »Träumerchen« sind unauffällig, bekommen häufig etwas nicht mit und ziehen sich eher zurück.

Inzwischen geht man davon aus, dass es sich bei ADHS um eine komplexe »Entwicklungsverzögerung« des Gehirns handelt, bei der genetische Einflüsse eine ganz wichtige Rolle spielen. Daneben gelten Schwangerschafts- und Geburtskomplikationen, aber auch Infektionen, der Einfluss von Schadstoffen sowie Erkrankungen oder Verletzungen des Gehirns als Risikofaktoren. Bei den Betroffenen ist insbesondere der Nervenüberträgerstoff Dopamin im sogenannten Belohnungssystem verändert sowie Noradrenalin und Glutamat und deren Signalübertragung (siehe hierzu auch Seite 96).

Was kann die psychologische Psychotherapeutin oder der Arzt tun?

Um die **Krankheit sicher feststellen** zu können, sollten sich Psychiater in der Regel aus unterschiedlichen Informationsquellen bedienen. Dazu gehören bei Erwachsenen immer auch verlässliche Fakten aus der Kindheit. Auch Schulzeugnisse und die Bemerkungen der Lehrer zum Sozial- und Lernverhalten können hierzu beitragen oder – falls möglich – eine Befragung von Eltern oder Geschwistern. Eine neuropsychologische Untersuchung und verschiedene Tests helfen dabei, Stärken und Schwächen der Ratsuchenden zu erkennen und andere Ursachen für Leistungsbeeinträchtigungen auszuschließen. Im Einzelfall kann auch eine Kernspintomografie des Kopfes oder eine Elektroencephalografie (EEG) sinnvoll sein.

Neben der Diagnosestellung sind die **Einordnung des Schweregrads und Berücksichtigung der Lebenssituation** bei den Kindern wie auch den Erwachsenen notwendig. Eine rein medikamentöse Therapie wird zunächst nicht empfohlen, vielmehr ein **multimodales Vorgehen** mit Aufklärung und Beratung, Elterntraining, Hilfen in Kindergarten, Schule oder Ausbildung. Erst wenn dadurch keine Besserung und Entlastung erreicht werden kann, zieht die Fachärztin eine medikamentöse Behandlung mit Methylphenidat (zum Beispiel Rita-lin) oder Lisdexamphetamin (Elvanse) in Kombination mit einer Verhaltenstherapie in Betracht.

Für Kinder und Jugendliche in der Schule oder Ausbildung besteht die Möglichkeit eines sogenannten Nachteilsausgleichs. Dieser muss unter Vorlage eines ärztlichen Gutachtens rechtzeitig beantragt werden. So haben die betroffenen Jungen und Mädchen mehr Zeit beim Schreiben von Schulaufgaben oder Klausuren.

Was können Sie selbst für sich tun?

Während Kinder und Jugendliche häufig auf die Unterstützung und Begleitung von Angehörigen angewiesen sind, können Sie als Erwachsener Ihre Umgebung so umgestalten, dass Sie versuchen, **Störfaktoren auszuschalten** und hilfreiche Strategien im Alltag anzuwenden (siehe nächste Seite). Vielen Menschen mit ADHS scheinen **Bewegung und Sport** zu helfen. Wichtig kann hier sein, dass besonders für Kinder, die im Schulalltag viel stillsitzen »müssen«, Sportarten wählen, die Freude an der Bewegung bringt und am besten in kleinen, angeleitete Gruppen stattfindet.

Aber auch kleinere organisatorische Kniffe vermögen das Chaos im Kopf ein wenig zu ordnen. Wichtig ist auch, möglichen Komplikationen eines ADHS vorzubeugen, sei es, **das Unfallrisiko zu senken oder frühzeitig eine Behandlung zu suchen,** sofern sich Anzeichen einer anderen psychischen Erkrankung bemerkbar machen.

Was können Freunde und Angehörige tun?

Als Erziehungsberechtigte müssen Sie Ihre Kinder darin unterstützen, **Alltagsschwierigkeiten zu bewältigen.** Helfen Sie dabei, sie an Termine zu erinnern, prüfen Sie, ob die Hausaufgaben erledigt wurden und das Sportzeug gepackt ist.

Dazu ist es sinnvoll, die **Auslöser für die Probleme zu ergründen** und ein Verständnis für die Krankheit zu entwickeln. So lässt sich erkennen, dass mögliche Schwierigkeiten des Kindes beispielsweise in der Schule nichts mit einer persönlichen Schwäche oder gar einem Versagen zu tun haben. Ein **offener Umgang mit der Erkrankung** ermöglicht es auch anderen Personen, die »Besonderheiten« des Menschen wie Verspätungen, Vergesslichkeit oder abrupte Gesprächsabbrüche besser verstehen zu können.

 Unsere Tipps

- **Strukturen schaffen:** Planen Sie Ihren Alltag, führen Sie Listen, unterteilen Sie größere Aufgaben in kleinere und haken Sie diese nach Erledigung ab (mehr Tipps hierzu auf Seite 222 ff.). Erstellen Sie jeden Abend Ihre Liste für den nächsten Tag.
- **Erinnerungsstützen:** Nutzen Sie die Erinnerungsfunktion Ihres Smartphones, schreiben Sie alle Termine in einem großen, gut sichtbar angebrachten Kalender auf. Hier schauen Sie morgens nach, was Sie alles erwartet. Oder Sie hängen Notizzettel an den Spiegel, den Kühlschrank oder den Badezimmerspiegel. Suchen Sie für Schlüssel, Handy, Brille feste Plätze.
- **Ruhe:** Schalten Sie Störungen aus, wenn Sie lernen oder arbeiten. Es sollten weder Fernseher noch Musik laufen. Versuchen Sie, eine Aufgabe nach der anderen abzu-

arbeiten, und schweifen Sie nicht ab, wenn Ihnen etwas Neues begegnet.
- **Bodyscan:** Meditative Übungen können entspannen und helfen, die Konzentration zu fördern. Bei dieser bekannten Achtsamkeitsübung nehmen Sie schrittweise Ihren Körper wahr. Anleitungen finden Sie im Internet.
- **Selbsthilfegruppen:** Für von ADHS betroffene Jugendliche können Gruppen eine gute Unterstützung bieten. Hier setzen sie sich auch mit den Problemen anderer Betroffener auseinander und erfahren, welche Lösungsstrategien diese entwickelt haben. Das kann sehr erleichtern. Außerdem bekommt man viele Tipps zum Umgang von ADHS im Alltag.
- **Bewegung:** Laufen, Joggen oder andere körperliche Aktivitäten zum Beispiel in der Stunde vor einer Prüfung können das Anspannungsniveau senken.

AUTISMUS – WENN DIE WELT SICH HAUPTSÄCHLICH UM EINEN SELBST DREHT

Sie haben Probleme in der Kommunikation oder im sozialen Miteinander, können Gesichtsausdrücke nicht gut deuten und verstehen keinen Sarkasmus. Oft gibt es ein großes Bedürfnis nach genauen Abläufen und Ritualen. Sie können jedoch auch im sozialen Kontakt ungeschickt und andersartig wirken, und man ist manchmal erstaunt über geniale Kenntnisse in bestimmten Inhalten und die Eloquenz der Sprache. Viele Autisten kennen ihre Besonderheiten und sehen sie als Teil ihrer Persönlichkeit und möglicherweise auch als »Superkraft«. Bei schwereren und dysfunktionalen Ausprägungen jedoch stellen autistische Merkmale eine Behinderung dar; solche Menschen sind stärker auf Hilfe angewiesen.

Vor allem in den USA vertreten Forscherinnen die Hypothese, dass in den letzten zehn Jahren Autismus in der Bevölkerung deutlich zugenommen hätte. Dem zugrunde liegt die Annahme, dass nicht nur geänderte Lebens- und Umweltbedingungen, sondern auch breiter gefasste Diagnosekriterien und ein gestiegenes Bewusstsein von Eltern und Ärzten zu einer Häufung des Krankheitsbildes beigetragen haben. Wie sehr der Lebensstil und die Umwelt die Entwicklung von Autismus fördern, wird seit einigen Jahren in großen Studien untersucht, zum Beispiel SEED (Skala der emotionalen Entwicklung – Diagnostik).

In Zahlen

Schwerere Formen des Autismus gibt es bei etwa 0,1 bis 0,4 Prozent der Kinder. Zusammengenommen liegt die Häufigkeit des Vorkommens bei bis zu 2 Prozent der Bevölkerung, mit einem zwei- bis dreifach höheren Auftreten bei Jungen. Ein deutlicher Teil des Personenkreises ist in einem nur geringen Ausmaß durch die Symptome eingeschränkt, und die Betroffenen sowie ihr soziales Umfeld können sich gut auf die Besonderheiten einstellen.

Was ist eigentlich Autismus?

Autismus (gr. *autós* [selbst]) beschreibt Erlebens- und Verhaltensweisen, die durch Schwierigkeiten in der sozialen Interaktion, der Kommunikation sowie dem sozialen Verständnis gekennzeichnet sind. Aber was heißt »autistisch« eigentlich noch? Gemeint ist damit, dass sich Personen sehr stark in einer eigenen Vorstellungs- und Gedankenwelt befinden und vornehmlich dort bewegen. Damit einher gehen eine deutlich verringerte Verbundenheit und ein geringes Einfühlungsvermögen in die Anforderungen und Wünsche von anderen Menschen. Weiterhin treten häufig sensorische Überempfindlichkeiten – meist bei akustischen Reizen –, aber auch eine geringere Sensibilität für manche (zum Beispiel taktile oder thermische) Reize auf. Im motorischen Bereich sind bei einem Teil der Betroffenen wiederholte (repetitive) oder stereotype Bewegungsabläufe zu beobachten, etwa dass sie schaukeln oder mit den Armen flattern, das Abendbrot immer nur vom grünen Teller essen, stets den gleichen Schulweg gehen oder ihre Spielsachen in einer ganz bestimmten Weise ordnen. Werden diese Routinen gestört, kann das die Betroffenen – und dann auch die Interaktion mit anderen – sehr stark belasten.

Bisher unterscheiden wir im deutschsprachigen Raum – abhängig vom Erscheinungsbild und vom Grad der Beeinträchtigung – drei Formen von Autismus.

Frühkindlicher Autismus

Frühkindlicher Autismus gilt als vergleichsweise schwere und deutlich beeinträchtigende Form und ist auch als Kanner-Syndrom bekannt, benannt nach dem austroamerikanischen Arzt Leo Kanner (1894–1984), der diese Symptomatik erstmals beschrieb. In der Regel ist diese Form bis spätestens zum dritten Lebensjahr er-

kennbar. Schon oft im Säuglingsalter kann man dabei feststellen, dass das Kind sogar mit dem (körperlichen) Kontakt mit den Eltern Probleme hat und diesen oft ablehnt. Bei etwa einem Drittel der Betroffenen ist eine verlangsamte oder ungewöhnliche Sprachentwicklung feststellbar.

Asperger-Syndrom

Diese Form des Autismus, benannt nach dem österreichischen Arzt Hans Asperger (1906–1980), beeinträchtigt die Betroffenen weniger. Im Unterschied zum frühkindlichen Autismus sind hier keine Störungen der Sprachentwicklung oder andere Entwicklungsverzögerungen vorhanden. Im Gegenteil entwickeln einige Kinder und Jugendliche schon früh eine grammatikalisch und vom Wortschatz her hochstehende und intellektuelle Sprache und sind beim Sprachgebrauch oft nahezu pedantisch. Interessanterweise haben diese Personen oft kein Verständnis für sprachliche Bilder (Metaphern) oder Ironie.

Atypischer Autismus

Diese dritte Diagnose unterscheidet sich wesentlich vom frühkindlichen Autismus. Die Symptome manifestieren sich erst ab dem dritten Lebensjahr oder sind nur so wenig ausgeprägt, dass sie auch den Eltern kaum auffallen. Die Symptome des frühkindlichen Autismus sind nicht oder nur abgemildert vorhanden. Insbesondere treten die Ablehnung von (elterlichem) Körperkontakt oder die Besonderheiten bei der Sprachentwicklung nicht auf.

Autismus-Spektrum-Störung

Da sich in der klinischen Versorgung wie auch in der Forschung die Unterscheidung dieser drei Formen als wenig zuverlässig erwiesen hat, setzt sich seit etwa zehn Jahren der Begriff der »Autismus-Spektrum-Störung« durch. So gibt es zwar unterschiedliche Abläufe, wie sich die Störung entwickelt, und verschiedene Grade der Beeinträchtigung. Die vielfältigen Formen, in der sich die Symptomatik qualitativ ausprägt, erlauben jedoch keine wissenschaftlich sinnvolle Einteilung in Unterkategorien. Die neueren diagnostischen Kriterien gehen von Symptombereichen aus, die sich graduell unterscheiden. Bei der Einteilung wird die kognitiv-intellektuelle Beeinträchtigung sowie die der Sprache beschrieben.

Für alle Autismus-Spektrum-Störungen gilt, dass sie von der Intelligenzentwicklung unabhängig sind. Daher gibt es sowohl hochintelligente Personen, oft sogar mit ausgeprägten besonderen Interessen und Fähigkeiten, als auch durchschnittliche oder geistig beeinträchtigte Menschen mit zusätzlich autistischen Merkmalen.

Wie bei anderen psychischen Besonderheiten gibt es die bei den Autismus-Spektrum-Störungen feststellbaren Symptome und dazu ähnliche oder sogar dieselben Phänomene wie bei vielen gesunden Menschen. Insbesondere können wir spezifische Kenntnisse und Fertigkeiten sowie Interessen als hochfunktionale Fähigkeiten betrachten, die eine besondere Begabung darstellen und unter Umständen auch einen hohen Nutzen für die Gesellschaft haben. Solche Fähigkeiten können dann zu herausragenden Leistungen führen.

Aus der Praxis

Lorenz B. ist 38 Jahre alt, IT-Systemadministrator in einer großen Firma, verheiratet und hat zwei Söhne im Alter von vier und sieben Jahren. Häufig gibt es Konflikte in seiner Ehe. Die Versorgung der Kinder wird fast ausschließlich von seiner Frau übernommen, die selbst halbtags berufstätig ist. Ihm sind die Agilität der Jungen und ihre dauernd wechselnden Wünsche sowie die Unkalkulierbarkeit des Alltags zu Hause nach seinen eigenen Angaben einfach »zu viel«. Bei häufig auftretenden unruhigen Alltagssituationen – zum Beispiel beim Abendessen – »tickt« er aus, wird wütend, fordert Ruhe und Ordnung und zieht sich dann in seine Werkstatt zurück. Dort baut er hochwertige Audioanlagen und beschäftigt sich mit vielen anderen elektrotechnischen Geräten.

Die Diagnose »Asperger-Autismus« hat Lorenz B. erst vor vier Jahren bekommen. Er berichtet, dass er in der Schule zwar ein Einserschüler war, aber viele Probleme mit Mitschülern hatte. Er fand kaum Freunde und war ein Einzelgänger, kam weder im Sport noch bei Gruppenarbeiten zurecht und hatte – bis er seine Frau vor zehn Jahren kennenlernte – keine feste Partnerschaft. Nach erfolgreichem Studium der Mathematik gab es häufige Wechsel des Arbeitsplatzes, meist, weil es zu Missverständnissen und Konflikten mit seinen Kollegen kam. Im jetzigen Arbeitsbereich ist Lorenz B. allein für die IT-Infrastruktur einer mittelständischen Firma zuständig und kann seine Zeiten selbst einteilen.

Ursachen, Verlauf und Häufigkeit

Autismus-Spektrum-Störungen deuten – da die Symptomatik sehr früh, oft schon von Geburt an vorhanden ist – auf eine neurologische Problematik hin, deren biologische Ursache letztlich noch nicht geklärt ist. Erbfaktoren spielen eine gewisse Rolle. Risikoaspekte scheinen ein höheres Alter der Eltern bei Geburt und auch vorausgegangene oder aktuelle psychische Erkrankungen zu sein. Besonders wenn die Störung schon früh in der Kindheit auftritt, ist mit den damit verbundenen Komplikationen im Eltern-Kind-Kontakt eine hohe Anforderung an Vater und Mutter gestellt.

Als klar widerlegt gelten Annahmen, dass Autismus durch gefühlskalte oder lieblose Eltern entstehen könne. Auch Berichte über Impfungen als mögliche Auslöser entbehren jeglicher wissenschaftlicher Grundlage.

Selbst wenn die Problematik nur milde ist – so manifestiert sich die individuelle Ausprägung einer Autismus-Erkrankung im Verlauf der kindlichen und adoleszenten Entwicklung auch im Rahmen des späteren Zusammenwirkens in Familie, Schule, Studium oder Berufsausbildung und im Erwachsenenalter sehr unterschiedlich. Wie sich Autismus genau ausprägt und genau verläuft, ist so verschieden und vielfältig, wie es betroffene Personen gibt.

Was kann die psychologische Psychotherapeutin oder der Arzt tun?

Da manche der mit Autismus verbundenen Besonderheiten nicht als Störung, sondern als Stärken betrachtet werden können, ist eine Heilung im engeren Sinne für Autismus weder möglich noch erstrebenswert. Viele Menschen mit Autismus wehren sich explizit gegen eine Therapie, da sie die Besonderheiten ihrer Erlebens- und Verhaltensweisen eher als normalen Teil ihrer Persönlichkeit sehen und damit gut klarkommen. Diese Einschätzung findet sich auch in der sogenannten Bewegung zur »Neurodiversität«. Sie lehnt die Beurteilung der Symptome als Krankheit (Pathologisierung) ab und fordert von Umwelt und Gesellschaft auch wegen ihrer Besonderheit Toleranz gegenüber der Vielfalt menschlichen Daseins.

Wichtige gesellschaftliche und sozialrechtliche Maßnahmen bestehen daher darin, die Umgebung von autistischen Personen möglichst umfassend an ihre Besonderheiten anzupassen. Hierzu gehören vor allem ein förderlicher Umgang mit Kindern mit Defiziten in der Entwicklung und Bereitstellung eines Umfelds, das Vertrautheit, Ruhe, Reizarmut, Überschaubarkeit und Vorhersagbarkeit bietet. Weiterhin haben sich spezifische Elterntrainings – besonders bei Belastungen durch schwerere Formen des frühkindlichen Autismus – als sehr hilfreich erwiesen. Sie sollen helfen, elterliche Unsicherheit und Stress zu reduzieren, und verringern dadurch ebenso die Belastungen und die Symptomatik des betroffenen Kindes. Von hoher Bedeutung sind darüber hinaus die Aufklärung und Information für Erzieher, Lehrerinnen, Behörden und weitere Institutionen.

Betroffene selbst profitieren – nach einer umfassenden Psychoedukation (lat. *educare* [erziehen]) – vor allem von Kommunikationstrainings sowie von therapeutischen Maßnahmen zur Verringerung von störenden Verhaltensweisen (zum Beispiel Wutanfällen) und dem Aufbau von sozialen, kommunikativen und interaktiven Fähigkeiten. Auch über begleitende Maßnahmen wie Kunst- und Musiktherapie sowie tiergestützte Behandlungsansätze liegen positive Berichte vor. Eine medikamentöse Behandlung mit Stimulanzien (zum Beispiel Ritalin) kann nur unter fachärztlicher Aufsicht erfolgen und erfordert gute Koordination und sorgfältige Beobachtung in Zusammenarbeit mit den Betroffenen und den Angehörigen. Es gilt zu beachten, dass eine nicht abgestimmte pharmakologische Behandlung sogar zu einer Verschärfung der Sensibilität gegenüber äußeren Reizen und damit auch zu einer Verschärfung der Symptomatik führen kann.

Was können Sie selbst für sich tun?

Eine **fachliche Aufklärung** über die Besonderheiten des Autismus stellt für alle Beteiligten eine erste Erleichterung dar. Daher sollte entsprechend spezialisiertes Fachpersonal für eine **sorgfältige Diagnosestellung** aufgesucht werden.

Darüber hinaus ist es angemessen, im Gespräch mit dem eigenen sozialen Umfeld **von beiden Seiten akzeptierte Regeln** für den Umgang mit Überlastung, Stress und Konflikten zu suchen. Dabei ist es nicht notwendig, die eigenen Bedürfnisse zu leugnen oder grundsätzlich zu ändern. Dies ist für manche der vorhandenen Empfindlichkeiten bei Personen mit Autismus einfach gar nicht oder nur schwer möglich. Mit Ruhe und Selbstsicherheit solche **Bedürfnisse** selbst **anzuerkennen** und zu versuchen, diese zu vermitteln, sind sinnvolle Maßnahmen, um mit den Besonderheiten der durch Autismus beeinflussten Umstände so gut wie möglich klarzukommen.

Was können Freunde und Angehörige tun?

Angehörige und Freunde sollten offen dafür sein, sich **umfassend fachlich aufklären zu lassen** und die daraus folgenden Maßnahmen zu akzeptieren als das A und O im Zusammenleben mit einem autistischen Kind oder Angehörigen. Es gilt, sich einerseits auf die Besonderheiten der Anforderungen einzustellen, sich diesen andererseits aber nicht absolut unterzuordnen. Somit ist auch eine gute Portion »Psychohygiene« nicht nur erlaubt, sondern sogar notwendig, um mittel- und langfristig das eigene Leben und das mit dem betroffenen Angehörigen für beide Seiten möglichst stressfrei zu gestalten. Daher sollten für den **Umgang miteinander Regeln ausgehandelt** und eingehalten sowie Freiräume geschaffen werden, beispielsweise dadurch, dass – möglicherweise getrennt voneinander – Zeiten der Entspannung und Beschäftigung vereinbart werden.

Unsere Tipps

- **Seien Sie geduldig** – sowohl als Angehöriger wie auch als Betroffener – und tolerant sich selbst und den anderen gegenüber. Nehmen Sie sich Zeit für das Verständnis und die Bedürfnisse Ihres Gegenübers, und treffen Sie Vereinbarungen über Ihren Umgang miteinander. Lassen Sie sich beraten, wie Sie besser eigene Grenzen erkennen und mitteilen.

- **Fachlicher Rat:** Seien Sie als Angehöriger sensibel für die Besonderheiten von ungewöhnlichen Verhaltensweisen hinsichtlich Sprachentwicklung und (körperlichem) Kontakt bei (Klein-)Kindern. Suchen Sie möglichst frühzeitig, insbesondere für Kinder und Jugendliche eine spezialisierte Beratung auf.

- **Akzeptanz:** Teilweise geht es für Betroffene wie auch für Angehörige mehr um das Kennenlernen der Besonderheiten von autistischem Verhalten und weniger um deren Veränderung. Werden diese akzeptiert, kann der Umgang miteinander verbessert werden.

- **Bei Erwachsenen:** Achten Sie auf Besonderheiten in der Gestaltung interpersoneller Beziehungen. Lassen Sie sich gegebenenfalls von Fachpersonal beraten.

- **Selbstbetrachtung:** Nicht bei jedem Talent oder jeder »Schüchternheit« handelt es sich um Autismus. Betrachten Sie es vielleicht so: Ein nichtautistischer Mensch wird durch welche Einflüsse auch immer niemals autistisch werden. Autismus ist *keine* geistige Behinderung, bedeutet *nicht* Hochbegabung und auch *nicht*, ein besonderes Talent zu haben.

DEMENZ – WENN DIE ERINNERUNG SCHWINDET

Es liegt nicht nur am Vergessen, weswegen die Demenz so beängstigend ist (lat. dementia [Geistesschwäche]). Auch das, was uns zum eigenständigen, selbstverantwortlichen Menschen macht, unsere kognitiven Fähigkeiten, das Erkennen, die Sprache, das Lernen, das Planen, die Orientierung und auch unsere psychischen und sozialen Fähigkeiten können immer mehr nachlassen. Der Grat zwischen »normal« und »krankhaft« ist schmal.

Vergesslichkeit, also das Nichterinnern von kürzlich zurückliegenden Ereignissen, scheint zum natürlichen Alterungsprozess dazuzugehören. Es ist normal, wenn sich eine ältere Dame nicht mehr an den Namen des neuen Lebensgefährten ihrer Enkeltochter erinnern kann, dafür aber noch genau weiß, wie die Gemüsefrau hieß, bei der ihre Mutter vor siebzig Jahren immer einkaufte. Bei manchen Menschen nehmen die kognitiven Einbußen jedoch ein solches Ausmaß an, dass sie ihren Alltag nicht mehr selbstständig bewältigen können und zu Pflegefällen werden. Da dieses Schicksal für betroffene Menschen unausweichlich zu sein scheint, stellen sich nicht wenige die Frage: »Wozu Untersuchungen durchführen lassen, wenn man eh nichts dagegen machen kann?« Ganz so einfach ist es jedoch nicht.

In Zahlen

Etwa 1,5 Millionen Menschen in Deutschland und circa fünfzig Millionen weltweit leiden an einer Demenzerkrankung. Während bei den 65- bis 69-Jährigen nur etwa 1 Prozent betroffen ist, trifft es bei den über Neunzigjährigen schon circa 40 Prozent. Zwei Drittel von ihnen leiden an einer Alzheimer-Demenz. Frauen werden häufiger dement, was früher mit der höheren Lebenserwartung begründet wurde. Heute vermuten Experten, dass dies mit dem natürlichen Rückgang der gehirnschützenden weiblichen Hormone zusammenhängt.

Gesichter der Demenz

Eine Demenz tritt meist im höheren Alter auf und kann viele Ursachen haben. Am häufigsten ist die Alzheimerkrankheit (circa 60 Prozent), am zweithäufigsten sind mit 10 bis 15 Prozent vaskuläre Demenzen aufgrund von Durchblutungsstörungen des Gehirns. Mischformen betreffen 20 Prozent. Daneben gibt es noch weitere Varianten.

Vor allem am Anfang ist die Abgrenzung von normalen altersbedingten Veränderungen nicht immer einfach. Der Beginn der Krankheit ist gekennzeichnet durch Einbußen der Merkfähigkeit und des Kurzzeitgedächtnisses, die Fähigkeit der räumlichen Orientierung lässt nach, es kommt zu Wortfindungsstörungen und dem Nachlassen anderer geistiger Leistungen, gefolgt von Störungen des Langzeitgedächtnisses sowie dem Verlust von Sprach- und Rechenfähigkeiten. Daneben sind Verhaltensauffälligkeiten wie Unruhe, Ängstlichkeit, Schlafstörungen oder Veränderungen des Tag-und-Nacht-Rhythmus typisch. Diese Veränderungen und auch der Verlust von emotionalen und sozialen Fähigkeiten geschehen schleichend.

Betroffene werden hilfs- und unterstützungs-, später auch pflegebedürftig. Eine Gemeinsamkeit haben die meisten Demenzformen: Sie schreiten fort und sind bislang noch nicht heilbar. Allerdings gibt es durchaus auch behandelbare Ursachen.

Aus der Praxis

Seit dem Tod seiner Frau hat der 84-jährige Horst S. immer mehr Schwierigkeiten im Alltag. Nahezu täglich ruft er seine Tochter Sabine an, bittet sie um Hilfe und fragt auch nach, wo ihre Mutter denn bliebe. Alarmiert durch einen gerade noch verhinderten Wohnungsbrand – der Vater hatte vergessen, eine Herdplatte auszumachen, und dann wegen der Rauchentwicklung bei den Nachbarn geklingelt –, veranlasst die Tochter

eine neurologisch-psychiatrische Untersuchung. Nach Erstellung des Blutbilds, Neuropsychologie und Kernspintomografie des Kopfes war klar, dass der alte Herr an einer leicht bis mittelschwer ausgeprägten Alzheimer-Demenz leidet. Solange seine Frau noch bei ihm war, kamen beide zurecht. Doch jetzt gelingt es ihm nicht mehr, seinen Alltag zu organisieren.

Mithilfe der eingeschalteten Sozialstation kann Horst S. noch zehn Monate zu Hause versorgt werden. Nach einem Sturz muss er im Krankenhaus operiert werden. Anschließend nimmt die kognitive Leistungsfähigkeit weiter und sehr deutlich ab. Eine Rückkehr in die eigene Wohnung ist nicht mehr möglich, weshalb Horst S. in eine Senioren-WG zieht.

Die Tochter macht sich große Vorwürfe, dass sie ihren Vater nicht bei sich aufgenommen hat. Als Sabine jedoch sieht, wie wohl er sich in der WG fühlt und dass er sich über Besuche und gemeinsame Aktivitäten mit ihr freut, ist sie erleichtert, nicht zuletzt auch deshalb, weil ihr viele Sorgen um das Wohlergehen ihres Vaters abgenommen wurden.

Ursachen

Unterschieden werden »degenerative« Demenzerkrankungen von »vaskulären« (lat. de- [ent-], genus [Art] und vasculum [kleines Gefäß]). Während es bei der ersten Gruppe, vereinfacht gesagt, zu einem Abbau des Gehirns kommt, wird dieses bei der zweiten Gruppe geschädigt, indem Gefäße nicht mehr genug sauerstoffhaltiges Blut zur Verfügung stellen. Das hat häufig einen Schlaganfall zur Folge. Im schlimmsten Fall kann es infolgedessen zum Ausfall der Sprache oder zu Lähmungserscheinungen kommen. Wiederholen sich häufiger kleinere Hirninfarkte, so kann sich eine sogenannte Multi-Infarkt-Demenz entwickeln.

Die Mechanismen der Alzheimer-Demenz sind noch nicht vollständig geklärt. Im Gehirn sterben Nervenzellen ab, und es entstehen sogenannte senile Plaques aus Beta-Amyloid sowie Ablagerungen von Fasern aus Tau-Protein. Der Nervenüberträgerstoff Acetylcholin wird immer weniger, was die geistige Leistungsfähigkeit weiter schwächt.

Insbesondere bei sehr alten Menschen ist eine Mischung unterschiedlicher Ursachen häufig. Die Dauer der Erkrankung und auch die Geschwindigkeit des Abbaus sind individuell sehr unterschiedlich: Bei manchen stellt sich innerhalb weniger Jahre eine dramatische Verschlechterung ein, bei anderen Senioren und Seniorinnen kann es mehr als zehn Jahre dauern. Experten unterscheiden zwischen dem eher chronisch fortschreitenden Verlauf der degenerativen Demenzerkrankungen und der eher schrittweisen Verschlechterung bei vaskulären Demenzen. Hier folgt auf eine Verschlechterung immer eine Zeit der relativen Stabilität.

Was kann die psychologische Psychotherapeutin oder der Arzt tun?

Im günstigsten Fall kann die Psychiaterin oder der Neurologe eine behandelbare Ursache einer Demenz finden, zum Beispiel einen Vitamin- oder Hormonmangel, eine Depression oder auch eine Infektion. Dazu sind **ausführliche Untersuchungen** inklusive einer Kernspintomografie des Kopfes, Laboruntersuchungen und weitere notwendig. Auch bei nicht direkt behandelbaren Ursachen ist es wichtig, die Demenz einzuordnen. So kann der Arzt einerseits den weiteren Erkrankungsprozess beeinflussen, aber auch den weiteren Verlauf einschätzen und darüber informieren, was auf die Betroffenen und ihre Angehörigen zukommt.

Bei Ärzten und **Gedächtnisambulanzen (Spezialsprechstunden)** können die notwendigen Untersuchungen stattfinden. Psychologen können die nötigen kognitiven Tests durchführen. Darauf aufbauend, erfolgt dann eine Behandlung. Bestehen im Vorfeld bereits andere Erkrankungen, muss deren Therapie natürlich fortgesetzt werden. Bei demenziellen Erkrankungen können Verhaltensauffälligkeiten auftreten, sich Depressionen, ein deutlich veränderter Schlaf-wach-Rhythmus, Ängste, Unruhe, aber auch Gereiztheit einstellen, oder die Betroffenen verirren sich möglicherweise und finden nicht mehr nach Hause. Daher sollte alles versucht werden, um diesen Symptomen durch **Anpassungen im Alltag oder Medikamente** entgegenzuwirken. Nur im Ausnahmefall sollte eine symptomatisch orientierte Psychopharmakotherapie eingesetzt werden. So gibt es für die Alzheimer-Demenz gibt es mittlerweile Medikamente, die eine gewisse Besserung bringen können. Es handelt sich hier um Cholinesterase-Hemmer (Donepezil, Galantamin, Rivastigmin) oder bei bereits weiter fortgeschrittener Erkrankung den NMDA-Rezeptor-Antagonisten Memantin. Die Wirksamkeit von EGb761, einem Auszug aus Ginkgo biloba, ist umstritten.

Psychotherapeutinnen können den Weg zum Arzt ebnen, **bei begleitender Depression helfen und Angehörige unterstützen.** Daneben kann psychologisches Wissen helfen, den Alltag der Betroffenen zu erleichtern und die Lebenssituation zu verbessern. Häufig nehmen spezialisierte Psychologen, sogenannte Neuropsychologen, auch die genauen Untersuchungen von Gedächtnis, Konzentration und anderen kognitiven Leistungen vor.

Was können Sie selbst für sich tun?

Solange Sie gesund sind, können Sie Ihr Demenzrisiko reduzieren, indem Sie einen **gesunden Lebensstil** pflegen. Dazu gehören neben regelmäßiger körperlicher Bewegung eine ausgewogene Ernährung (mehr dazu ab Seite 178 und 171 f.) und **geistige Aktivitäten** (zum Beispiel das Erlernen einer Fremdsprache, Schachpartien, Lesen, Musizieren, Tanzen, Malen oder der Besuch von Museen).

Gehen Sie regelmäßig zu den **Check-ups** durch Ihre Hausärztin. Sie kann Risikofaktoren wie etwa einen erhöhten Blutdruck rechtzeitig behandeln. All diese Punkte sind übrigens auch wichtig, wenn man bereits weiß, dass man an Demenz erkrankt ist.

Auch sollten **wichtige Entscheidungen getroffen oder vorbereitet** werden: Wer kann wie und wo helfen, wenn Unterstützung gebraucht wird oder eine Pflegebedürftigkeit besteht? Was kann, was soll, was muss noch geregelt werden? Wer kann Sie gegenüber Behörden vertreten, was wünschen Sie sich für den Fall schwerer Erkrankungen? Welchen notwendigen medizinischen Behandlungen und Eingriffen würden Sie zustimmen, welchen nicht? Sorgen Sie rechtzeitig für eine beglaubigte **Patientenverfügung** und **Vorsorgevollmacht.**

Was können Freunde und Angehörige tun?

Seien Sie bereit, die Erkrankung anzunehmen und mit ihr umzugehen. Informieren Sie sich, und lernen Sie zu verstehen, was in dem dementen Angehörigen vorgeht, wie er reagiert und was er braucht. Je nachdem, wie schwer eine Betroffene erkrankt ist, können Angehörige in unterschiedlicher Art und Weise helfen:

- **Unterstützung** bei der medizinischen Abklärung sowie Diagnosefindung und Begleitung zu Arztterminen,
- **Hilfe im Alltag** (Essen, Körper- und Kleiderpflege) oder Organisation einer ambulanten Pflegekraft, da die allermeisten Menschen lieber zu Hause gepflegt werden,
- **Organisation** von Krankenpflege, Krankengymnastik, Ergotherapie, Sozialarbeit und anderen ergänzenden und unterstützenden Therapiemöglichkeiten sowie
- **Unterstützung** bei der Beantragung von Pflegegeld.

Wenn Sie selbst pflegen, lassen Sie sich über **Hilfsangebote** beraten. Darüber hinaus ist es wichtig, dass Angehörige auch gut auf sich und ihre Reserven achten und auch Zeit für sich haben. Wenn Sie den Betroffenen in Form einer Kurzzeitpflege betreuen lassen, können Sie auch beruhigt in den Urlaub fahren.

 Unsere Tipps

- **Bewegung, körperliche Aktivität und Sport:** Sowohl zur Vorbeugung wie auch zur Behandlung eignet sich körperliche Aktivität so gut wie kaum eine andere Maßnahme.
- **Bleiben Sie aktiv:** Wer rastet, der rostet. Das gilt nicht nur für die körperliche Beweglichkeit, sondern auch für das Gedächtnis, die Konzentration und soziale Kontakte.
- **Erinnerungen pflegen:** Fotos und Erinnerungsstücke betrachten und anfassen kann mit positiven Emotionen verbunden sein. Wenn Sie noch geistig fit sind, können Sie auch überlegen, Ihre Lebensgeschichte aufzuschreiben. In dieser Biografiearbeit können Sie Ihr Leben betrachten und reflektieren und es auch für Ihre Nachkommen »aufbewahren«.
- **Tiergestützte Therapie:** Untersuchungen zeigen, dass der Umgang mit Tieren bei Erkrankten positive Emotionen auslöst. Es kommt zu einer Besserung von depressiven Verstimmungen, Unruhezustände werden gelindert, Aggressionen vermindert, und die Betroffenen sind besser ansprechbar.
- **Gartenarbeit:** Wer aktiv in einem Garten arbeitet, bewegt sich an der frischen Luft und hält seine grauen Zellen auf Trab. Schließlich gilt es, gut zu überlegen, welche Unkräuter zu zupfen sind, wo gedüngt und wann gegossen werden muss. Zudem lassen Pflanzen schöne Erinnerungen aufleben. Auch die Pflege kleiner Beete oder Blumentöpfe auf dem Balkon können geistig wachhalten und ausgleichend wirken.

SCHLAFSTÖRUNGEN – WENN MÜDIGKEIT KRANK MACHT

Das Bedürfnis nach ausreichend Schlaf gehört zu den Grundbedürfnissen eines jeden von uns. Wird dies nicht gestillt, dann ist unser Leben zwar nicht unmittelbar bedroht wie etwa durch Hunger, Durst oder Umweltkatastrophen, aber wir werden unzufrieden, unglücklich und sind erschöpft. Langfristig können uns fehlender Schlaf und Erschöpfung krank machen.

An behandlungsbedürftigen Ein- und Durchschlafstörungen leiden allein in Deutschland etwa sechs von hundert Menschen, so die Deutsche Gesellschaft für Schlafforschung und Schlafmedizin (DGSM). Bei Schichtarbeitern sind es sogar noch mehr. Für die Betroffenen steigt das Risiko, einen Unfall zu erleiden, und es unterlaufen ihnen Fehler bei der Arbeit, sie haben ein höheres Risiko für Magen-Darm- und Herz-Kreislauf-Erkrankungen sowie für Depressionen (siehe Seite 48 f.). Zu wenig Schlaf schädigt zudem langfristig das Gehirn.

Nun steigt heute der Druck in den Leistungsgesellschaften, immer mehr zu bringen bei gleichzeitig immer kürzeren Ruhepausen. Dazu muss man auch nicht erst zu den Japanern sehen, die gegen ihre Dauererschöpfung den Schlaf für zwischendurch und überall erfunden haben, oder in die USA, wo die Menschen mit Arbeit im Schnitt 40,5 Wochenstunden schuften, wobei ihnen im Jahr nur zwanzig Urlaubstage zustehen. Hohe Produktivität und Unterbesetzung, zunehmende Freizeitaktivitäten im Internet und Fernsehen sorgen für eine übermüdete Welt. Denn wie Schlafforscherinnen wissen: Der Mensch ist nicht dafür geschaffen, jeden Tag sechzehn Stunden aktiv zu sein. Frauen leiden übrigens durchschnittlich häufiger an Schlafstörungen als Männer. Das liegt an den starken hormonellen Schwankungen, denen ihr Körper ausgesetzt ist: Menstruation, Schwangerschaft, Wochenbett, Wechseljahre wirken sich unter anderem auf Schlafbedarf und -regulation aus.

In Zahlen

Im Jahr 2019 waren laut Statistischem Bundesamt 101 400 Patientinnen und Patienten wegen Schlafstörungen in einer Klinik. Dazu gehören unter anderem Ein- und Durchschlafstörungen, Störungen des Schlafwach-Rhythmus, Schlafapnoe (siehe Seite 116), aber auch ein krankhaft gesteigertes Schlafbedürfnis. Unter diesen Diagnosen macht die Schlafapnoe über 93 Prozent der Fälle aus.

Die gute Nachricht: In den letzten zwei Jahrzehnten ist die Zahl der Betroffenen um etwa 23 Prozent zurückgegangen. Die Statistiker der DAK haben errechnet, dass jeder zehnte Arbeitnehmer unter schweren Schlafstörungen leidet. Frauen (11 Prozent) sind wie gesagt häufiger betroffen als Männer (8 Prozent).

Warum ist Schlaf wichtig für die Gesundheit?

Schlaf macht ein Drittel unseres Lebens aus. Wie viel Nachtruhe jeder von uns braucht, ist unterschiedlich. Der eine ist nach sechs Stunden fit, die andere braucht mindestens acht Stunden. Ganz ohne Schlaf jedoch geht auf Dauer gar nichts. Der Körper erholt sich hier, das Hormonsystem sorgt für die Produktion von Wachstumshormonen. Im Schlaf wächst ein Kind, im Körper eines Erwachsenen finden Heilungs- und Regenerationsprozesse von Knochen, Muskeln und allen anderen Organen statt. Herz und Kreislauf erholen sich bei einem langsameren Takt, die Immunabwehr wird gestärkt, die Energiespeicher werden aufgefüllt und Abbauprodukte des Stoffwechsels abtransportiert. Unser Gehirn verarbeitet im Ruhemodus die Eindrücke des Tages und lernt. Neue Gedächtnisinhalte werden gebildet und Abfallprodukte abgebaut. Durch die Erholungsphase des neuronalen Netzwerks in unserem Kopf können wir am nächsten Tag wieder Informationen aufnehmen.

Wachen wir morgens erholt und ausgeruht auf, fühlen wir uns körperlich, geistig und emotional fit. Haben wir zu wenig Schlaf, merken wir das daran, dass wir nicht auf der Höhe sind, langsamer reagieren und Problemlösungen uns zu schaffen machen. Die Konzentrationsfähigkeit lässt nach, außerdem sind wir emotional nicht im Lot, dünnhäutiger und leichter gereizt. Wird dies zum Dauerzustand, ist der Schlaf chronisch gestört und sind wir ständig erschöpft, kann das unsere körperliche und geistige Gesundheit sehr beeinträchtigen.

Was ist ein normaler Schlaf?

Natürlich durchlebt fast jeder Mensch einmal Phasen, in denen er nicht gut schläft. In Krisen oder vor dem Hintergrund lebensverändernder Ereignisse wie einer Trennung oder dem Verlust seines Arbeitsplatzes, einer Schwangerschaft oder nach der Geburt eines Kindes, dem Bau eines Hauses oder anderen anstrengenden Aufgaben ist es durchaus normal, nicht zu einem wirklich erholsamen Schlaf zu kommen. Ebenfalls kann sich das Schlafverhalten im Rahmen von psychischen Erkrankungen verändern. Das ist beispielsweise bei Depressionen der Fall (siehe dazu Seite 48 f.). Auch die Einnahme von be-

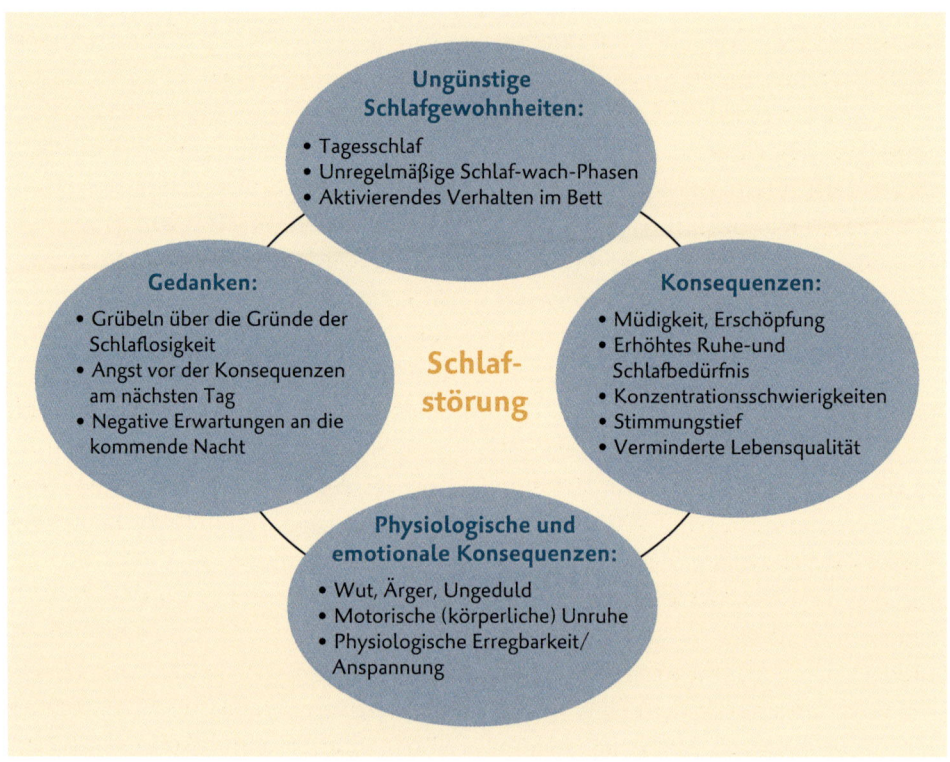

Der Teufelskreis des (gestörten) Schlafs: *Schlafstörungen können sehr schnell und eindrücklich auftreten. Stellen Sie sich jemanden vor, der sich ungünstige Schlafgewohnheiten angewöhnt hat. Er fühlt sich tagsüber erschöpft. Und was macht er dann? Einen Mittagsschlaf, um wieder zu Kräften zu kommen. Nur »leider« war dieser so erholsam, dass der Mensch am Abend wieder nicht müde wird. Der Teufelskreis beginnt von vorne.*

stimmten Medikamenten, hormonelle Veränderungen, körperliche Erkrankungen oder Schwankungen in der Umgebungstemperatur können den Schlaf wesentlich beeinflussen.

Vorübergehende Einschränkungen Ihres Schlafs können also völlig normal sein, müssen es aber nicht. Sie sind der Experte für sich selbst und Ihre (Schlaf-)Gewohnheiten. Wenn Sie das Gefühl haben, dass sich gelegentliche Schlafprobleme nicht mehr

durch eine erholsame Nacht ausgleichen lassen, und Sie über einen längeren Zeitraum zu wenig, zu viel, unregelmäßig, unerholsam oder allgemein sehr verändert schlafen, dann ist es an der Zeit, sich Hilfe zu suchen.

Schlafstörungen auf einen Blick

Während die WHO hundert Formen der Schlaf-wach-Störung benennt, unterscheidet die Internationale

Klassifikation der Schlafstörungen (ICSD-3 [International Classification of Sleep Disorders, 3. Version]) sechs Gruppen, gegliedert in Dys- und Parasomnien. Darüber hinaus stellen wir Ihnen zwei organische Schlafstörungen vor: Schlafapnoe und Narkolepsie. Oftmals hängen die Beschwerden mit anderen Krankheiten zusammen, das sollte unbedingt ärztlich abgeklärt werden.

Die häufigsten Schlafstörungen von Erwachsenen sind bis auf die genannten zwei Ausnahmen nicht auf eine organische Ursache zurückzuführen. Bei Kindern und Jugendlichen können sie sich anders äußern und auch andere Ursachen haben. Wenn man von »Schlafstörungen« spricht, denken viele übrigens zunächst an den Nachtschlaf. Sie betreffen jedoch nicht nur diesen allein.

Dyssomnien

Die »Dyssomnien« genannten Schlafstörungen beziehen sich auf die Schlafqualität, -dauer oder die Zeitpunkte (lat. *somnus* [Schlaf]). Zu ihnen gehören die folgenden.

Nichtorganische Insomnie

Typisch sind Ein- und Durchschlafstörungen sowie das frühe Erwachen. Hier sprechen wir nicht vom Aufwachen zehn Minuten bevor der Wecker klingelt, sondern von Stunden vorher. Folglich fehlen Schlaf und Erholungszeit. Zudem beschäftigen sich die Be-

troffenen sehr stark mit der Problematik. Eine spezifische Ursache gibt es meist nicht. Oft tragen mehrere Faktoren zur Entwicklung dieser Schlafstörung bei, etwa bei einer psychischen Erkrankung. Wurde diese im besten Fall erfolgreich behandelt, besteht eine Insomnie möglicherweise weiter. Jetzt muss gezielt am Schlafverhalten gearbeitet werden.

Auch eine körperliche Erkrankung mit Schmerzen kann zur Insomnie führen: Ruht man sich wegen einer starken Lungenentzündung auch tagsüber im Bett aus, entsteht möglicherweise ein ungünstiges Schlafverhalten. Infolge einer Insomnie wiederum können psychische Erkrankungen auftreten, meist eine Depression. Auch eine Abhängigkeitserkrankung oder der Missbrauch von Suchtmitteln oder Medikamenten sind nicht selten.

Aus der Praxis

Die 31-jährige Sabine S. leidet unter einer Bulimie (siehe auch Seite 85). Um ihren Essanfällen entgegenzuwirken, hat sie sich angewöhnt, ihren abendlichen Heißhunger hinauszuzögern, indem sie sich im Bett Filme anschaute. Nach Filmende stand sie vor dem Kühlschrank und aß. Danach legte sie sich wieder hin, grübelte über ihr Essverhalten und konnte lange nicht einschlafen. In der Nacht weckte sie mehrmals ihr Hunger. Manchmal bereitete sie sich bei Licht und Musik eine üppige Mahlzeit zu, die sie dann zwar sättigte, ihr jedoch so schwer im Magen lag, dass sie wieder schwer in den Schlaf fand und am Morgen völlig erschöpft war. Nachdem sich die Bulimie unter intensiver therapeutischer Arbeit zurückgebildet hat, bleibt die nichtorganische Insomnie. Sie hat sich schleichend über die bisherige Erkrankung gelegt. Sabine S. hat sich, ohne es zu wollen, ein ungünstiges Schlafverhalten antrainiert.

In der verhaltenstherapeutischen Behandlung wurden alle Störfaktoren gesucht, was gar nicht so einfach war. Schließlich sind der Patientin ihre schädlichen Verhaltensweisen, gar nicht bewusst gewesen. Mit der Zeit wurde das Schlafzimmer zur medienfreien Zone und zum

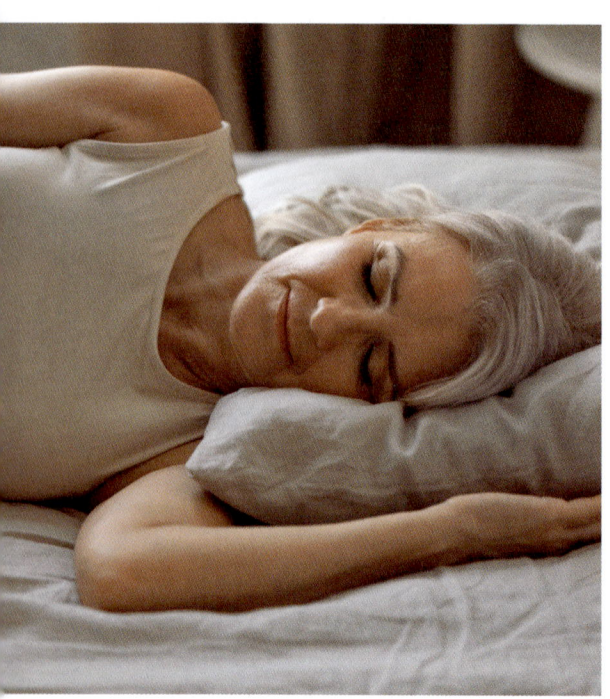

Die hormonellen Umstellungen in den Wechseljahren beeinträchtigen oft auch den Schlaf.

Ruheraum. Eine große Herausforderung stellten nun die nächtlichen Wachphasen dar. Früher wurden sie mit Essen gefüllt. Nun galt die Regel: »Ab gefühlten zwanzig Minuten Wachliegen stehe ich auf und setzen mich ins dunkle Wohnzimmer. Ich gestalte die Wachphasen maximal langweilig. Ich gehe erst wieder ins Bett, wenn ich müde bin.« Sabine S. erlernte zudem die progressive Muskelentspannung (siehe Seite 119). Wenn sie die Methode anwendete, kreisten ihre Gedanken nicht mehr um ihren schlechten Schlaf und um einen Mitternachtssnack, sondern sie wurde wieder schläfrig. Weil neue Verhaltensweisen nicht sofort auf den Körper wirken, hat Sabine anfangs noch sehr mit Tagesmüdigkeit zu kämpfen. Da jedoch ebenfalls der Mittagsschlaf untersagt ist, schläft sie abends schneller ein und freut sich sogar auf ihr Bett. Zur Unterstützung wurde ein Einschlafritual entwickelt: Schlafzimmer lüften, Zähne putzen bei gedimmtem Licht, ins Bett legen, bewusste Bauchatmung (siehe Seite 119).

Glücklicherweise war Sabine S. sehr motiviert, ihr Schlafverhalten zu verbessern. Sie betrachtete die Behandlung als Training. »Ich möchte wieder schlafen lernen, das geht vor«, sagte sie ihren Freundinnen, die sie in der intensiven Zeit des Schlaftrainings gerne mit in Clubs genommen hätten. Durch ihre konsequente Einstellung brauchte sie ungefähr sechs Wochen bis zu einer spürbaren ersten Besserung. Nach etwa elf Wochen schlief sie durch, nächtliche Wachphasen sind die Ausnahme.

Nichtorganische Hypersomnie

Die nichtorganische Hypersomnie hängt oft mit anderen psychischen Erkrankungen zusammen (gr. *hypér* [übermäßig, über – hinaus]). Tagsüber kommt es zu Schlafattacken oder über den Tag hinweg zu einer enormen Schläfrigkeit, und das, obwohl die Betroffenen nachts genug geschlafen haben. Infolgedessen können sie ihre Aufgaben nicht mehr bewältigen und fühlen sich ständig »kaputt« und erledigt. Die genauen Ursachen sind noch weitgehend unbekannt, vermutet werden emotionale Gründe und genetische Ursachen.

Nichtorganische Störung des Schlaf-wach-Rhythmus

Hier ist der Rhythmus durcheinander und passt nicht zum Schlaf-wach-Verhalten in der unmittelbaren Umgebung. Betroffen sind häufig Schichtarbeiterinnen, Menschen, die viel nachts feiern oder ihre Erholungsphase für sich erst spätabends finden, wenn im Haus alles schläft. Die Folgen sind stärkere Müdigkeit (Hypersomnie), häufigere Schlaflosigkeit und Unzufriedenheit.

Parasomnien

Bei Parasomnien ergeben sich die Schlafstörungen im Schlaf (gr. *pará* [bei, neben]). Die Betroffenen zeigen hier bestimmte Verhaltensmuster oder physiologische Veränderungen. Sie treten meist bei Kindern gehäuft auf.

Schlafwandeln (Somnambulismus)

Diese Form des kombinierten Schlaf-wach-Zustands tritt meistens im ersten Schlafdrittel auf. Oft verlassen die Betroffenen ihr Bett (lat. *ambulare* [gehen]), sind nicht ansprechbar und sind beim Aufwecken möglicherweise aggressiv und orientierungslos. In der Regel können sie sich an das nächtliche Umhergehen nicht erinnern. Man vermutet, dass es sich hier um eine sogenannte Reifungsstörung des zentralen Nervensystems handelt. Das Gehirn befindet sich in einer Art frühen Entwicklungsphase.

Schlafwandeln tritt familiär gehäuft auf. Auch in Kombination mit dem Pavor nocturnus (siehe unten) kommt es vermehrt bei Kindern und Jugendlichen vor und kann sich auch von selbst zurückbilden. Falls Ihr Kind

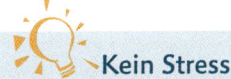

Kein Stress

Für schlafwandelnde Erwachsene haben sich Stressbewältigungstrainings beispielsweise mit progressiver Muskelentspannung oder autogenem Training als hilfreich erwiesen. Erleichternd kann die sogenannte Vorsatzbildung wirken. Dabei lernt der Betroffene, auf einen Reiz zu reagieren, der ihm signalisiert, wieder ins Bett zu gehen, zum Beispiel wenn er mit dem Fuß den Boden berührt. Eine Alarmtrittmatte vor der Kinderzimmertür oder ein Glöckchen an der Tür können ebenfalls helfen, dass die Eltern geweckt werden und ihre kleinen Spaziergänger überwachen.

schlafwandelt, überlegen Sie sich gut, ob und wie Sie darüber sprechen wollen. Ein Kind kann auf einen Bericht, nachts wach gewesen zu sein und sich daran nicht erinnern zu können, mit Angst vor der nächsten Nacht oder dem Einschlafen und sogar mit Schuldgefühlen gegenüber den Eltern reagieren. In erster Linie können Sie, sollte Ihr Kind nächtlich auf Reisen gehen, Ruhe bewahren, Türen und Fenster sichern und aufpassen, dass es sich nicht verletzt.

Pavor nocturnus (Nachtschreck)

Der Nachtschreck tritt häufig bei Kindern ab dem vierten Lebensjahr auf und kann auch die Eltern in Angst versetzen (lat. *pavor* [Angst] und *nocturnus* [nächtlich]). Typischerweise meldet sich das Kind im ersten Nachtdrittel desorientiert und mit Panikschreien, ist aber nicht wach. Es bewegt sich heftig, atmet schnell und hat Herzrasen. Die Eltern können nichts weiter tun, außer aufzupassen, dass es sich nicht verletzt. Nach diesem Ereignis, das oft nicht länger als zehn Minuten dauert, erwacht das Kind meist, beruhigt sich und schläft wieder ein. Am Morgen danach kann es sich meist nicht daran erinnern.

Bei den meisten Betroffenen bildet sich das Phänomen von allein im Jugendalter zurück, nur wenige Erwachsene sind davon betroffen. Anhaltender Stress, die Einnahme bestimmter Medikamente oder Fieber

können, müssen aber nicht die Gründe dafür sein.

Sie informieren besser den Kinderoder Hausarzt, da längerfristig eine Epilepsie ausgeschlossen werden sollte. Seien Sie jedoch nicht irritiert, wenn erst mal keine weiteren diagnostischen Maßnahmen erfolgen und man Ihnen empfiehlt, weiterhin abzuwarten und zu beobachten.

Albträume

Jeder kennt und fürchtet sie: bedrohliche Träume, die sehr lebhaft und wirklich erscheinen, versetzen uns in Angst und Schrecken und lösen auch körperliche Reaktionen aus, die aber in der Regel von außen kaum wahrnehmbar sind. Inhaltlich wiederholen sich die Themen meistens. Oft handeln sie davon, dass das eigene Leben oder das einer anderen Person bedroht ist. Auch können wir uns häufig an Traumdetails erinnern.

Schlafapnoe

Diese Schlafstörung hat organische Ursachen. Typisch dafür sind mehrere, mindestens zehn Sekunden lang dauernde Atemstillstände im Schlaf (gr. *ápnoia* [Windstille, Atemlosigkeit]). Kommen sie mindestens zehnmal pro Schlafstunde vor, besteht ein Schlafapnoe-Syndrom. Meist werden die Aussetzer durch ein lautes, tiefes Schnarchen beendet. Der Schlaf ist nicht erholsam, Tagesmüdigkeit und auch Sekundenschlaf können Folgen sein. Unbehandelt können sich Herz-Kreislauf-Erkrankungen entwickeln.

Das Risiko für eine Schlafapnoe erhöht sich durch Übergewicht, vermehrten Alkoholkonsum und Rauchen. Behandelt werden kann eine Apnoe mit einer Nasenmaske, die an einen Druckgenerator angeschlossen ist. Eine Zungenschiene oder auch eine Operation kann im äußersten Fall Besserung bringen.

Narkolepsie

Die Narkolepsie zeigt sich meistens in der ersten Hälfte des Lebens bei weniger als 0,1 Prozent der Bevölkerung (gr. *nárkē* [Erstarrung] und *lēpsis* [Anfall]). Der Narkolepsie liegt eine unheilbare Störung der Schlaf-wach-Regulation zugrunde. Dies äußert sich in Form von einer extremen Tagesmüdigkeit und Schlafanfällen mit Muskelerschlaffung. Dabei ist es egal, ob der Betroffene erst am Morgen aufgestanden ist oder auch genug Schlaf hatte. Die Müdigkeit wird zum ständigen Begleiter. Narkolepsie kann gut medikamentös behandelt werden.

Was kann die psychologische Psychotherapeutin oder der Arzt tun?

Falls Sie glauben, unter einer behandlungsbedürftigen Schlafstörung zu leiden, sollten Sie sich an Ihren Hausarzt oder, wenn Sie in psychotherapeutischer Behandlung sind, auch an Ihre Psychotherapeutin wenden. In einem ersten Abklärungsgespräch wird dann entschieden, wie es diagnostisch weitergeht. Unter Umständen bekommen Sie eine Überweisung zu einem Facharzt, dem Schlafmediziner. Er kann herausfinden, ob und um welche Schlafstörung mit Krankheitswert es sich handelt.

Die Experten erstellen mit Ihnen zusammen eine Anamnese. Hier werden Ihre aktuellen Beschwerden und die bisherige Krankengeschichte erfasst. Dann werden Sie meistens gebeten, Ihr Schlafverhalten über mindestens zwei Wochen zu protokollieren und/oder entsprechende Fragebögen auszufüllen. Um organische Ursachen genauer unter die Lupe zu nehmen oder diese auszuschließen, stehen ein EEG, ein EKG und eine Blutuntersuchung zur Verfügung. Auch eine Vorstellung bei einer Psychologin, einem Neurologen oder Psychiater kann empfehlenswert sein. Eventuell werden Sie danach auch für ein bis zwei Nächte in einem Schlaflabor untersucht. Da die sogenannte Polysomnografie eine sehr teure, aufwendige, dabei auch die differenzierteste Untersuchungsmethode darstellt, wird sie meist nur dann eingesetzt, wenn eine medikamentöse Einstellung oder eine Verhaltenstherapie nicht erfolgreich waren.

Wahrscheinlich werden Sie von Ihrer Hausärztin gegen Ihr abweichendes Schlafverhalten Medikamente mit

Abhängigkeitspotenzial (zum Beispiel Benzodiazepine oder sogenannte Z-Substanzen) verordnet bekommen. Diese Behandlung sollte aber nur eine kurzfristige Lösung zur vorübergehenden Entlastung sein. In Deutschland nehmen nach Angaben der Deutschen Gesellschaft für Schlafforschung und Schlafmedizin e. V. (DGSM) 1,9 Millionen Menschen regelmäßig Schlafmittel ein. Die Tabletten heilen die Schlafstörungen aber nicht. Werden sie abgesetzt, ist die Störung wieder da. Es ist also wesentlich empfehlenswerter, das erholsame Schlafen zu lernen.

In den meisten Fällen ist eine Verhaltenstherapie das Mittel der Wahl. Hier nehmen Sie zusammen mit Ihrem Psychotherapeuten Ihr Schlafverhalten gründlich unter die Lupe und erstellen ein Schlafprotokoll. Damit kann man den gewünschten Veränderungsprozess im Verlauf der Psychotherapie beobachten. Des Weiteren »lernen« Sie durch zahlreiche Informationen (Psychoedukation) viel über den Schlaf und »Ihre« Schlafstörung. So wissen Sie, was in Ihrem Körper vor sich geht und warum. Mit Ihrer Therapeutin erarbeiten Sie dann, warum Sie eine Schlafstörung haben, wie es dazu gekommen ist und warum sie noch besteht. Ebenfalls werden Sie kleine Experimente wagen, eventuell schlafen Sie mal zwei Nächte gar nicht, beispielsweise bei einer gleichzeitigen Depression (siehe Seite 48 f.). Auch

Verhaltensregeln (mehr dazu auf Seite 185) werden besprochen und an Ihre Lebenssituation angepasst. Höchstwahrscheinlich erlernen Sie zusätzlich eine Entspannungsmethode.

Was können Sie selbst für sich tun?

- **Führen Sie ein Schlaftagebuch** oder ein Protokoll über Ihr Schlafverhalten und Ihre Aktivitäten am Tag. So können Sie Stressfaktoren besser identifizieren oder Phasen, in denen Sie gut oder schlecht schlafen, leichter in einen Zusammenhang mit Ihrem Verhalten bringen.
- **Konzentrieren Sie sich auf den Schlaf,** nicht auf die Schlaflosigkeit. Aus einem schnell dahingesagten »Ich habe die ganze Woche schlecht geschlafen« kann beispielsweise ein wohlüberlegtes »Ich habe drei Nächte durchgeschlafen« werden. So trainieren Sie Ihre Gedanken, denn unser Gehirn braucht Zeit und Übung für die Umsetzung von Wunschzielen.
- **Schreiben Sie auf,** wenn sich nachts Gedanken und Grübeleien überschlagen. Legen Sie sich dazu einen Notizblock ans Bett. Noch anstehende To-dos, Gedanken oder auch Lösungen können Sie notieren und Ihrem Gehirn signalisieren, dass diese aus dem Kopf verschwunden und schriftlich niedergelegt sind, sodass sie Ihnen nicht verloren gehen.

- **Entspannen Sie sich bestmöglich** vor dem Zubettgehen. Manche Menschen mögen schlaffördernde Düfte (zum Beispiel Lavendel oder Zirbe). Nutzen Sie gern Raumsprays, die einen angenehmen Geruch verbreiten.

Was können Freunde und Angehörige tun?

Meistens sind es die Partnerin oder der Partner, die erste Veränderungen des Schlafverhaltens bemerken. Nicht selten werden sie wach, wenn der oder die andere plötzlich schnarcht oder nächtlich aktiv ist. Spätestens wenn Ihr Partner häufig über seine Schlafprobleme klagt, können Sie ihn unterstützen, indem Sie

- ihn auf das (veränderte) Schlafverhalten **aufmerksam machen** und anbieten, ihn zu Arztterminen zu begleiten,
- Ihre gemeinsame Schlafumgebung auf **Störquellen** überprüfen,
- motivieren, das Problem zu lösen,
- auf **Behandlungsmöglichkeiten** hinweisen und nicht drohen.

Oftmals ist die schnelle Lösung für Paare mit gemeinsamem Schlafzimmer, getrennt zu schlafen. Das löst aber nicht das Problem Ihres Partners, sondern hilft »nur« dabei, dass Ihr Nachtschlaf nicht weiter gestört wird.

Unsere Tipps

- **Progressive Muskelentspannung:** Die progressive Muskelrelaxation (PMR) nach dem amerikanischen Arzt Edmund Jacobson (1888–1983) hat sich – regelmäßig angewendet – am besten bewährt. Auf den Internetseiten einiger Krankenkassen stehen Audioanleitungen kostenfrei zur Verfügung. Bitte greifen Sie zur »langweiligsten« Version, also ohne Musik oder Hintergrundgeräusche. Lesen Sie vor der ersten Anwendung bitte auf Seite 237 nach, falls bei Ihnen eventuelle Gegenanzeigen bestehen sollten.
- **Tiefe Bauchatmung:** Vor dem Schlafengehen oder in Phasen nächtlicher Schlaflosigkeit empfiehlt sich diese Atemübung. Konzentrieren Sie sich hierbei länger auf Ihre Einatmung und dann die Ausatmung. Beim Einatmen hebt sich die Bauchdecke und mit dem Ausatmen senkt sie sich.
- **Genaue Diagnose:** Wenn Sie schon beim Arzt waren, bestehen Sie gegebenenfalls (freundlich) auf einer weiteren Diagnostik, und geben Sie sich nicht vorschnell mit Medikamenten zufrieden. Manche Tabletten machen abhängig und setzen oft nicht an der Ursache an.
- **Noch mehr gute Tipps:** Befolgen Sie auch unsere Empfehlungen ab Seite 184 f.

SEXUELLE FUNKTIONSSTÖRUNGEN – WENN DAS LEBEN AN LUST VERLIERT

Genauso wie Schlaf oder Essen ist Sexualität ein Grundbedürfnis des Menschen, nur dass es nicht existenziell ist. Wir können »ohne« überleben, müssen dann aber auf körperliche Nähe, Zärtlichkeit und auch eine Ausdrucksform unserer Gefühle mit einer anderen Person als uns selbst verzichten. Im Lauf des Lebens oder durch bestimmte Begleitumstände und Krankheiten wandelt sich unsere Sexualität, das ist manchmal schwer auszuhalten.

Vertraut man den Statistiken, so haben etwa 50 Prozent der deutschen Jugendlichen mit sechzehn Jahren bereits zum erste Mal Sex erlebt, wobei der Anteil der Mädchen hier etwas geringer ist. Das bedeutet, schon relativ früh in unserem Leben nimmt Sex eine bedeutende Rolle ein. Das ist zum einen biologisch bedingt, zum anderen trägt eine erfüllte und erlebte Sexualität wesentlich zu unserem Wohlbefinden, unserem Selbst- und Körperbild bei. Doch ist dies keine Selbstverständlichkeit. Denn unsere Sexualität wird von verschiedenen körperlichen, psychischen und sozialen Faktoren beeinflusst. Zum einen spielen unsere Geschlechtshormone eine wesentliche Rolle dabei, ob wir Lust auf Sex haben und ihn ausleben können, zum anderen hängt ein befriedigendes Geschlechtsleben auch von unserem Verhalten, unserer Offenheit und unserem Körperbild ab.

Einschränkungen der körperlichen Leidenschaft betreffen alle Menschen, also Cis- genauso wie Transsexuelle, jedoch in unterschiedlichem Ausmaß und mit verschiedenen Anzeichen. Dabei muss man natürlich das zunehmende Alter und damit veränderte Hormone mitberücksichtigen. Erektionsstörungen, Ejakulationsprobleme oder Veränderungen der vaginalen Gesundheit sind ein natürlicher Prozess. Trotzdem: Wer unter sexuellen Funktionsstörungen leidet, empfindet dies oft als Verlust an Lebensqualität und -freude. Deshalb ist diese Form der psychischen Erkrankungen oft sehr belastend für die Betroffenen und auch schambehaftet.

In Zahlen

Mit zunehmendem Alter leiden viele Menschen unter einer deutlichen Beeinträchtigung ihrer Sexualität. Die Häufigkeit von sexuellen Funktionsstörungen bei der Frau liegt schätzungsweise bei 25 bis 63 Prozent. Dabei handelt es sich meist um Libido- und Orgasmusstörungen. Für Männer sind kaum gute Studien vorhanden, die eine genaue Angabe von Zahlen ermöglichen. Schätzungsweise leidet jeder zweite oder dritte Mann ab dem vierzigsten Lebensjahr an erektiler Dysfunktion (lat. *erectus*, von *erigere* [aufrichten]).

Warum Sex wichtig für die Gesundheit ist

Das Erleben von Nähe, Zugehörigkeit und Geborgenheit trägt wesentlich zu unserer Lebensqualität bei. Diese Gefühle spielen auch beim Sex, einer der intimsten Begegnungsmöglichkeiten mit dem eigenen Körper oder dem eines oder einer anderen, eine zentrale Rolle. Unabhängig davon, dass Sex rein biologisch gesehen der Fortpflanzung dient, kann regelmäßiger Geschlechtsverkehr unser Wohlbefinden beeinflussen. Durch erfüllenden Sex, der im besten Fall Lust und Spaß bringt, trainieren wir unser Herz-Kreislauf-System, unser Immunsystem wird gestärkt, Adrenalin, Geschlechtshormone und das »Kuschelhormon« Oxytocin werden ausgeschüttet und schenken uns Glücksgefühle. Der Vagusnerv wird aktiviert, was das autonome Nervensystem trainiert, das für alle unsere Vitalfunktionen zuständig ist. Außerdem fanden Wissenschaftler heraus, dass Menschen, die regelmäßig positiven Sex erleben, unter Stress weniger von dem Hormon Cortisol ausschütten und gelassener sind.

Die häufigsten sexuellen Funktionsstörungen

Wer länger als sechs Monate seine sexuellen Beziehungen zu sich (durch Selbstbefriedigung) oder zu anderen nicht so gestalten kann, wie er oder sie es gern möchte, leidet aller Wahrscheinlichkeit nach unter einer sexuellen Funktionsstörung. Dies gilt, sofern der Arzt andere psychische Erkrankungen, Aufregung, Nebenwirkungen durch bestimmte Medikamente oder hormonelle Gründe als Ursache ausgeschlossen hat. Da der Leidensdruck der Betroffenen groß ist und die sexuellen Einschränkungen durch negative Gedanken, ein angelerntes Verhalten oder äußere Faktoren entstehen, werden sie als psychische Erkrankungen eingeordnet. Stress, eine Trennung, das fortschreitende Alter, Beziehungsprobleme oder die Geburt eines Kindes können unsere Sexualität beeinflussen und verändern. Auch ist unser sexuelles Verlangen und Verhalten nicht in jeder Phase des Lebens gleich. Sehr häufig finden sich die folgenden Beschwerden.

Mangel an oder Verlust von sexuellem Verlangen

Wenn im Gegensatz zu früher das Thema »Sex« keinen großen Raum mehr in unserem Kopf einnimmt, die Lust und das Interesse plötzlich abnehmen, sexuelle Reize nicht mehr wahrgenommen oder gesucht werden und die sexuelle Aktivität deutlich zurückgeht, spricht man von Verlust an sexuellem Verlangen oder der Libido (lat. *libido* [Begehren, Begierde]).

Aus der Praxis

Rieke M. kommt auf Anregung ihres Partners Max K. in Behandlung. Gemeinsamer Sex sei eine Seltenheit geworden. Nach der ersten Verliebtheitsphase habe sie keinen Spaß mehr am Geschlechtsverkehr und auch nicht an Selbstbefriedigung gehabt. Früher habe sie gerne immer mal wieder erotische Bücher gelesen, sich offener im Gespräch über Sex erlebt und sich gern ausprobiert. Das alles sei verschwunden. Von ihr aus könne sie auf partnerschaftliche Intimitäten ganz verzichten, berichtet sie, was aber die Beziehung zu Max stark belaste.

In der Psychotherapie betrachten wir neben einer ausführlichen Sexualanamnese gemeinsam, wie sich Rieke typischerweise beim Sex verhält. Dabei bemerken wir, dass sich das Paar in einem Teufelskreis befindet: Wenn Max mit Rieke schlafen will, ist sie schnell genervt. Deshalb verzichten sie auf ein Vorspiel, sie lässt ihn »einfach machen«, stöhnt laut in der Hoffnung, er würde so schneller zum Höhepunkt kommen, und ist froh, wenn »es« vorbei ist. Max nimmt das jedoch anders wahr: Rieke will schneller zur Sache kommen, verzichtet deswegen auf ein längeres Vorspiel, und es gefällt ihr auch, wie sie durch ihr Stöhnen zeigt. Dass sie danach genervt von ihm ist, das Bett schnell verlässt und ihn in den nächsten Tagen eher auf Abstand

hält, versteht er dann nicht. Wir stellen fest: Rieke fühlt sich von Max unter Druck gesetzt, verzichtet auf Kontrolle, ist nicht ausreichend erregt und vermeidet den Sexualkontakt. Max hat Lust, nimmt jedoch die Signale seiner Partnerin anders wahr und ist danach zwar körperlich befriedigt, aber frustriert.

Beide müssen im ersten Schritt erst mal ein Verständnis füreinander und die Situation bekommen. Für Rieke ist es wichtig, zu ihrer Sexualität wieder ein positives Gefühl, frei von Druck, zu bekommen. Mit verschiedenen Übungen, die nicht auf den gemeinsamen Geschlechtsverkehr abzielen, zum Beispiel sich selbst zu streicheln, gelingt es ihr, wieder ein positives Körpergefühl zu entwickeln. Diese Übungen werden langsam, auch unter Einbindung von Max, aber unter Riekes Kontrolle intensiviert. Beide bekommen zudem den Auftrag, dass nur sie den Sex einleiten dürfe. Zudem wird mit beiden an ihrer Kommunikation gearbeitet, um eindeutiger Grenzen, Lust und Vorlieben besprechen zu können. So wünscht sich Max kein Fake-Stöhnen mehr, um Lustsignale besser verstehen zu können. Ebenfalls vereinbaren beide nach einer Weile, als für Rieke Sex wieder lustbesetzter ist, längere Zeiten für das Vorspiel. So erlebt sie die Erregungsphase intensiver und hat Lust auf mehr. Nach etwa einem halben Jahr genießen Rieke und Max wieder eine beide erfüllende Sexualität.

Sexuelle Abneigung oder mangelnde sexuelle Befriedigung

Empfinden wir beim Sex eher Ekel, Angst oder gar Panik, fühlen wir uns unbefriedigt oder vermeiden wir Geschlechtsverkehr, spricht man von sexueller Aversion. Um eine mangelnde sexuelle Befriedigung handelt es sich, wenn keine angenehmen Gefühle beim Sex entstehen, obwohl es keine Angst davor gibt oder es auch zu einem Orgasmus kommt.

Versagen genitaler Reaktionen

Beim Mann kommt es beispielsweise nur spontan zu einer Erektion, oder sie kann nicht aufrechterhalten werden, bildet sich nach erster Erregung wieder zurück oder tritt gar nicht (mehr) auf. Bei einer Frau kann es vorkommen, dass die Gleitflüssigkeit oder das Anschwellen der Schamlippen durch die verstärkte Durchblutung der Vagina beim Sex ausbleiben. Auch wenn es anfangs dazu kommen sollte, kann es während des Verkehrs passieren, dass dies nachlässt und so das Eindringen des Penis schmerzhaft wird oder nicht möglich ist. Dies ist häufig hormonell bedingt.

Orgasmusstörung (Anorgasmie)

Die Betroffenen, in der Regel Frauen, haben noch nie einen Orgasmus erlebt, oder er tritt verzögert auf. Es kann auch sein, dass sich eine solche Störung nach einer Zeit völlig unproblematischer Sexualität einstellt. Expertinnen unterscheiden zwischen »situativ« (es kommt nur in bestimmten Situationen zum Orgasmus) oder »generell« (das Problem tritt immer unabhängig von Sexualpartnern oder Situationen auf).

Wichtig: Nur wenige Frauen kommen beim vaginalen Geschlechtsverkehr zum Höhepunkt. Die meisten erleben dann einen Orgasmus, wenn ihre Klitoris vor oder während der Penetration stimuliert wird. Sofern also immer ausreichend angeregt wird und es trotzdem über längere Zeit hinweg nicht zum Höhepunkt kommt, kann die Psychiaterin eine Orgasmusstörung in Betracht ziehen.

Ejaculatio praecox

Zur Ejaculatio praecox, dem männlichen vorzeitigen Orgasmus, kommt es entweder vor oder innerhalb von Sekunden nach dem Eindringen in die Vagina (lat. *eiaculatio* [Samenerguss] und *praecox* [frühreif]). Oder der Penis wird nicht ausreichend steif, und die Ejakulation erfolgt frühzeitig.

Nichtorganischer Vaginismus

Ein Eindringen in die Vagina kann nicht oder nur unter Schmerzen erfolgen, weil es zu Krämpfen der vaginalen Muskulatur kommt. Das ist bei der Betroffenen beim Sex entweder immer schon der Fall gewesen, oder diese Funktionsstörung hat sich erst nach einer unbeeinträchtigten Phase des Sexuallebens entwickelt.

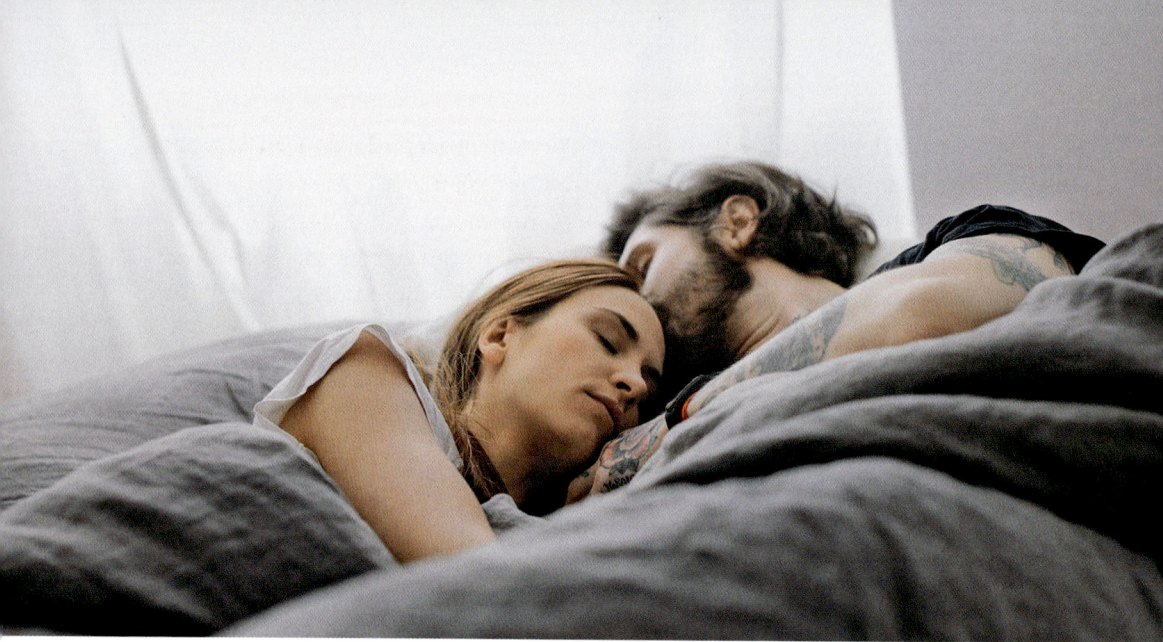

Auch Sex ist auch eine Form der partnerschaftlichen Kommunikation. Je offener hier über Bedürfnisse, persönliche Wünsche und Fantasien gesprochen wird, desto befriedigender ist die sexuelle Beziehung.

Nichtorganische Dyspareunie

Bei der nichtorganischen Dyspareunie erleben Frauen das Eindringen in die Vagina als schmerzhaft, erleiden aber keine Krämpfe dabei (gr. *páreunos* [Bettgenosse]). Bei Männern verursacht die Erektion ein sehr unangenehmes bis schmerzendes Gefühl, sodass Sex vermieden wird.

Sexsucht

Hierbei durchdringt die sexuelle Aktivität den gesamten Alltag. Andere Interessen treten in den Hintergrund, alle Vorsätze, den Sex weniger oft auszuleben, sind zum Scheitern verurteilt. Wer unter dieser Funktionsstörung leidet, geht Risiken wie ungeschützten Geschlechtsverkehr ein oder nutzt berufliche Beziehungen sexuell aus.

Was kann die psychologische Psychotherapeutin oder der Arzt tun?

Für eine erfüllte Sexualität ist es wichtig, den eigenen Körper zu kennen. Deswegen vermittelt eine Therapeutin am Anfang einer Behandlung viel Wissen um das eigene Geschlecht und Sexualität. Anhand einer Sexualanamnese wird die bisherige sexuelle Lerngeschichte und Lebenssituation erfasst. Denn es kann sein, dass sich bestimmte Glaubenssätze bei den Betroffenen festgesetzt haben: Aussagen der Eltern oder anderer Bezugspersonen, dass etwa Selbstbefriedigung eklig sei, können sich festsetzen oder auch das Gefühl von Scham, wenn man dabei »erwischt« wurde. Sexuelle Diskriminierung von Homo- oder

Transsexualität oder abfällige Bemerkungen über Sex – beispielsweise in der Familie oder im Freundeskreis – können dazu führen, dass sich eine eigene sexuelle Identität, Neugier oder Interessen nicht wirklich entwickeln können.

Anschließend erarbeitet die Therapeutin gemeinsam im Gespräch mit den Betroffenen, wie die sexuelle Einschränkung entstanden ist und durch welche Umstände und verhaltensweisen sie aufrechterhalten wurde. Anschließend wird die Behandlung gezielt darauf abgestimmt. In der Regel besteht diese aus einem Zusammenspiel von praktischen Übungen, die selbst zu Hause angewendet werden können, und aus kognitiver Arbeit. In einer festen Beziehung ist es oft sinnvoll, den Partner oder die Partnerin mit in die Therapie einzubeziehen.

Bei Erfahrungen von sexueller Gewalt oder Missbrauch wird die Therapie ganz darauf abgestimmt (siehe Seite 23). Das bedeutet zum Beispiel, dass zunächst die Beziehungsperson aufgeklärt wird und anschließend Vertrauensübungen oder der Umgang mit aufkommenden Erinnerungen besprochen und/oder geübt werden.

Was können Sie selbst für sich tun?

- **Akzeptieren Sie,** dass sexuelles Verlangen in Phasen abläuft. Ständig gleich viel Lust zu verspüren oder zu glauben, dass bestimmte Vorlieben sich nie ändern werden, ist unrealistisch.
- **Befreien Sie sich von Druck.** In Zeitschriften oder im Internet kann man lesen, wie viel Sex pro Woche »normal« sei. Das führt dazu, dass sich viele Menschen fragen, ob ihre eigene Häufigkeit an Sex unnormal ist. »Normal« und gut ist, was sich *für Sie* gut anfühlt.
- **Probieren Sie sich aus,** aber bitte entspannt. Wenn Sie Lust haben, sexuelle Hilfsmittel zu entdecken, dann tun Sie das. Sollten Sie sich dafür jedoch entscheiden, weil auf Sie Druck ausgeübt wird, sehen Sie bitte davon ab.
- **Setzen Sie Grenzen,** und tun Sie nichts, was Sie nicht wollen. Nur Sie allein bestimmen über Ihren Körper.
- **Neues lernen:** Um sich dem Thema »Sexualität« zu nähern, lohnt sich der Besuch eines Sexualmuseums oder auch eines Sexshops. Nehmen Sie eine Freundin oder einen Freund mit, dann ist der Spaßfaktor garantiert.
- **Aufklären:** Falls Sie Kinder haben, fangen Sie ruhig früh mit der sexuellen Aufklärung an. Schon die ganz Kleinen beschäftigen sich ständig mit ihrem Körper und sind neugierig auf ihn. Es gibt tolle Bücher, die vom Kindergartenalter an Wissen über Sexualität, aber auch Grenzen und Emotionen vermitteln.

Was können Freunde und Angehörige tun?

Spricht ein Mensch über seine sexuellen Einschränkungen, ist das ein großer Vertrauensbeweis. **Hören Sie in Ruhe zu,** und werfen Sie bitte nicht mit Ratschlägen um sich: »Du brauchst einfach mal Urlaub.« Oder: »Du arbeitest zu viel, bekomm doch mal den Kopf frei.« Stellen Sie besser respektvolle Fragen: »Seit wann ist das denn schon so?« Oder: »Hast du selbst eine Idee, woran es liegen könnte?« Gern können Sie auch von sich und Ihrer Sexualität erzählen.

Wenn Ihr Gegenüber offen dafür ist, verweisen Sie auf **Beratungsstellen** oder Hilfsangebote. Partner und Partnerinnen können versuchen, den Druck herauszunehmen, und fragen, was sich ihr Gegenüber wünscht oder ob es etwas gibt, wobei sie unterstützen können. Versuchen Sie, **gelassen zu bleiben,** nicht genervt zu reagieren oder Vorwürfe mitschwingen zu lassen, da die Thematik sehr sensibel ist. Suchen Sie ein Gespräch in Ruhe, nicht zwischen Tür und Angel. Bieten Sie Ihrem Partner oder Ihrer Partnerin an, sie **zu ärztlichen oder therapeutischen Terminen zu begleiten** oder auch selbst dabei zu sein. Vermitteln Sie ihr/ihm, dass ihr/sein Problem ein gemeinsames ist und dass Sie es als sehr wichtig empfinden, dieses Paar zu betrachten und vielleicht gemeinsam eine Lösung zu finden.

 Unsere Tipps

- **Darüber reden:** Sprechen Sie mit Freunden und Freundinnen, insbesondere aber mit Ihrem Partner bzw. Ihrer Partnerin über Sexualität: Schnell werden Sie merken, dass Sex bei jedem anders ist. Fragen Sie ruhig nach: »Wie ist das bei dir?«
- **Glauben Sie nicht alles, was Sie sehen:** Pornos vermitteln eine unrealistische Vorstellung von Sex. Ziel dieser Filme ist es, die Konsumenten schnell zu erregen. Hinter den Kulissen wird mit einer Menge an Requisiten gearbeitet, die dem Nutzer ein Bild von Sexualität vermitteln soll, das teilweise auch abwertend und diskriminierend ist.
- **Informieren Sie sich:** In Büchern und im Internet kann man sich ausführlich über alle Fragen zur eigenen Sexualität informieren. Es gibt zum Beispiel zahlreiche gute Aufklärungsplattformen von Expertinnen, bestückt mit realistischem Bild- und Videomaterial.

PERSÖNLICHKEITSSTÖRUNGEN – WENN CHARAKTERZÜGE ZUR LAST WERDEN

Unsere ureigene Persönlichkeit prägt unser Gefühlsleben, unsere Wahrnehmung, unser Denken und unser Verhalten. Treten zudem langfristig ungünstige Lebensbedingungen oder schwierige Beziehungen auf, kann aus sonderbaren oder exzentrischen Charaktereigenschaften auch eine Persönlichkeitsstörung erwachsen. Meist kommen mehrere zusammen, sie alle verursachen sehr häufig großen Leidensdruck und führen in aller Regel zu Konflikten mit Partnern, Angehörigen sowie Kolleginnen und Kollegen.

Wir alle haben unsere Besonderheiten, sind »Typen«, haben eine Persönlichkeit und einen Charakter. Dazu gehören liebenswerte Seiten, manchmal skurrile Gewohnheiten, aber auch Launen, Stimmungen und die Art, wie wir damit umgehen. Unsere sozialen Beziehungen und der dazugehörige Alltag haben sich im Lauf unseres Lebens so eingespielt, dass wir darin aufgehoben sind. Und auch unsere persönlichen und beruflichen Beziehungen haben sich auf uns und unsere Besonderheiten – und sicherlich auch manchmal persönliche Eigenheiten – eingestellt.

Manche Denk- und Verhaltensweisen können jedoch so extrem und so kompromisslos sein, dass darunter auch Partnerschaften, Freundschaften und das kollegiale Zusammensein in der Arbeit deutlich leiden. Daher ist die moderne Betrachtungsweise von Persönlichkeitsstörungen so, dass sie als Behinderungen des sozialen Miteinanders gesehen und auch in der Fachliteratur so beschrieben werden. Eine Persönlichkeitsstörung hängt immer mit extremen Ausprägungen von Denk- und Verhaltensweisen zusammen. Diese bringen für den Betroffenen wie auch für die Menschen im Umfeld viele Konflikte mit sich, sie sind verstörend und haben abträgliche (dysfunktionale) Auswirkungen.

In Zahlen

Da sich für Persönlichkeitsstörungen nicht so klare und eindeutige Merkmale finden lassen wie für andere psychische Störungen und repräsentative Studien hierfür sehr aufwendig sind, ist die wissenschaftliche Datenlage nicht besonders zuverlässig. Schätzungen aus verschiedenen Untersuchungen weisen auf eine Häufigkeit dieser Erkrankungen bei etwa 4 bis 6 Prozent der erwachsenen Bevölkerung hin. Für Deutschland wären es damit etwa 2,4 bis 3,6 Millionen Personen – eine nicht unbeträchtliche Zahl.

Was macht eine individuelle Persönlichkeit aus?

Der Begriff »Persönlichkeit« geht grundsätzlich mit einer positiven Bewertung einher. Unter einer Person »mit Persönlichkeit« verstehen wir in der Regel, dass diese sich durch Lebenserfahrung und einen positiven Charakter auszeichnet. Neutraler in der Bewertung und eher beschreibend sind dagegen die vielen möglichen Persönlichkeitseigenschaften. Darunter versammeln sich individuelle Denk- und Verhaltensweisen, die sich in vielen Situationen als relativ stabil (»typisch«) herausstellen. So beschreiben wir eine Person vielleicht als genügsam, bescheiden, sparsam, verständnisvoll oder klug, eine andere dagegen als jähzornig, kleinlich, misstrauisch und aggressiv.

Der Prozess der Charakterbildung

Eine Persönlichkeit entwickelt sich im Laufe unserer Lebensgeschichte auf der Grundlage entwicklungspsychologischer Anforderungen an verschiedene Lebensphasen. Die sich bildenden und fortlaufend auch anpassenden Denk- und Verhaltensweisen von Menschen hängen natürlicherweise mit den Erfahrungen in Kindheit und Jugend, aber auch mit solchen in späteren Lebensphasen zusammen. Zwar gilt »die Persönlichkeit« als recht zeitstabil, sie ist dennoch nicht starr und unveränderlich. Wir kennen Menschen, die über die Jahre milder,

ruhiger und sanfter geworden sind. Es gibt jedoch durchaus auch Fälle, in denen sich Menschen über die Jahre oder Jahrzehnte hinweg in eine Richtung entwickeln, die vor allem für Angehörige eine große Belastung darstellen kann. Persönlichkeitsänderungen kann es auch nach einschneidenden Lebensereignissen geben: Erfahrung durch Tod eines nahen Angehörigen, ein Unfall, eine schwere oder chronische Krankheit, Enttäuschungen in der Beziehung, Erfolg oder beruflicher Misserfolg.

Verstrickt in Denk- und Handlungsmuster

Wann nun sprechen wir von einer Persönlichkeitsstörung? Wir können sie zwar als extreme Ausprägungen der Erlebens-, Denk- und Verhaltensweisen eines Menschen beschreiben, die Voraussetzung für eine Diagnose ist jedoch nur dann gegeben, wenn durch diese Besonderheiten – im Sinne eines gestörten Miteinanders – die Beziehungen zu vielen anderen Menschen über Jahre extrem belastet sind und dies auch für die betroffene Person zu erkennbaren Nachteilen im privaten und/oder beruflichen Bereich führt.

Formen der Persönlichkeitsstörungen

In der Liste der anerkannten Diagnosen dieser psychischen Krankheitsbilder finden sich neun unterschiedliche Kategorien. In den letzten zwanzig bis dreißig Jahren wurde zunehmend darauf geachtet, dass die Diagnosen nicht zu leichtfertig vergeben werden, da sie die Betroffenen oft stigmatisieren. Außerdem übersehen sie möglicherweise, dass hinter den entsprechenden Erlebens-, Denk- und Verhaltensweisen immer auch bestimmte Motive für die Gestaltung der persönlichen Beziehungen stecken und damit durchaus ausgeprägte Fä-

Neun Kategorien der Persönlichkeitsstörungen (WHO)

Persönlichkeitsstil – neutrale oder positive Eigenschaften in der Sicht von außen oder der Personen selbst	Persönlichkeitsstörung – schwierige Eigenschaften
Vorsichtig, skeptisch, wachsam, wenig Vertrauen schenkend, schutzbedürftig	*Paranoide Persönlichkeit* Streitsüchtig, verdächtigend, selbstbezogen, rachsüchtig
Genügsamkeit, Unabhängigkeit, Selbstgenügsamkeit, sich selbst gut beschäftigen können, gut allein zurechtkommen	*Schizoide Persönlichkeitsstörung* Wenig Einfühlungsvermögen in andere, Zurückgezogenheit
Autonom, selbstherrlich, stark, dominant	*Dissoziale Persönlichkeit* Aggressivität, Mangel an Empathie, Rücksichtslosigkeit, Regeln und Gesetze missachtend, Egoismus, geringe Empathie
Spontan, abenteuerlich, frei, empfindsam	*Emotional instabile Persönlichkeit* Stark schwankende Gefühle, launisch, impulsiv, in Beziehungen unsicher, unsicheres Selbstbild, risikohaftes Verhalten (zum Beispiel Trinken, Drogen, Selbstverletzungen), leicht verletzbar, Borderline-Persönlichkeit (engl. *borderline* [Grenze])
Sichtbar sein, im Vordergrund stehen, gesellig, bezaubernd, schillernd, präsent	*Histrionische Persönlichkeit* Zu Dramatisierungen neigend (lat. *histrio* [Schauspieler]), emotional oberflächlich, starkes Verlangen nach Anerkennung, egozentrisch
Außergewöhnlich, besonders, selbstbewusst	*Narzisstische Persönlichkeit* Dominant, fordernd, selbstbezogen, selbstherrlich, Mangel an Einfühlungsvermögen, andere ausnutzend
Sorgfältig, genau, verantwortungs- und pflichtbewusst	*Zwanghafte (anankastische) Persönlichkeit* Zweifelnd, kritisch, übertrieben perfektionistisch, rigide, Aufgaben bleiben wegen übertriebener Gewissenhaftigkeit und fortlaufenden Kontrollierens unerledigt
Vorsichtig, sensibel, zurückhaltend, ruhig, abwartend	*Ängstliche Persönlichkeit* Besorgtheit, Selbstunsicherheit, vor allem in sozialen Kontakten, starke Minderwertigkeitsgefühle, leicht verletzbar, Vermeidung vor allem von interpersonellen Kontakten, ungeschickt in sozialen Kontakten
Anhänglich, treu, loyal, zurückhaltend	*Abhängige (dependente) Persönlichkeit* Entscheidungsunfähigkeit, Passivität, Hilflosigkeit, starke Abhängigkeit von anderen, sich unterordnend

higkeiten im Zusammenhang stehen. Beispielsweise liegt einem zwanghaften Verhalten oft das Motiv zugrunde, Aufgaben mit großer Sorgfalt zu erledigen und dabei ein hohes Maß an Ordnung umzusetzen (siehe Seite 89). Diese Sichtweise hilft, persönliche Stile – auch wenn sie sonderbar oder problematisch erscheinen – nicht von vornherein abzuwerten, sondern diese ebenso als Kompetenz und teilweise auch als persönliche Stärke zu betrachten.

Die neun Kategorien, die in den aktuellen diagnostischen Kriterien der Weltgesundheitsorganisation (WHO) gelistet werden, sind zusammen mit den damit verbundenen potenziell positiven Persönlichkeitseigenschaften und Motiven als Persönlichkeitsstile in der Tabelle dargestellt.

Was kann die psychologische Psychotherapeutin oder der Arzt tun?

Nur für wenige Persönlichkeitsstörungen gibt es genaue und wissenschaftlich geprüfte Behandlungsverfahren. Gute Befunde liegen vor für die Behandlung von Personen mit emotional instabiler beziehungsweise Borderline- und der selbstunsicher-vermeidenden (ängstlichen) Persönlichkeitsstörung. Menschen mit Borderline-Persönlichkeitsstörung kann gut geholfen werden durch eine Kombination von Einzel- und Gruppentherapien, die insbesondere auf die emotionalen Schwankungen ausgerichtet sind und die Fähigkeiten für einen besseren Umgang in Konflikten mit anderen fördern. Für Patientinnen mit ängstlich-vermeidender Persönlichkeit gibt es Behandlungsansätze, die ihre Selbstsicherheit und ein positives Selbstbild fördern und unterstützen. Außerdem helfen sie dabei, in zwischenmenschlichen Situationen günstigere Denk- und Verhaltensweisen auszuprobieren und sich zu eigen zu machen.

Ein Therapeut sollte bei der Behandlung von Patienten mit extremen Persönlichkeitsmerkmalen grundlegend beachten, dass er ihre Motive gut einschätzt und die entsprechenden Erwartungen bei der Gestaltung der therapeutischen Beziehung sorgfältig berücksichtigt. Die Persönlichkeit bleibt keinesfalls vor der Tür der Praxis, sondern hat einen sehr zentralen Einfluss auf das therapeutische Arbeiten. Dabei hilft vor allem, dass der Therapeut bei der Behandlung versucht, vorhandene Denk- und Verhaltensweisen als Versuch zu betrachten, mit dem der Patient aus seiner Lage herauskommen will und sich von der Therapie Besserung verspricht. Die Verhaltensweisen von Patienten dem Therapeuten gegenüber sind fast ohne Ausnahme nicht bösartig und werden nicht gezeigt, um den Behandler zu schädigen oder zu entmachten.

Was können Sie selbst für sich tun?

Hier gibt es ein Problem. Die für Persönlichkeitsstörungen charakteristischen Erlebens- und Verhaltensweisen werden von den Betroffenen selbst in der Regel als durchaus angemessen gesehen. Ein Narzisst wird nicht sagen: »Herr Doktor, ich fühle mich so überlegen und klug; können Sie mir dabei helfen, dass das weniger wird?« Daher besteht bei Patientinnen und Patienten meist keine Einsicht, dass die Probleme und Symptome zu vielen Nachteilen für sie selbst und für ihre Mitmenschen führen. So kommen Personen in der Regel nur dann in eine Behandlung, wenn deutliche Probleme im Beruf oder in persönlichen Beziehungen auftauchen und es andere psychische Erkrankungen gibt, wie Ängste oder Depressionen.

Was können Freunde und Angehörige tun?

Auch das ist nicht einfach zu beantworten. Durch extreme und vor allem durch Persönlichkeitsmerkmale mit geringer Empathie sind die nahen und persönlichen Beziehungen oft sehr stark und schon über längere Zeit belastet bis hin zur Entwicklung toxischer Beziehungen (siehe Seite 198). Um sich selbst vor solchen Konsequenzen zu schützen, ist es durchaus legitim oder sogar wichtig für die Angehörigen, der Person mit den dysfunktionalen Persönlichkeitsmerkmalen deutlich und konsequent Grenzen aufzuzeigen.

Unsere Tipps

- **Sensibilität für Motive:** Je mehr wir versuchen, die Motive des anderen zu verstehen, desto besser wird ein Dialog gelingen. Dabei hilft, genau zu fragen und parallel Sensibilität und Akzeptanz auch für die eigenen Motive und Verhaltensweisen zu erbitten.
- **Offenheit für Kritik:** Es ist wichtig, sich Gesprächen gegenüber offen zu zeigen. Sicher wird es schwer, das eigene Verhalten zu hinterfragen oder von anderen hinterfragen zu lassen. Dies ist jedoch ein Weg, um zu verstehen, warum andere sich abgestoßen und konfrontiert fühlen.

- **Wiederholung?** Vielleicht haben Sie in manchen Situationen ähnliche Rückmeldungen erhalten. Falls das so ist, denken Sie gern darüber nach, ohne diese als Angriff zu verstehen. Was Sie daraus machen, liegt bei Ihnen.
- **Grenzen ziehen kann hilfreich sein:** Für Angehörige ist es wichtig, auch die eigenen Grenzen zu sehen und der anderen Person möglichst außerhalb eines akuten Konflikts ruhig darzustellen. Die störenden Verhaltensweisen sollten konkret benannt und Wünsche zur Änderung ebenfalls genau beschrieben werden.

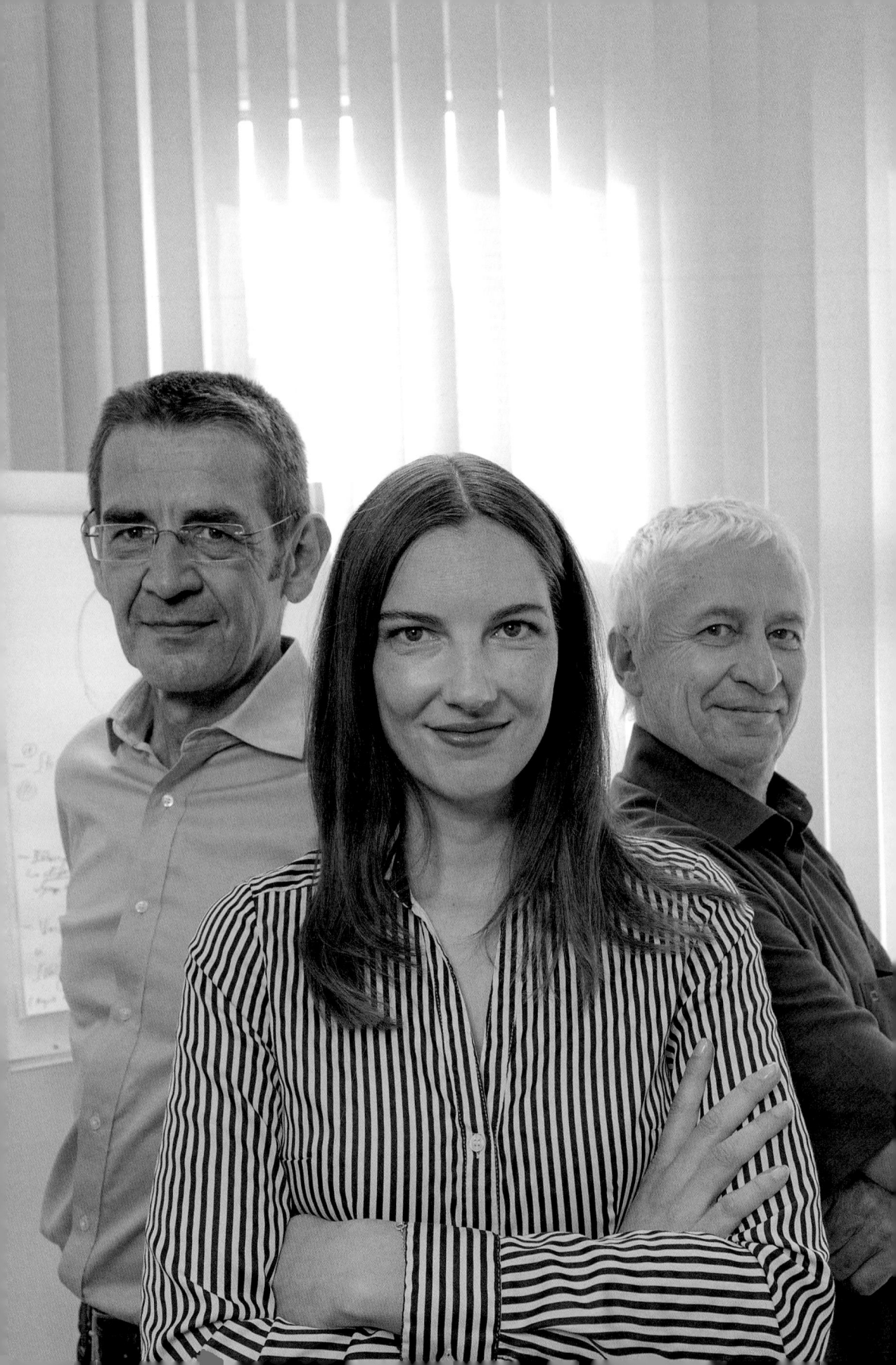

Kapitel 3

Die Behandlung – was unser Gesundheitssystem bietet

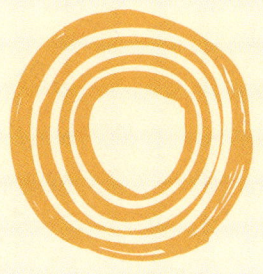

Das höchste Gut ist unsere Gesundheit! Wir sollten sie pflegen, hegen und aufmerksam sein, wenn wir merken, dass es uns körperlich und/oder psychisch nicht gut geht. Glücklicherweise leben wir in einem Land, in dem wir sehr privilegiert sind. Im Falle eines Falles können wir jederzeit und (fast) überall auf therapeutische Leistungen zurückgreifen. Expertinnen und Experten stehen uns zur Seite, wenn wir Hilfe benötigen. Hier erhalten Sie einen umfassenden Überblick, aus welchen Komponenten unser Gesundheitssystem im Vorsorge- oder Krankheitsfall besteht, wie das Behandlungsnetzwerk funktioniert und welche Möglichkeiten zur Unterstützung – insbesondere bei psychischen Erkrankungen – wir in Anspruch nehmen können.

GUT UNTERSTÜTZT – DAS VERSORGUNGSSYSTEM

Ein Qualitätsmerkmal moderner Gesellschaften ist der Zugang aller Bürgerinnen und Bürger zu einer umfassenden gesundheitlichen Versorgung unabhängig von ihrem Gesundheitszustand und ihrem Einkommen, dies ist festgehalten in der Sozialcharta der Europäischen Union. Trotzdem kann unser Versorgungssystem wie ein Dschungel anmuten, vor allem wenn wir krank sind oder in einer akuten Krise stecken.

Das soziale Netz

Wer in Deutschland seinen Wohnsitz hat, muss verpflichtend einer gesetzlichen oder privaten Krankenversicherung angehören. Diese trägt im Krankheitsfall die Kosten für eine medizinische Behandlung, Medikamente und Heil- sowie Hilfsmittel. Außerdem sichert sie gegen die mit einer längeren Erkrankung verbundenen finanziellen Risiken ab. Die Krankenversicherung ist Teil des Systems der sozialen Sicherung und in ihrer dualen Form – es ist möglich, sich gesetzlich oder privat zu versichern – in Europa einmalig. Trotzdem gibt es auch bei uns Personen, die ohne Versicherungsschutz sind und so durch das sogenannte soziale Netz rutschen. Das kann geschehen bei psychischen Erkrankungen, aber auch bei Geldsorgen, nach Migration oder einfach durch Unachtsamkeit. Dies ist jedoch sehr riskant, denn wer ohne Versicherungsschutz ist, muss bei einer Krankheit die Kosten für eine medizinische Behandlung selbst tragen.

Die gesetzliche Krankenversicherung (GKV)

Rund 88 Prozent der Deutschen sind gesetzlich krankenversichert. Dieses System funktioniert nach dem sogenannten Solidarprinzip: Jede Versicherte zahlt einen Beitrag in der Höhe, wie sie es sich bei ihrem Einkommen leisten kann, und erhält so viele Gesundheitsleistungen, wie sie braucht. Der allgemeine Beitragssatz beträgt seit 2015 14,6 Prozent des Gehalts. Ein normaler Arbeitnehmer zahlt aber nur die Hälfte selbst, der Arbeitgeber übernimmt die anderen 7,3 Prozent. Außerdem können die Kassen einen zusätzlichen Beitrag erheben, der abhängig vom Einkommen ist. Wenn man sich noch weitere Leistungen wünscht, die von der Krankenkasse nicht übernommen werden, ist es möglich, eine Zusatzversicherung abzuschließen, beispielsweise für Zahnersatz, Pflegeleistungen oder Verdienstausfall. Die Kosten dafür sind je nach Kasse unterschiedlich. Pflichtmitglieder in der GKV sind alle

Arbeitnehmerinnen und Arbeitneh-mer, deren Bruttoeinkommen unter der Jahresarbeitsentgeltgrenze (2022: 64 350 Euro) und über der Gering-fügigkeitsgrenze liegt (520 Euro seit dem 1. Oktober 2022).

Menschen, die aufgrund eines höheren Gehalts oder weil sie verbe-amtet sind, in das private System wechseln könnten, das aber nicht wol-len, können sich freiwillig gesetzlich versichern.

Gesetzlich Versicherte suchen bei gesundheitlichen Problemen norma-lerweise einen Arzt oder eine Fachärz-tin mit Kassenzulassung auf, die mit der Krankenkasse direkt abrechnen. Falls sie es möchten, sind sie aber auch frei, Ärzte aufzusuchen, die eine Privatpraxis betreiben. Hier müssen sie die Kosten allerdings selbst tragen. Im Fall eines Krankenhausaufenthalts wird man in der Regel in der nächst-gelegenen Klinik behandelt. Sind Ex-traleistungen gewünscht wie Einzel-zimmer oder die Behandlung vom Chefarzt, müssen diese auch privat bezahlt werden.

Die private Kranken-versicherung (PKV)

Ungefähr 10 Prozent der Menschen in Deutschland sind privat kranken-versichert und zahlen Beiträge nach individuell ausgewähltem Tarif. Wer sich privat versichern lassen möchte, muss ein Einkommen über der Jahres-arbeitsentgeltgrenze nachweisen. Bei

Nicht krankenversichert?

Es kann passieren, dass man nach einer Kündigung, einer Scheidung, der Rückkehr aus dem Ausland, der Nichteinreichung von Krankmeldungen, weil man psychisch krank ist oder nach anderen versäumten Fristen durch das soziale Netz rutscht. Wer über einen bestimmten Zeitraum nicht ver-sichert war, sollte sich schnellstmöglich um eine Wiederaufnahme in die Kasse küm-mern, denn ausstehende Beiträge müssen nachgezahlt werden. Außerdem müssen die Kosten für eine Behandlung selbst getragen werden.

- **Melden Sie sich** bei der Krankenkasse, bei der Sie zuletzt Mitglied waren, und warten Sie nicht darauf, bis Sie krank sind;

dann haben Sie vielleicht nicht die Kraft dazu. Erkundigen Sie sich nach dem kleinstmöglichen Beitrag, und zahlen Sie diesen. Danach vereinbaren Sie Raten-zahlung für die Beitragsschulden.

- **Falls Sie freiwillig gesetzlich versichert** waren (zum Beispiel Selbstständige in Medienberufen) und Schulden aufge-laufen sind, stellen Sie einen Antrag, dass nicht bezahlte Säumniszuschläge rückwirkend auf 1 Prozent gesenkt werden.
- Sollten Sie nicht mehr wissen, ob Sie zur gesetzlichen oder privaten Kasse gehören, wenden Sie sich erst mal an eine **gesetz-liche Krankenkasse.**

bestimmten gesundheitlichen Risiken oder Vorerkrankungen muss man mitunter mehr bezahlen oder wird nicht in die PKV aufgenommen.

Privatversicherte bekommen häufig schneller einen Termin beim Arzt, können neuere Heilverfahren und Arzneimittel beanspruchen, es werden die Kosten für alle zugelassenen Medikamente erstattet, und in der Klinik behandelt einen die Chefärztin. Durch die in der Regel höheren Beiträge hat man freie Arzt- und Krankenhauswahl. Allerdings werden die Kosten einer Arztbehandlung zunächst selbst bezahlt. Die Rechnungen muss man dann einreichen, damit sie erstattet werden. Leistungen wie etwa die Übernahme einer Psychotherapie sind vertragsabhängig. Erkundigen Sie sich hier im Vorfeld.

Solo-Selbstständige, Beamte und Angestellte können sich privat versichern ebenso wie Studierende. Diese werden mit günstigeren Tarifen als bei der GKV gelockt, im Alter aber zur Kasse gebeten. Da die Beiträge der PKV mit zunehmendem Lebensalter steigen, gelten die Basistarife als »Armutsfalle« für Rentner und Rentnerinnen. Ein Wechsel von der gesetzlichen Krankenversicherung in ein privates System sollte deshalb auf jeden Fall gut überlegt sein, denn eine Rückkehr ist gar nicht so einfach. Da für Senioren die GKV in der Regel günstiger ist als die PKV, ist ein Wechsel nur bis zum 55. Lebensjahr mög-

lich, sofern das Einkommen unter der Jahresarbeitsentgeltgrenze liegt. Dies kann durch einen Arbeitswechsel geschehen oder Stundenreduktion.

Mein Arzt, meine Ärztin

Bei Grippesymptomen, einer Verletzung oder wenn das Baby zur Vorsorgeuntersuchung muss – für die meisten von uns ist die Hausärztin die erste und wichtigste Ansprechpartnerin. Die Beratung findet statt vor Ort in der Praxis oder auch in einer Videosprechstunde. In vielen Fällen betreut ein Hausarzt seine Patienten über Jahrzehnte und kennt deren Krankheitsgeschichte genau. Er hat dabei eine Vielzahl von Symptomen in Augenschein genommen und passende Behandlungsmaßnahmen eingeleitet. Zu alldem ist die Hausärztin befähigt, weil sie nach dem Grundstudium der Humanmedizin eine mehrjährige Facharztausbildung zur Allgemeinmedizinerin absolviert hat. Auch zur Betreuung nach einem Klinikaufenthalt oder bei der Antragstellung für die Reha ist sie die beste Begleitperson.

Bei bestimmten Erkrankungen kann die Hausärztin auch an einen Spezialisten verweisen. So gibt es Fachärzte für Herz- und Kreislauferkrankungen (Kardiologen), Hormone (Endokrinologen), innere Medizin (Internisten), Krebs (Onkologen) und die Psyche (Psychiater und Psychotherapeuten).

Experten für psychische Erkrankungen
Wenn Sie sich für die Behandlung von psychischen Erkrankungen interessieren, dann kann es passieren, dass Sie bei Ihrer Suche auf Praxisschilder und Webseiten im Internet stoßen und es mit vielen Berufsbezeichnungen zu tun bekommen. Doch wer ist der oder die Richtige? Wo sind Sie mit Ihren Beschwerden am besten aufgehoben? Orientieren Sie sich am besten an diesen Unterscheidungen:

- **Nervenarzt:** Facharzt für Psychiatrie und Neurologie,
- **Psychiaterin:** Fachärztin für Psychiatrie und Psychotherapie,
- **Psychosomatiker:** Facharzt für psychosomatische Medizin und Psychotherapie,
- **ärztlicher Psychotherapeut:** approbierter Mediziner (mit staatlicher Behandlungserlaubnis) mit psychotherapeutischer Qualifikation,
- **Psychologin:** abgeschlossenes Studium der Psychologie,
- **Psychologischer Psychotherapeut:** nach abgeschlossenem Psychologiestudium mehrjährige Zusatzausbildung zum Psychotherapeuten mit Behandlungserlaubnis (Approbation).

Sollten Sie immer noch unsicher sein, bei welchem Experten Sie am besten einen Termin vereinbaren sollten, fragen Sie Ihre Hausärztin. Rufen Sie bitte immer zuerst in der entsprechenden Praxis an, bevor Sie vorbeikommen. Direkt vor Ort sind die Expertinnen in Gesprächen, und es steht meist keine Anmeldekraft zur Verfügung, sodass ein spontaner Besuch nichts bringt.

Wichtig beim Arztwechsel
In Deutschland kann jeder seine Hausärztin wählen oder auch wechseln, beispielsweise nach einem Umzug. Dies sollten Sie dabei beachten:

- Eine laufende Behandlung sollte abgeschlossen sein.
- Bitten Sie Ihre bisherige Hausärztin um eine Kopie Ihrer Krankenakte, und unterschreiben Sie eine Schweigepflichtentbindung gegenüber Ihrem neuen Arzt. So dürfen sich beide austauschen.
- Bei einem Hausarztvertrag mit Ihrer Krankenkasse sollten Sie die Kündigungsbedingungen prüfen.
- Als GKV-Mitglied können Sie Vertrags- und Kassenärzte aufsuchen. Das kann wichtig sein beim Wechsel der Psychotherapeutin oder des Zahnarztes.

Wohin, wenn's brennt?
Notaufnahme: Bestandteil eines jeden Krankenhauses, außer von Privatkliniken oder Rehabilitationseinrichtungen, ist eine Rettungsstelle, an die man sich im akuten Notfall wenden kann. Hier werden Tag und Nacht Notfälle versorgt. Die ambulante Nachbetreuung übernehmen der Hausarzt und Fachärztinnen.

Krisendienst: Wer in einer Krise steckt, weil er zum Beispiel einen Todesfall zu verkraften hat, von Selbstmordgedanken gequält wird und nicht weiß, wohin mit sich, kann sich an den regionalen Krisendienst wenden. Das geht auch anonym, per Telefon, Chat oder auf anderen Kommunikationswegen. In dringenden Fällen ist auch die Telefonseelsorge rund um die Uhr per Telefon, Chat oder per E-Mail erreichbar: 0800 1110111 oder 0800 1110222.

Sozialpsychiatrischer Dienst (SPD): Hier finden Menschen mit psychischen Erkrankungen Unterstützung in Krisenzeiten oder nach einem Klinikaufenthalt. Auch An- und Zugehörige können sich an den SPD wenden, wenn sie überfordert sind, Aufklärungsbedarf haben oder sich um jemanden Sorgen machen.

Psychiatrische Institutsambulanzen (PIA): Das ambulante Angebot ist angegliedert an psychiatrische Abteilungen von Kliniken, Fachkrankenhäusern oder Universitätskliniken. Menschen mit schwerer oder chronischer psychischer Erkrankung können sich im Rahmen der Nachsorge eines stationären Aufenthalts an eine PIA wenden, genauso wie Personen in Wohngebieten ohne ausreichendes hausärztliches oder psychiatrisches Angebot.

Ambulanzen an Ausbildungsinstituten für Psychotherapie: An Ausbildungsinstituten für Psychotherapie ist meistens eine Ambulanz angegliedert, in der man Psychotherapie erhalten kann. Hier wird man von Psychologinnen und Psychologen oder Assistenzärztinnen in fortgeschrittener Aus- oder Weiterbildung behandelt. Dieses Angebot ist eine gute und qualitativ hochwertige Alternative zu einer Psychotherapie bei einem niedergelassenen Psychotherapeuten (siehe Seite 143), weil die Wartezeiten oft kürzer sind und auch dort durch die regelmäßige Supervision eine fachlich gute Therapie gewährleistet wird.

Hochschulambulanzen für Psychotherapie: An psychologischen Universitätsinstituten gibt es Hochschulambulanzen, in denen approbierte Psychotherapeutinnen ebenfalls Psychotherapien anbieten. Hier gibt es häufig Spezialangebote für spezifische psychische Erkrankungen.

Rundumbetreuung in der Rehabilitationsklinik

Je nach Indikation, Einschränkungen und Zielen steht eine medizinische oder berufliche Rehabilitation zur Verfügung. Die Anträge dafür erhalten Sie bei Ihrer Rentenversicherung oder der Krankenkasse. Ihr behandelndes Ärzteteam muss diese dann ausfüllen und gegebenenfalls medizinische Unterlagen beifügen. Sollten Sie sich schon in einer Klinik befinden, werden die Anträge auch oft von

dort aus gestellt – natürlich nur mit Ihrem Einverständnis. Alternativ, etwa bei einer Suchterkrankung, können Sie sich auch an die ambulanten regionalen Beratungsstellen wenden und sich hier danach erkundigen.

Die medizinische Rehabilitation

Die medizinische Rehabilitation findet über mehrere Wochen hinweg in speziell dafür ausgerichteten Rehakliniken in einem stationären oder ganztägigen ambulanten Setting statt. Die Behandlung ist vor allem medizinisch ausgerichtet. Ein Team aus Experten und Expertinnen hilft Ihnen hier, Ihren Gesundheitszustand zu stabilisieren oder sogar zu verbessern. Dabei geht es auch um die Wiederherstellung Ihrer Arbeitsfähigkeit. Sollte dies aktuell nicht möglich sein, kann im Anschluss eine berufliche Reha eingeleitet werden.

Die berufliche Rehabilitation

In der beruflichen Rehabilitation finden keine medizinischen Behandlungen statt. Diese Reha ist ausgelegt auf Unterstützungsmaßnahmen in Form von Umschulungen, Weiterbil-

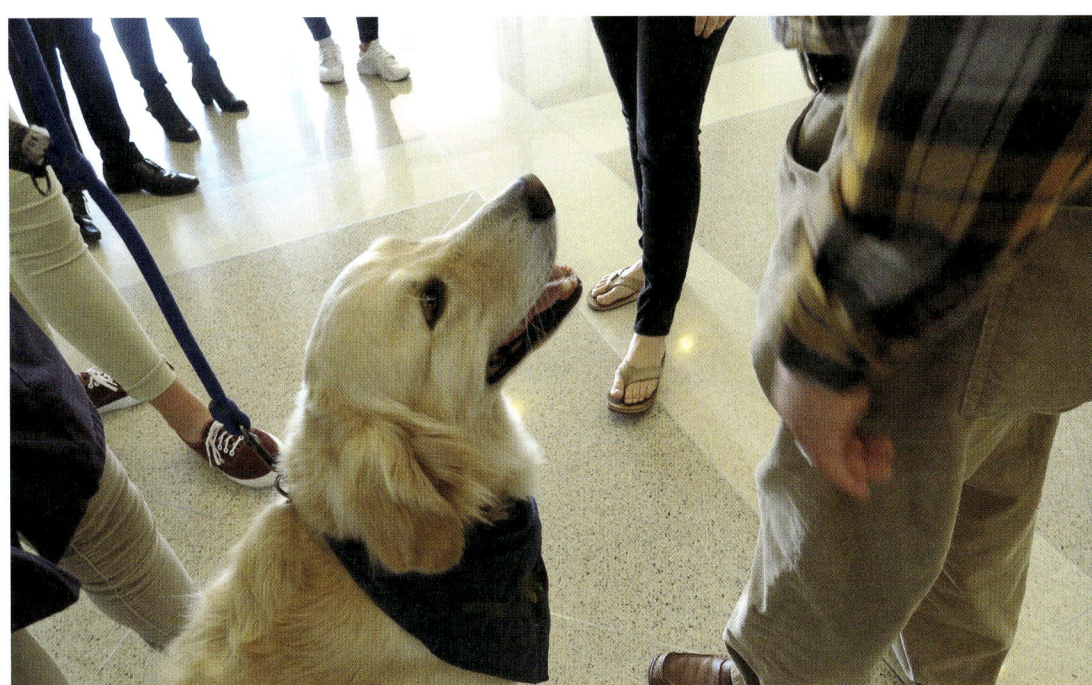

In manchen Kliniken wird die tiergestützte Therapie angeboten (mehr dazu auch auf Seite 233).
Da Tiere den Menschen ohne Wertung und natürlich begegnen und in ihrem Verhalten den Menschen spiegeln,
können innere Prozesse bewusst gemacht und für die Psychotherapie genutzt werden.

dungen oder einer Erprobung des Arbeitsalltags. Über meistens mehrere Monate hinweg findet diese Reha vor allem ambulant statt. Ziel ist es, nach einer Erkrankung – beispielsweise einer Depression – oder einem Unfall wieder zurück in ein befriedigendes Arbeitsverhältnis zu finden.

Online-Therapien und Gesundheits-Apps

Werbevideos für Meditations-Apps und Lebenshilfe-Coachings sind im Internet scheinbar allgegenwärtig, bei fast jedem Klick stolpert man darüber, die sozialen Netzwerke sind voll davon. Freunde und Bekannte schwören auf Entspannungs-Apps und Online-Kurse gegen Stress. Gesundheits-Apps und Online-Kurse, die sich auf das psychische Wohlbefinden spezialisiert haben, sind so beliebt wie nie. Sie locken mit geringen Wartezeiten (»Fast List oder Line«) und maximaler Flexibilität. Also werden Abos abgeschlossen, Kurse ausprobiert, und teilweise wird viel Geld dafür bezahlt. Tatsächlich zeigen Studien, dass solche Angebote durchaus wirksam sein können und einen gewissen Mehrwert bieten, falls Sie Hilfe bei psychischen Beschwerden suchen. Betrachten Sie diese deshalb gern als eventuelle Unterstützungsmöglichkeiten, aber bitte nicht (!) als Allheilmittel. Bedenken Sie, dass es keine gültigen Qualitätskriterien für solche Angebo-

Betreutes Wohnen

Bei manchen schweren und chronischen psychischen Erkrankungen ist es sinnvoll, sich über die Möglichkeit eines betreuten Wohnens zu informieren. Das Angebot reicht vom betreuten Einzelwohnen, bei dem zum Beispiel eine Sozialarbeiterin wöchentlich bei Ihnen zu Hause vorbeikommt, ansprechbar für Probleme ist und Sie bei der Bewältigung Ihres Alltags unterstützt, bis zum betreuten Gruppenwohnen. Hier lebt man mit anderen in einer Art Wohngemeinschaft, die meist wöchentlich zusammenkommt, um mit den Betreuern das aktuelle Geschehen zu besprechen. Ansonsten hat jeder seinen eigenen Unterstützungsfahrplan, und die Hilfeleistung erfolgt engmaschiger als beim betreuten Einzelwohnen.

Es kann sein, dass Sie im Internet vor allem Angebote für Kinder und Jugendliche finden. Doch hier trügt der Schein. Wenden Sie sich am besten an ambulante Beratungsstellen, um mehr über die betreute Wohnform für Erwachsene zu erfahren.

te gibt und es auch oft unklar ist, was mit Ihren Daten geschieht.

Digitale Gesundheitsanwendungen

Ein seriöses Angebot stellen die digitalen Medizinanwendungen in Form von Apps, Plattformen oder Online-Kursen (DiGa) dar. Diese sind auf ihre Inhalte hin geprüft, entsprechend zertifiziert und weisen die notwendi-

! Checkliste: Welches Online-Angebot ist wirklich gut für mich?

Wer oder welche Organisation steckt hinter dem Angebot?

Als Experte kann sich jeder bezeichnen. Deswegen ist es wichtig, das Fachwissen auch zu belegen. Hat er oder sie einen guten Ruf oder entsprechende Ausbildungen? Wie sehen die bisherigen Bewertungen aus? Steckt ein seriöses Unternehmen dahinter? Finden Sie solche Informationen überhaupt?

Was kosten die angebotenen Leistungen? Natürlich sagt ein Preis nicht viel über die Qualität des Produkts aus, dennoch sollte man bei überteuerten Angeboten kritisch sein.

Gute Anbieter erkennen Sie oft daran, dass Sie Teile eines Angebots kostenlos testen können, bevor Sie einen Kurs buchen oder ein Abo abschließen.

Löschen Sie die App, falls diese eine Diagnose verspricht. Eine Erkrankung kann nur ein Facharzt oder eine Psychotherapeutin feststellen. Löschen Sie die App auch, wenn Sie feststellen sollten, dass sie Ihnen nichts bringt. Anderenfalls besteht die Gefahr von Frust, wenn das Icon immer noch auf Ihrem Smartphone auftaucht.

Erkundigen Sie sich bei Ihrem Psychiater, Ihrer Therapeutin oder Ihrem Hausarzt nach passenden Online-Angeboten. Falls Sie etwas Bestimmtes im Auge haben, bitten Sie sie, sich ein Bild davon zu machen und durch die »Expertenbrille« zu bewerten. Oft erkennt ein Profi schnell, ob es sich nur um Heilversprechen oder hochwertige Hilfsangebote handelt. In der Regel sind die von Ihrer Krankenkasse angebotenen Apps qualitativ geprüft.

Setzen Sie nicht alle Hoffnungen in ein Medium. Eine App oder ein Online-Kurs kann keine Psychotherapie ersetzen.

Datensicherheit: Werden Sie darauf hingewiesen, was mit Ihren Daten passiert oder wozu diese genutzt werden?

Siegel oder Zertifizierung: Vertrauen Sie bitte nicht vorschnell. Prüfen Sie, ob eine Auszeichnung branchenüblich ist. Ist sie einmalig, liegt die Vermutung nahe, dass es sich dabei um eine Erfindung handelt.

Weitere Informationen oder Anregungen finden Sie auf der Webseite des Aktionsbündnisses Patientensicherheit (APS): **www.aps-ev.de.**

gen Voraussetzungen für den Datenschutz auf. Sie können sie sich von Ihrem Behandlungsteam verschreiben lassen. DiGas finden nicht nur bei psychischen Erkrankungen Anwendung und bieten Patienten hier Unterstützung. Im DiGa-Verzeichnis (https://diga.bfarm.de/de/verzeichnis) finden Sie neben der Kategorie »Psyche« viele andere Themenbereiche der zugelassenen digitalen Gesundheitsanwendungen.

HILFSPAKET: AMBULANTE PSYCHOTHERAPIE, STATIONÄRER KLINIKAUFENTHALT UND TAGESKLINIK

Hätten Sie vor noch gar nicht allzu langer Zeit Ihren Eltern, einem guten Freund oder einer Kollegin erzählt, dass Sie gerade überlegten, sich einen Psychotherapieplatz zu suchen, dann wäre man Ihnen mit ziemlicher Sicherheit mit Unverständnis und Kopfschütteln begegnet – nach dem Motto: »Wieso, du bist doch ganz normal?« Glücklicherweise ist es heute viel »normaler«, sich professionelle Hilfe zu suchen, wenn es einem psychisch nicht mehr gut geht.

Wie oft bekommen wir im Alltag mit, dass Freunde, Verwandte oder auch der Nachbar »zum Arzt müssen«. Der eine hat Schnupfen, die andere ein verletztes Knie, und wieder ein anderer geht zum Check-up, um nachsehen zu lassen, ob alles bei ihm in Ordnung ist. Es ist das Normalste von der Welt, sich helfen zu lassen, sobald man sich Sorgen um seinen Gesundheitszustand macht, wenn man sich einen Infekt eingefangen hat oder es irgendwo wehtut. Und wenn uns die Schwester oder der Bruder, die Kollegin aus dem Büro oder die beste Freundin von körperlichen Beschwerden erzählt, lautet unser erster Ratschlag oft: »Geh doch mal zum Arzt, und lass das abklären!« Uns würde wohl kaum in den Sinn kommen zu sagen: »Warte mal ab, das ist nur eine Phase.« Oder: »Du musst einfach mal in den Urlaub fahren, dann geht es wieder besser.« Nicht wahr? Warum liegt uns also daran, dass sich ein Mensch, den wir mögen, bei körperlichen Beschwerden medizinische Unterstützung sucht? Zum einen machen wir uns vielleicht Gedanken um ihn, zum anderen ist es uns wichtig, dass er eine Diagnose und eine gute Behandlung bekommt. Denn dann ist er bestenfalls bald wieder wohlauf oder weiß, was ihm fehlt, und kann gezielt behandelt werden.

Ambulante Psychotherapie

Genauso ist das mit unserer Psyche. Wenn Sie Hilfe brauchen, merken Sie dies vielleicht daran, dass Sie das Gefühl haben, Ihren Alltag nicht mehr wie gewohnt bewältigen zu können. Sie fühlen sich die meiste Zeit überfordert, traurig, erschöpft, ängstlich oder allein. Oder Sie können Ihrer Arbeit nicht mehr so gut nachgehen. Das alles könnten erste Alarmsignale sein. Reichen dann Freunde, die Partnerin oder Familienmitglieder als Gesprächspartner nicht mehr aus, helfen Entspannungsübungen nicht mehr, genauso wenig wie regelmäßige Spaziergänge oder ein reduzierter Nachrichtenkonsum – was einem eben alles empfohlen wird –, oder Sie stecken über mehrere Wochen hinweg in diesem unbehaglichen Zustand, aus dem Sie allein nicht mehr herauskommen, dann können Spezialisten und Expertinnen eine gute Anlaufstelle sein.

In dem Fall sind das die Psychotherapeuten oder Psychiaterinnen. Diese Fachleute verfügen über eine fundierte mehrjährige Ausbildung, haben praktische Erfahrung. Die Psyche ist ihr Fachgebiet, und sie können im Rahmen von Erstgesprächen und Testverfahren einschätzen, ob Ihnen eine Psychotherapie möglicherweise helfen kann.

Um gleich mit eventuellen Befürchtungen aufzuräumen: Es wird nichts ohne Ihr Einverständnis geschehen. Denn nur Sie selbst können in Zusammenarbeit mit einem psychologischen oder ärztlichen Psychotherapeuten etwas verändern. Wie wir immer gern sagen: »Wir können Ihnen nur die Tür zeigen, durchgehen müssen Sie selbst!«

Sofern Sie sich zum ersten Mal mit der Frage auseinandersetzen, ob eine Psychotherapie für Sie infrage käme, werden Sie schnell merken, dass der Weg dahin kein leichter ist. Die folgenden Informationen können Ihnen helfen, sich gut im Psychotherapiedschungel zu orientieren und die für Sie am besten passende Behandlungsform zu finden.

Wer darf Psychotherapie anbieten und anwenden?

Nur studierte Psychologen oder Ärztinnen besitzen ein ausreichendes Fachwissen über die menschliche Psyche und psychische Krankheitsbilder. Erst nach einer mehrjährigen Zusatzausbildung bekommen sie eine Behandlungserlaubnis. Diese Approbation befähigt sie dazu, mit psychisch erkrankten Menschen zu arbeiten. Achten Sie auf folgende Berufsbezeichnungen, dann sind Sie auf der sicheren Seite:

- Psychiater sowie ärztliche Psychotherapeuten und Fachärzte für psychosomatische Medizin und Psychotherapie haben Medizin studiert und sich auf den psychiatrischen Bereich spezialisiert. Sie dürfen ihren Patienten auch Medikamente verschreiben.
- Psychologinnen haben ein Master- oder Diplomstudium im Studienfach Psychologie absolviert. Erst nach einer mehrjährigen Weiterbildung werden sie zu psychologischen Psychotherapeutinnen zugelassen, dann können sie psychotherapeutisch arbeiten.
- Allerdings gibt es auch den Titel »Heilpraktiker für Psychotherapie«. Dieser hat in der Regel kein Studium und erhält auch keine Approbation. Einzig eine kurze Prüfung vor dem Gesundheitsamt wird neben einem Hauptschulabschluss gefordert. Eine formale

Ausbildung wird von einigen privaten Schulen zur Vorbereitung der Prüfung zwar angeboten, diese stellt aber keine Voraussetzung dar. Auch sind Heilpraktiker nicht an wissenschaftlich anerkannte Methoden gebunden, und sie haben keine systematische Berufsaufsicht wie Ärztinnen oder psychologische Psychotherapeuten. Die Kosten für die Leistungen von Heilpraktikern werden zudem von den gesetzlichen Krankenkassen nicht übernommen und müssen privat bezahlt werden.

! Besser zum Profi

Die Berufsbezeichnung »Coach« und »psychologische Lebensberaterin« sind nicht geschützt. Das heißt, es kann sich jeder Mensch Coachin, Berater oder sogar Traumatherapeutin nennen und unter anderem in den sozialen Medien für sich werben. Für ihren Rat rufen selbst ernannte Life-Coaches nicht selten hohe Honorare auf, können aber meist nicht helfen. Manchmal verschlimmert sich das Befinden von Hilfesuchenden durch die Behandlung sogar, wenn diese Berater nicht genug darüber wissen, wie man mit den verschiedenen psychischen Krankheitsbildern richtig umgeht. Es ist also im Vorfeld ganz entscheidend zu überprüfen, über welche Qualifikationen ein Behandler oder eine Behandlerin verfügt. Wichtig ist auch, ob die Therapie von der Krankenkasse übernommen wird.

Wissenschaftlich anerkannte Psychotherapieverfahren

Mittlerweile sind in Deutschland vier Psychotherapieverfahren von der Krankenkasse anerkannt, deren Behandlungskosten übernommen werden. Nähere Informationen erhalten Sie auf der Seite der Kassenärztlichen Vereinigung (www.kbv.de). Vielleicht finden Sie auch hier schon eine persönliche Tendenz, welches Psychotherapieverfahren das »richtige« für Ihr Anliegen oder eine Erkrankung eines Angehörigen sein könnte. Sollten Sie unsicher sein, können Sie sich immer an Ihre behandelnde Ärztin wenden. Spätestens während des Erstgesprächs bei einem Psychotherapeuten können Sie sich auch genauer erkundigen.

Die (kognitive) Verhaltenstherapie (VT)

Da für dieses Verfahren die besten empirischen Nachweise über die Wirksamkeit vorliegen, gilt sie für viele psychische Erkrankungen als Therapieform der ersten Wahl. Sollten Sie sich für eine VT entscheiden, erhalten Sie im Verlauf der Behandlung eine Art »Werkzeugkoffer«. Ihre Verhaltens-, Beziehungs- und Denkmuster werden im Gespräch mit Ihrer Therapeutin thematisiert und, falls nötig, angepasst. Da man bei dieser Psychotherapieform davon ausgeht, dass wir viele Verhaltensweisen, Fähigkeiten und Denkvorgänge im Lauf unseres Lebens erlernt haben, erarbeiten Sie verschiedene Techniken, die Ihnen helfen können, mit aktuellen und zukünftigen problematischen Situationen anders umzugehen und diese nachhaltig zu bewältigen.

Ihre Therapeutin kann Ihnen aber auch bestimmte »Werkzeuge« an die Hand geben, zum Beispiel bestimmte Entspannungsverfahren wie beispielsweise die progressive Muskelentspannung nach Jacobson (siehe Seite 234) oder Techniken für ein individuelles Stressmanagement.

Die (kognitive) Verhaltenstherapie setzt im Hier und Jetzt an, sie ist also gegenwartsorientiert. Ihre Biografie sowie Ihre Lebens- und Lernerfahrungen spielen natürlich auch eine wichtige Rolle und werden in den therapeutischen Prozess einbezogen. Das Hauptaugenmerk liegt jedoch auf der Steigerung Ihrer psychischen Stabilität, der konkreten Behandlung und Linderung Ihrer zentralen Beschwerden im Hier und Heute und natürlich auch in der Zukunft.

Je nach Erkrankungsbild, Ihrem Anliegen und dem bisherigen Krankheitsverlauf können zwölf bis achtzig verhaltenstherapeutische Sitzungen beantragt werden. Die Sitzungen finden in der Regel einmal wöchentlich statt. Auch können Intensivphasen mit mehreren Stunden pro Woche sinnvoll sein. Falls Sie darüber hinaus den Eindruck haben, mehr Stunden zu benötigen, besprechen und entscheiden Sie, wie bei allen anderen Therapieverfahren auch, gemeinsam mit Ihrem Behandler darüber und beantragen diese gegebenenfalls. Im Gegenzug kann aber zusammen mit dem Therapeuten auch entschieden werden, die Anzahl zu verkürzen.

Psychoanalytische Psychotherapie

Dieses Psychotherapieverfahren fußt auf den psychoanalytischen Störungs- und Behandlungsmodellen, die auf Sigmund Freud zurückgehen. Es setzt primär in der Vergangenheit an, also in der Kindheit. Psychoanalytiker schreiben die Ursachen von Beschwerden unbewussten Konflikten zu, die uns in der Analyse langsam bewusst werden sollen. Das können unbewusste Gefühle, scheinbar vergessene Erinnerungen aus der Kindheit oder verdrängte Konflikte sein. Stark vereinfacht kann man sagen, dass Sie hier gründlich über Ihr bisheriges Leben nachdenken und reflektieren können.

Das psychoanalytische Behandlungsmodell geht davon aus, dass sich die früheren Konflikte auf die therapeutische Beziehung übertragen, dort reaktiviert werden und durch die besondere Gestaltung der Beziehung dann gelöst werden können. Anders als bei der (kognitiven) Verhaltenstherapie nimmt dabei die Psychoanalytikerin eine eher zurückhaltende Rolle ein und ist wenig richtungsweisend. In der Regel findet die psychoanalytische Psychotherapie zwei- bis dreimal pro Woche im Liegen statt. Die Krankenkasse übernimmt die Kosten von bis zu 300 Sitzungen.

Tiefenpsychologisch fundierte Psychotherapie

Diese Therapierichtung fußt ebenso auf der psychoanalytischen Theorie. Hier betrachten Therapeut und Patientin eher aktuelle Konflikte und Entwicklungsverzögerungen unter Berücksichtigung des Unbewussten. Auch die Vergangenheit eines Patienten spielt eine wichtige Rolle, denn diese wird mit den aktuellen Beschwerden in Zusammenhang gebracht. Zusammen wird unter anderem erarbeitet, welche Beziehungsmuster und emotionale Erfahrungen Sie in Ihrem Leben geprägt und welchen möglichen Einfluss diese Muster noch heute in Ihrem Leben haben. Das Stundenkontingent umfasst hier bis zu hundert Sitzungen.

Systemische Therapie

Mit maximal 48 Sitzungen ist die systemische Familientherapie ein Verfahren, welches das eigene Umfeld in den Mittelpunkt stellt. Dabei kann es sich um das familiäre, aber auch das soziale Umfeld handeln. Hier werden die eigenen Beziehungsmuster und die des gesamten Systems (systemische Beziehungsmuster) sowie dessen Wechselwirkungen herausgearbeitet und gegebenenfalls verändert. Natürlich können auch Familienmitglieder im Verlauf mit in den Prozess integriert werden. In welchem Umfang, entscheiden Sie gemeinsam mit dem Therapeuten.

Wie finde ich einen Therapieplatz?

Der einfachste Weg, um sich zu über Psychotherapieverfahren und ambulante Psychotherapeuten zu informieren, ist das Internet. Im Anhang finden Sie eine Auswahl an hilfreichen Adressen. Bei den Suchplattformen können Sie auch nach Geschlecht, Sprache oder Therapieverfahren auswählen. Oft ist es empfehlenswert, wenn Sie bei Ihrer Suche alphabetisch bei »Z« anfangen. Die meisten Suchenden beginnen im Verzeichnis in der Regel bei »A«. Diese Praxen haben dann meistens keine Kapazitäten mehr für Neupatientinnen. Sie können sich auch bei Ihrer Krankenkasse informieren und eine Liste möglicher Anlaufstellen anfordern.

Erste Orientierung: die Terminservicestelle

Zusätzlich können Sie auch bei der Terminservicestelle der Kassenärztlichen Vereinigung anrufen. Diese vermittelt Ihnen zeitnah – in der Regel innerhalb von vier Wochen – einen Termin zu einer Sprechstunde bei einem niedergelassenen Psychotherapeuten. Der kann mit Ihnen herausfinden, welches Verfahren für Sie am geeignetsten wäre, und verweist Sie dann an die jeweilige Spezialistin.

Diese hat Kapazitäten für eine geringe Anzahl an Sprechstunden, Sie können Sie nicht selbst aussuchen. Es ist trotzdem sehr empfehlenswert, den Termin wahrzunehmen. Die Sprechstunden können in dreimal fünfzig Minuten oder sechsmal 25 Minuten in Anspruch genommen werden. Dieses niedrigschwellige Angebot dient der ersten Orientierung.

Achtung: Einen Termin für eine Sprechstunde zu haben bedeutet nicht, dass Sie automatisch einen Therapieplatz bekommen. Um Frustrationen zu vermeiden, erkundigen Sie sich bitte im Vorfeld nach freien Kapazitäten. Falls Sie gesetzlich versichert sind und die Behandlung nicht privat tragen können oder wollen, dann achten Sie unbedingt darauf, ob die jeweilige Expertin eine Kassenzulassung besitzt.

Möglicherweise stellt der behandelnde Experte fest, dass Sie sich in einem Krisenfall befinden und »ganz schnell« behandelt werden müssen. In solchen Fällen ist es möglich, dass er Ihnen eine sogenannte Akutbehandlung anbietet oder Sie weiterverweist. Mit zwölf Sitzungen von je fünfzig Minuten oder 24 Sitzungen à 25 Minuten steht Ihnen damit ein Hilfsangebot zur Verfügung, das Sie kurzfristig stabilisieren soll. Eventuell kann diese auch stattfinden, um die Wartezeit für eine voll- oder teilstationäre Maßnahme zu überbrücken oder um auf eine Psychotherapie vorzubereiten.

! Wartezeit verkürzen

Aktuelle Umfragen zeigen, dass in Deutschland die Wartezeit für einen Therapieplatz (leider!) oft bis zu sechs Monate beträgt. Manchmal, zum Bespiel aufgrund einer Pandemie, kann sie sich sogar bis zu einem Jahr hinziehen. Um sich dies zu ersparen, kontaktieren Sie am besten mehrere Psychotherapeutinnen gleichzeitig. Lassen Sie sich nicht von Anrufbeantwortern abschrecken und auch nicht, wenn Rückrufe ausbleiben. Fragen Sie nach, ob und wann ein fester Therapieplatz frei ist oder ob es eine Warteliste gibt, auf die Sie sich setzen lassen können.

Sich öffnen im Erstgespräch

Kommt es zu diesem Gespräch, benötigen Sie nur Ihre Krankenversicherungskarte, eine Überweisung ist nicht notwendig. In der Regel handelt es sich um ein bis zwei Termine, bei denen eine sogenannte Verdachtsdiagnose gestellt wird. Es geht ausschließlich um Sie und was Sie beschäftigt. Es ist natürlich günstig, sich hier etwas zu öffnen. Meistens kann genau das aber ungewohnt sein, mit einer fremden Person über die eigene aktuelle Problemlage zu sprechen oder gar vor ihr zu weinen. Machen Sie sich immer klar, dass die Psychotherapeutin ein Profi ist. Genauso wie eine Ohrenärztin täglich Hörtests bei ihren Patienten macht, so hören Psychotherapeuten in ihrer Praxis Tag für Tag vielen Frauen und Männern, Kindern und Jugendlichen zu, was diese

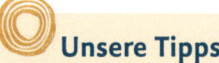
Unsere Tipps

- **Notieren Sie** vor dem Erstgespräch, was Sie erzählen oder fragen wollen; dann vergessen Sie nichts.
- **Scheuen Sie sich nicht, Fragen zustellen.** Sie können sich bei Ihrer Therapeutin auch danach erkundigen, welchen Ausbildungshintergrund oder ob sie auch schon mal in einer Klinik gearbeitet hat.
- **Versuchen Sie**, Ihre Problembereiche kurz darzustellen, es muss nicht detailliert sein.
- **Hören Sie nach dem Gespräch** auf Ihr Gefühl. Wie ist es Ihnen ergangen? Sie müssen nicht sofort einen zweiten Termin ausmachen, sondern können noch eine Nacht darüber schlafen und anbieten, sich zu melden.

- **Falls Sie bestimmte Medikamente** einnehmen: Schreiben Sie vorher auf, wie die Präparate heißen und in welcher Dosis Sie diese seit wann einnehmen.
- **Fragen Sie nach**, ob Sie zeitnah einen Therapieplatz erhalten oder wie lange die ungefähre Wartezeit beträgt.
- **Falls es Vorbehandlungen bei Ihnen gab**, können Sie gern die Berichte (Arztbriefe) zum Erstgespräch mitbringen. Es hilft auch zu wissen, wann welche Behandlungsart stattgefunden hat (Jahreszahl). Beispiel: »2020–2022: ambulante verhaltenstherapeutische Behandlung. 2022: stationärer Aufenthalt in Klinik xy von sechs Wochen.«

aus ihrem Leben erzählen, und arbeiten gemeinsam mit ihnen daran, dass sie sich wieder besser fühlen. Außerdem können Sie hier nicht nur vorbringen, was Ihnen zu schaffen macht. Sie können sich in diesem geschützten Raum auch aussprechen, welche Sorgen und Bedenken Sie mit sich tragen. Manchmal hilft auch dieser Gedanke: Betrachten Sie Ihre Psyche wie ein Körperteil, der wehtut und den Sie Ihrer Ärztin zeigen.

Passen wir zusammen? – Probatorische Sitzungen

Um herauszufinden, ob es mit Ihrem Behandler gut passt, finden nach dem Erstgespräch bis zu vier probatorische Sitzungen statt. Sie dienen dazu, sich besser kennenzulernen und mit der therapeutischen Arbeit zu beginnen. Die Kasse übernimmt diese Termine bei einer kassenärztlichen Praxis auf jeden Fall. Jetzt werden Sie systematisch befragt, um Ihren Gesundheitszustand zu ermitteln (Anamnese). Oft bekommen Sie auch Fragebögen mit nach Hause. So kann die Psychotherapeutin einen guten Überblick über Sie und Ihre Geschichte gewinnen. Normalerweise weiß man als Patient nach ein oder zwei Sitzungen, ob man miteinander harmoniert. Sollte der Therapeut also einen Behandlungsbedarf feststellen und sich die Beziehung zum Patienten vertrauensvoll gestalten, stellt er einen Krankenkassenantrag für die Kostenübernahme, und die Behandlung kann nach Bewilligung beginnen beziehungsweise weitergehen. Achten Sie bei diesen Sitzungen

- auf Ihr »Bauchgefühl« und darauf,
- ob Ihnen auch aufmerksam zugehört wird,
- ob man Sie ausreden lässt,
- ob Sie alles verstehen, was Ihnen gesagt wird,
- ob Ihre Grenzen jederzeit respektiert werden,
- ob Sie fragen dürfen, wenn Sie etwas nicht verstehen
- ob die Gespräche wertfrei und auf Augenhöhe stattfinden und
- ob Ihre Ansichten, Ihre sexuelle Orientierung, Ihre ethnische Zugehörigkeit und Ihr Glaube respektiert werden.

Wenn es nicht passt, ist das auch kein Weltuntergang. Sprechen Sie über Ihre Bedenken, und schauen Sie sich die unangenehmen Gefühle gemeinsam an. Sollte das nicht funktionieren, ist ein Wechsel bedenkenswert – auch wenn das unter Umständen bedeutet, wieder lange auf einen Therapieplatz zu warten. Übrigens kann auch Ihre Therapeutin absagen. Das ist der Fall, wenn sie sich mit bestimmten Krankheitsbildern unsicher fühlt, wenn sie etwas Ähnliches erlebt oder den Eindruck hat, dem Patienten nicht gerecht werden zu können. Manchmal übersteigt auch die empfohlene Be-

handlungsdauer die Kapazitäten der Therapeutin. Das bedeutet, dass Sie beispielsweise mit Ihrem Erkrankungsbild eine engmaschigere Begleitung benötigen, als es der Kalender der Therapeutin hergibt.

Wann ist ein stationärer Aufenthalt sinnvoll?

Manchmal kann es sein, dass man sich in einer akuten Krise wiederfindet, den Alltag nicht mehr eigen-

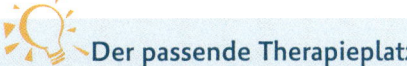

Der passende Therapieplatz

Wie sollte ein Therapieplatz aussehen, an dem Sie sich wohlfühlen und wo Sie auch bleiben möchten? Die Lage der Praxis macht viel aus und auch, ob die Behandlung im Ausnahmefall online oder vor Ort stattfinden kann. Auch die Atmosphäre in der Praxis spielt eine große Rolle. Wenn Sie lange Wege auf sich nehmen, ist es angenehmer, sich an einem Platz einzufinden, an dem Sie sich gut aufgehoben fühlen. Leider ist es oft so, dass man einen weiten Fahrtweg hat, denn in den Ballungsgebieten sind die Therapieplätze heiß begehrt. Achten Sie darauf, dass Sie genug Zeit für die Hin- und Rückfahrt einplanen. Wenn Ihnen beispielsweise eine lange Parkplatzsuche vor jeder Sitzung bevorsteht, rechnen Sie das im Vorfeld mit ein. Eventuell ist Patienten neben der Kompetenz und der Sympathie füreinander auch das Geschlecht ihres Therapeuten wichtig und ob sie die Gespräche in ihrem eigenen Tempo führen können.

ständig bewältigen kann oder gar sein Leben nicht mehr als lebenswert erachtet. Wenn scheinbar also gar nichts mehr geht und Sie sich so nicht kennen, dann ist möglicherweise ein Aufenthalt in einer psychiatrischen Klinik angezeigt. Dies können Sie im Vorfeld mit Ihrem Behandlungsteam besprechen (zum Beispiel Psychotherapeutin, Psychiater, Hausärztin) oder sich, je nach Dringlichkeit, gleich in die Notfallambulanz oder Rettungsstelle in Ihr zuständiges Krankenhaus begeben. Sie können also ungeplant – etwa bei akuten Suizidgedanken – oder geplant eine Klinik aufsuchen.

Welche Klinik passt zu mir?

Je nach Einrichtung sind die Wartezeiten bei einem geplanten Klinikaufenthalt unterschiedlich. Oft muss man sich auf eine Warteliste setzen lassen.

Die Kliniken, die Sie wegen Ihrer Erkrankung aufsuchen können, sind in der Regel bezirksgebunden abhängig von Ihrem Wohnort. Das bedeutet, dass Sie nicht immer die freie Wahl haben, in welchem Haus Sie sich behandeln lassen. Allerdings gibt es oft auch Ausnahmen, die eine Aufnahme in einer anderen Klinik rechtfertigen können. Sollten Sie beispielsweise ein ganz spezielles Therapieprogramm benötigen, das nur in bestimmten Einrichtungen angeboten wird, so können Sie dies im Vorfeld mit dem jeweiligen Krankenhaus besprechen. Darüber hinaus gibt es in den Kliniken Stationen, die sich auf ein spezifisches Erkrankungsbild spezialisiert haben. Dieses kann beispielsweise bei einer posttraumatischen Belastungsstörung oder einer Suchterkrankungen, bei einer Schizophre-

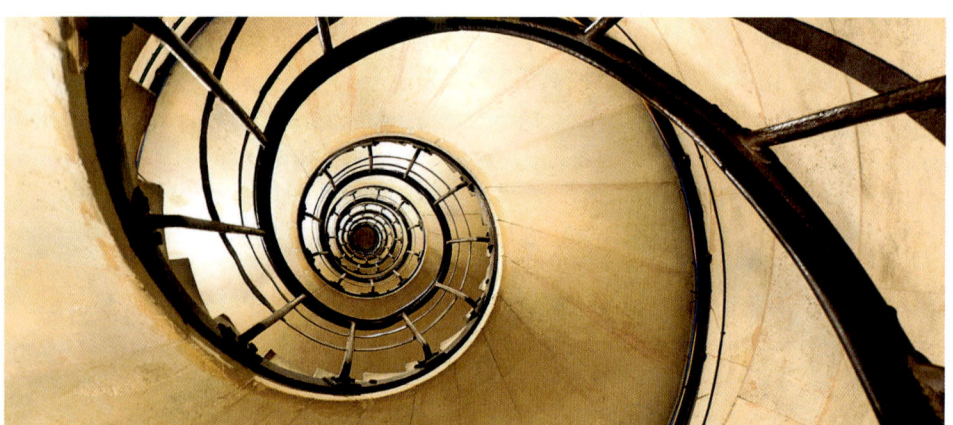

Menschen neigen dazu, angstbesetzte Situationen zu vermeiden. Diese Strategie führt zu einer Entlastung, hält aber mittel- und langfristig die Angst aufrecht. Um die Ängste zu behandelt werden im Rahmen von ambulanten oder stationären Psychotherapien oft Expositionsbehandlungen durchgeführt.

nie oder einer emotional instabilen Persönlichkeitsstörung (Borderline) der Fall sein. Ebenso können Sie sich über Kliniken über deren Internetseite, den Klinikkompass (www.klinik kompass.com) oder verschiedene Rankings in den Medien informieren.

Leistungen und Angebote

In einer auf psychische Erkrankungen spezialisierten Klinik erhalten Sie vom ersten Tag an eine so engmaschige und vielseitige Unterstützung, wie sie ambulant naturgemäß nicht möglich ist. Das Behandlungsteam besteht in der Regel aus mehreren Expertinnen. Ärzte, Psychiaterinnen, Psychologen, Ergotherapeutinnen, Physiotherapeuten, Sozialarbeiterinnen und das Pflegepersonal sollten jederzeit für die Patienten ansprechbar sein und bieten Hilfe in Form von verschiedensten Therapiemöglichkeiten. Unter Umständen kann auch die Einleitung einer medikamentösen Behandlung hilfreich sein, um den Patientinnen, je nach Erkrankung und Schweregrad, eine emotionale Entlastung zu bieten oder Beschwerden zu mildern. Ziel ist immer eine bestmögliche Stabilisierung, sodass die Patienten im besten Fall nach dem Klinikaufenthalt wieder ihren Alltag meistern können.

Alternative: Tagesklinik

Falls eine ambulante Behandlung nicht ausreicht, ein Klinikaufenthalt jedoch zu intensiv oder nicht ange-

zeigt erscheint weil Sie Ihren Alltag noch ganz gut bewältigen, könnten Sie den regelmäßigen Besuch einer Tagesklinik in Betracht ziehen. Auch wenn Sie sich beispielsweise einen längeren stationären Aufenthalt nicht vorstellen können, beispielsweise weil Sie Haustiere oder Kinder zu versorgen haben, wäre diese Möglichkeit auf jeden Fall eine Überlegung wert. Hier erhalten Sie ebenfalls vielseitige Unterstützungs- und Therapieangebote. Dazu besuchen Sie die Klinik jeden Tag, oftmals in der Zeit von 9.00 bis 17.00 Uhr, und nehmen hier auch Ihre Mahlzeiten ein. Meistens haben Sie den späten Nachmittag zur freien Verfügung und übernachten bei sich zu Hause.

Videogestützte Psychotherapien

Nicht zu verwechseln sind die aufgeführten Angebote mit der videogestützten Psychotherapie. Während der Covidpandemie gab es die Ausnahmeregel, ganze Psychotherapien online durchführen zu dürfen. Diese Regelung ist jedoch weitgehend wieder aufgehoben worden, sodass nur ein gewisser Teil der Psychotherapie online stattfinden darf. Wenn Sie allerdings Privatzahlerin sind, dann steht es Ihnen und Ihrem Therapeuten natürlich frei, weiterhin dieses Medium für die gemeinsame therapeutische Arbeit zu wählen.

UNTERSTÜTZUNG AUS DER APOTHEKE: MEDIKAMENTE

Bei einigen Erkrankungen und in manchen Situationen kann eine Behandlung mit Psychopharmaka sinnvoll sein. In der Regel geschieht das begleitend zu anderen Therapiemaßnahmen. Einige Medikamente haben dabei durchaus das Zeug, uns in Angst und Sorge zu versetzen, wenn wir den Beipackzettel und den Abschnitt »Nebenwirkungen« lesen. Macht die Arznei vielleicht sogar noch kränker? Was ist dran am schlechten Ruf von Medikamenten gegen psychische Krankheiten?

Haben Sie das schon mal gehört oder gelesen? Psychopharmaka machen abhängig, verändern die Persönlichkeit, stumpfen ab, helfen eh nicht, die Ursachen zu behandeln, schaden der Leber, den Nieren und anderen Organen, machen impotent, stellen ungezogene Kinder ruhig, sollte man nur einnehmen, wenn es gar nicht anders geht. Und wenn, dann nur in möglichst geringer Dosierung und so kurz wie möglich … Diese und andere Meinungen zu Psychopharmaka sind weitverbreitet. Dabei sind Verallgemeinerungen wie zum Beispiel der Satz »(Alle) Psychopharmaka machen abhängig« schlichtweg falsch. Genauso wie übrigens die Aussagen »(Alle) Menschen sind blond« oder »(Alle) Autos sind rot«. Sehen wir uns deshalb die Möglichkeiten und Grenzen von Psychopharmaka genauer an. Sie sind – wie jedes andere Medikament auch – kein Allheilmittel, aber wir und vor allem Menschen mit psychischen Erkrankungen können froh sein, dass es sie gibt.

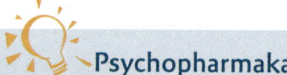

Psychopharmaka

Unter dem Begriff »Psychopharmaka« verstehen wir Medikamente, mit denen psychische Erkrankungen behandelt werden können. Die darin wirksamen Substanzen beeinflussen bestimmte Botenstoffe im Gehirn. Sie gehören heute zu den am häufigsten verordneten Medikamenten und werden von Nervenärzten, Psychiaterinnen und anderen Ärzten verordnet. Wie andere Arzneimittel auch können Psychopharmaka Nebenwirkungen haben. Deshalb ist es wichtig, dass ihr Einsatz unter ärztlicher Kontrolle erfolgt.

Ein Blick zurück

Vor noch nicht einmal 75 Jahren gab es so gut wie keine medikamentösen Behandlungsmöglichkeiten für die meisten psychischen Erkrankungen. Die Schwerstkranken wurden in riesigen Kliniken »verwahrt«. Eine Behandlung erfolgte kaum. Erst seit den Fünfzigerjahren konnten Ärzte und Psychiaterinnen Medikamente anwenden, zum Beispiel gegen schwere Depressionen, Psychosen und manisch-depressive Erkrankungen. So konnten viele Betroffene auch außerhalb von psychiatrischen Krankenhäusern behandelt werden, und ihnen wurde so ein »normales« Leben ermöglicht. Gleichzeitig erkannte man allerdings auch, dass manche Psychopharmaka, die sogenannten Benzodiazepine, abhängig machen. Als dann noch das Schlaf- und Beruhigungsmittel Thalidomid, das auch zur Behandlung von Schwangerschaftsübelkeit verschrieben wurde, zu schlimmen Fehlbildungen und Behinderungen bei über zehntausend Neugeborenen führte, war der Ruf von Psychopharmaka erst mal ruiniert. Unter anderem dieser Contergan-Skandal führte dazu, dass das Vertrauen in die Produkte der Pharmaindustrie nachhaltig erschüttert wurde und insbesondere psychisch wirksame Medikamente fortan misstrauisch beäugt wurden.

... und ins Heute

Trotzdem: Bei allen möglichen Risiken, Nebenwirkungen und trotz mancher Unzulänglichkeiten der aktuell verfügbaren Psychopharmaka können wir uns glücklich schätzen, über diese medikamentösen Behandlungsmöglichkeiten zu verfügen. Oft wird es Patienten nur durch den Einsatz moderner Medikamente ermöglicht, wieder an der Gesellschaft und im Beruf teil-

zunehmen. Und ganz klar: Immer müssen die Vorteile einer Behandlung mögliche Nachteile bei Medikamenten – das sind in der Regel Nebenwirkungen – aufwiegen. Die Bilanz muss für den Betroffenen immer positiv sein. Deshalb sehen sich inzwischen immer mehr Ärzte als Experten darin, ihre Patienten dabei zu unterstützen, eine individuell möglichst gut abgestimmte Behandlung zu finden. Wie für die Psychotherapie gilt, dass die Grundlage einer erfolgreichen Behandlung ein vertrauensvolles Verhältnis von Patient und Arzt ist.

Möglichkeiten und Grenzen der medikamentösen Therapie

Bei vielen psychischen Erkrankungen ist das Gleichgewicht von bestimmten Botenstoffen im Gehirn gestört. Typische Vertreter sind Serotonin, Dopamin, Noradrenalin, Acetylcholin, aber auch Glutamat oder GABA (Gamma-Aminobuttersäure). Diese Botenstoffe sorgen für die Übertragung von Signalen zwischen den einzelnen Nervenzellen und verschiedenen Strukturen im Gehirn. Psychopharmaka beeinflussen diese Neurotransmitter. Teilweise werden auch die Rezeptoren, das sind die Andock- oder Bindungsstellen dieser Nervenüberträgerstoffe, aktiviert oder blockiert. Ein weiterer Wirkmechanismus besteht darin, dass entweder der Abbau der Nervenüberträgerstoffe beein-

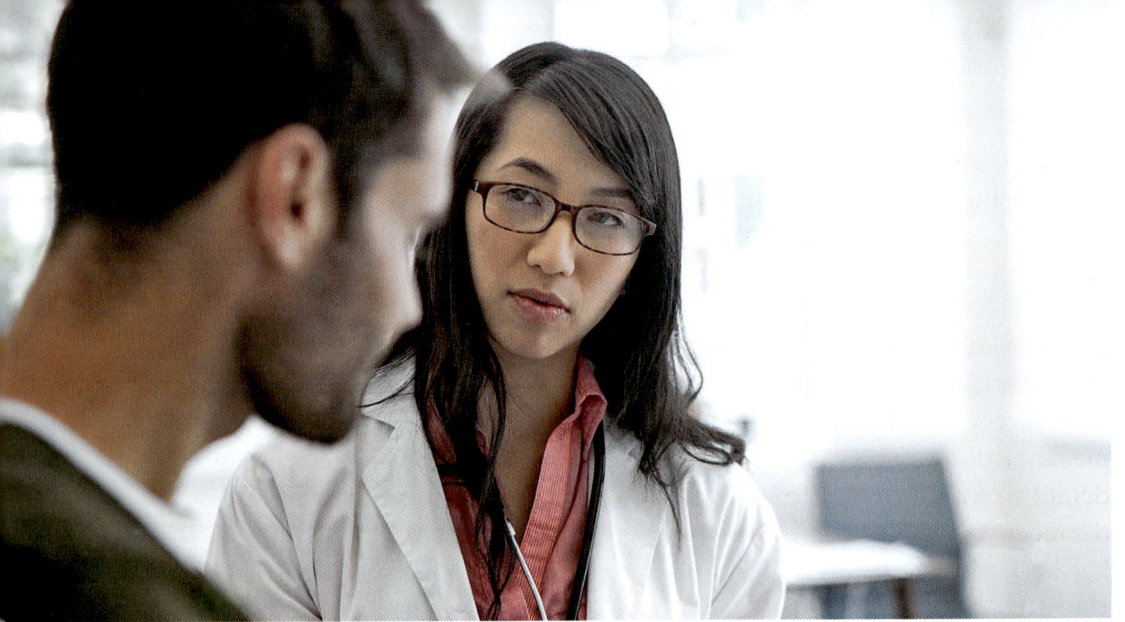

Eine ärztlich verordnete medikamentöse Therapie kann stabilisieren und dabei helfen, dass Betroffene wieder einen normalen Alltag bewältigen können. Umso wichtiger ist es, sie regelmäßig einzunehmen. Keine Sorge: Die Mehrzahl der Medikamente macht nicht abhängig.

flusst wird oder ihre Wiederaufnahme in die Nervenzelle, wie beispielsweise bei den sogenannten Rückaufnahmehemmern.

Die wichtigsten Medikamentengruppen

Psychopharmaka können in folgende sechs Gruppen oder Kategorien eingeordnet werden.

Antidepressiva

Anwendung: Antidepressiva wurden vor allem zur Behandlung von Depressionen entwickelt. Aber auch in der Therapie von Angst- und Zwangserkrankungen (siehe Seiten 36 und 89) sowie der posttraumatischen Belastungsstörung kommen meist Antidepressiva zum Einsatz. Weitere wichtige Bereiche sind die Schmerztherapie und die Behandlung von Schlafstörungen. Antidepressiva wirken stimmungsaufhellend und je nach Medikament antriebssteigernd oder müde machend. Antidepressiva machen nicht abhängig.

Unterschieden werden
- »alte« sogenannte trizyklische Antidepressiva,
- »neuere« selektive Serotonin-Rückaufnahmeinhibitoren (SSRI: zum Beispiel Escitalopram, Fluoxetin oder Sertralin), Serotonin-Noradrenalin-Wiederaufnahmehemmer (SSNRI: zum Beispiel Duloxetin, Venlafaxin) oder Noradrenalin- und Dopamin-Rückaufnahmeinhibitoren (Bupropion).

Daneben gibt es MAO-Inhibitoren (Moclobemid, Tranylcypromin) und ein auf Melatoninrezeptoren (Agomelatin) wirkendes Antidepressivum.

Einnahmedauer: Die Wirkung der Medikamente gegen Depression oder Angsterkrankungen tritt meist erst nach zwei- bis vierwöchiger Einnahme auf. Zur Verhinderung eines Wiederauftretens der Symptomatik sollte die regelmäßige Einnahme über sechs bis zwölf Monate erfolgen.

Nebenwirkungen: Je nachdem, welche Nervenüberträgerstoffe beeinflusst werden, kann es zu unterschiedlichen Nebenwirkungen kommen. Bei den häufig verwendeten SSRIs sind dies zum Beispiel sexuelle Funktionsstörungen (siehe Seite 120 f.), vermehrtes Schwitzen oder zu Beginn Übelkeit, Kopfschmerzen und Unruhe. Häufig wird die Dosis langsam

erhöht. Die Nebenwirkungen bilden sich in der Regel nach Absetzen der Medikamente wieder zurück.

Antipsychotika (Neuroleptika)

Anwendung: Während die alten Neuroleptika fast nur zur Behandlung von Psychosen verwendet wurden, setzt man die neuen inzwischen teilweise auch zur Therapie von Depression und Manie ein. Allen gemeinsam ist, dass sie die Wirkung des Botenstoffs Dopamin in bestimmten Regionen des Gehirns blockieren und bei Erregungszuständen dämpfen.

Aufgrund ihrer schnellen Wirksamkeit und Verträglichkeit werden sogenannte »typische« Antipsychotika teilweise noch in der Akutpsychiatrie angewendet (zum Beispiel Haloperidol). Zur längerfristigen Therapie kommen aber vor allem neuere, atypische Antipsychotika zum Einsatz. Sie haben auch einen Vorteil im Hinblick auf die geistige (kognitive) Leistungsfähigkeit und die Lebensqualität. Neuroleptika machen nicht abhängig.

Einnahmedauer: Manchmal reicht eine kurzfristige Einnahme aus. Bei vielen chronischen psychischen Erkrankungen kann jedoch eine mittel- bis längerfristige Anwendung sinnvoll sein. Meist werden auch diese Medikamente als Tabletten eingenommen, von manchen gibt es inzwischen aber auch Spritzen, die nur in sehr großen Abständen verabreicht werden müssen (Depotspritzen).

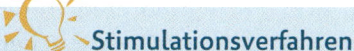

Stimulationsverfahren

In der Behandlung von Depressionen werden auch eine Reihe von biologischen Stimulationsverfahren angewendet. Diese sind entweder medikamentös (Ketamin) oder elektrisch (Elektrokrampftherapie, Vagusnervstimulation, tiefe Hirnstimulation). Durch Magnetfelder (transkranielle Magnetstimulation) können auch das Gehirn beziehungsweise bestimmte Regionen in der Steuerzentrale im Kopf aktiviert oder gebremst werden. Meist werden diese Verfahren eingesetzt, wenn mit anderen keine ausreichende Besserung erreicht wird.

Nebenwirkungen: Während die in der Psychosebehandlung eingesetzten alten Neuroleptika parkinsonähnliche Bewegungsstörungen zur Folge haben, finden sich diese bei den neueren, sogenannten atypischen Neuroleptika weniger, dafür eher eine Appetitsteigerung und Gewichtszunahme sowie Veränderungen der Blutfette und Hormone.

Beruhigungs- und Schlafmittel (Benzodiazepine)

Anwendung: Benzodiazepine können in Ausnahmesituationen wie etwa akuter Selbsttötungsgefahr (Suizidalität) oder schwerer psychotischer Angst für die Betroffen extrem wichtig und hilfreich sein, aus unserer Sicht sogar lebensrettend.

Einnahmedauer: Sie müssen jedoch sehr, sehr umsichtig, gezielt und zeitlich begrenzt angewendet werden (siehe unten). Auch zur kurzfristigen Schlafförderung können Benzodiazepine eingenommen werden. Aber auch hier gilt: bitte nur kurzfristig.

Es kommt zur Gewöhnung und Abhängigkeitsentwicklung. Daneben verringern die Substanzen den Tiefschlaf und reduzieren daher die Schlafqualität. Die sogenannten Z-Substanzen wie Zolpidem und Zopiclon haben in geringer Dosierung eine ausgeprägte hypnotische Wirkung. In höherer Dosierung wirken sie antiepileptisch und anxiolytisch (angstlösend, -dämpfend). Auch hier

---

! Suchtgefahr

Mitte der Sechzigerjahre besangen die Rolling Stones »Mother's Little Helper«, ein Lobgesang auf das Benzodiazepin-Beruhigungsmittel Valium. Als Weiterentwicklung der Barbiturate waren diese Substanzen zwar sehr viel sicherer und besser verträglich. Doch auch sie haben ein Gewöhnungs- und damit Missbrauchspotenzial. Das heißt: Bei regelmäßiger Einnahme wird man davon abhängig und benötigt immer mehr. Dies ist bereits nach wenigen Wochen der Fall.

---

besteht ein Missbrauchs- und Abhängigkeitspotenzial.

Stimmungsstabilisierer

Anwendung: Bei affektiven Störungen und zur Behandlung oder Verhinderung manischer oder depressiver Episoden. Der typische Vertreter ist Lithium. Weitere Stimmungsstabilisierer sind Antiepileptika (Carbamazepin, Lamotrigin, Valproinsäure) oder atypische Neuroleptika (Aripiprazol, Asenapin, Olanzapin, Quatiapin).

Einnahmedauer: In der Regel werden Stimmungsstabilisierer mittel- bis längerfristig angewendet, bei manchen Menschen mit bipolaren Erkrankungen auch über Jahrzehnte.

Nebenwirkungen: Die Nebenwirkungen sind abhängig von den jeweiligen Substanzen. Hier ist es besonders wichtig, mit einem Spezialisten, also in der Regel einem Arzt, die Vor- und Nachteile der Substanzen gegeneinander abzuwägen. Und: Nebenwirkungen *können* auftreten, *müssen* aber nicht; und selbst zu sehr häufigen Nebenwirkungen wie zum Beispiel die Appetit- und Gewichtszunahme unter Olanzapin kommt es bei manchen Menschen gar nicht.

Stimulanzien

Anwendung: Methylphenidat und Amphetamin werden zur Behandlung des ADHS und der Narkolepsie eingesetzt, Modafinil bei Narkolepsie. Viele Stimulanzien haben bei missbräuchlicher Anwendung ein Abhängigkeitspotenzial, insbesondere wenn sie nicht als Tabletten eingenommen werden. In der Party- und Drogenszene sind Amphetamine (Speed), MDMA (Ecstasy) oder Metamphetamin (Crystal Meth), aber auch Kokain en vogue. Dabei können Kokain und Amphetamine psychotisches Erleben hervorrufen.

Auch wenn die Substanzen aus dieser Gruppe umstritten sind, stellen sie für die häufigste psychische Erkrankung im Kindes- und Jugendalter ADHS ein wichtiges Behandlungsinstrument dar. Eine ausführliche Untersuchung ist hier notwendig, darüber hinaus muss die Behandlung von einem Spezialisten beaufsichtigt werden. Ist die Diagnose korrekt, führt Methylphenidat zu einer Reduktion der Hyperaktivität und zu einer Besserung der Aufmerksamkeitsstörung. Seit 2011 gibt es auch eine Zulassung für die Behandlung des ADHS bei Erwachsenen. 2019 wurde in Deutschland Lisdexamphetamin zur ADHS-Behandlung zugelassen.

Einnahmedauer: Die Wirksamkeit kann relativ schnell beurteilt werden. Meist ist auch hier eine regelmäßige Einnahme sinnvoll, wobei immer wieder überprüft werden sollte, ob sie weiter notwendig ist.

Nebenwirkungen: Bei bestimmungsgemäßer Einnahme kann es insbesondere zu Schlaf- und Appetitstörungen kommen.

Pflanzliche Medikamente (Phytopharmaka)

Zur Behandlung psychischer Erkrankungen sind einzig **Johanniskraut** (bei leichter bis mittelschwerer Depression) und **Ginkgo biloba** (bei Demenz) zugelassen. Wichtig ist hier, dass die pflanzlichen Präparate unter ärztlicher Aufsicht ausreichend dosiert werden.

Zu **Lavendelöl** gibt es Studien, die eine angstlösende Wirkung beschreiben bei Menschen, die keine Angsterkrankung haben. Für Baldrianpräparate konnte eine leichte Schlafverbesserung beschrieben werden; die Wirksamkeit reicht jedoch nicht für eine Empfehlung bei Schlafstörungen.

Keine Wirksamkeitsnachweise bei psychischen Erkrankungen gibt es für die Anwendung von Arzneimitteln, die Passionsblume, Zitronenmelisse, Hopfen, Hafer oder Kombinationen dieser Pflanzen enthalten. Ebenso wenig gibt es Effekte der Homöopathie, die über Placeboeffekte hinausgehen.

Antidementiva

Anwendung: Ziel der medikamentösen Behandlung bei Demenz ist es, die kognitive Leistungsfähigkeit zu erhalten, Verhaltensauffälligkeiten zu behandeln und die Beeinträchtigung im Alltag möglichst lange gering zu halten. Bisher gibt es nur Medikamente zur Behandlung der Demenz vom Alzheimer-Typ: sogenannte Cholinesterase-Hemmer (Donepezil, Galantamin, Rivastigmin) bei leichter bis mittelschwerer Form und der Glutamat-Rezeptor-Antagonist Memantin bei mittelschwer bis schwer ausgeprägter Form. Das pflanzliche Präparat Ginkgo biloba wird bei vaskulärer Demenz angewendet.

Zahlreiche Pharmaunternehmen arbeiten derzeit an Medikamenten, die direkt in den Krankheitsmechanismus der Alzheimer-Erkrankung eingreifen. Mit Aducanmub wurde in den USA ein erstes Medikament zugelassen, das die bei Alzheimer typischen Eiweißablagerungen (Beta-Amyloide) im Gehirn entfernt. Die Firma ist jedoch zu weiteren Studien verpflichtet, eine Zulassung in Europa hat die Europäische Zulassungsbehörde im Dezember 2021 abgelehnt.

Unsere Tipps

- **Vertrauen:** Nehmen Sie die Arzneimittel genau nach Anweisung Ihrer Ärztin ein. Verlassen Sie sich auf das Wissen und die Erfahrung Ihres Behandlungsteams. Und: Bei Unklarheiten fragen Sie nach. Nebenwirkungen oder Probleme sprechen Sie direkt an.
- **Der richtige Zeitpunkt:** Achten Sie darauf, ob Sie Ihre Medikamente nüchtern einnehmen sollen, zum oder nach einer Mahlzeit. Schlucken Sie Tabletten grundsätzlich nur mit Wasser. Kaffee, Cola oder Säfte reagieren mitunter mit den Wirksubstanzen.
- **Geduld:** Je nachdem, um welche Erkrankung es sich handelt, kann es einige Wochen dauern, bis Sie einen Therapieerfolg spüren. Wenn Sie Veränderungen bemerken, zum Beispiel Müdigkeit, besprechen Sie dies immer mit Ihrem Arzt.
- **Dranbleiben:** Nehmen Sie bitte eigenständig keine Änderungen an Ihrer Medikation vor (weniger oder mehr einnehmen) und setzen Sie sie nicht ab. Das ist riskant. Auch wenn Sie davon überzeugt sind, Sie brauchen die Medikamente nicht mehr, handeln Sie bitte nicht auf eigene Faust. Natürlich sind Sie Expertin in eigener Sache, nur der Arzt jedoch verfügt über das ausreichende Wissen, wie ein Medikament wirkt und wie Ihnen damit am besten geholfen werden kann.

DAS PLUS: KOMPLEMENTÄRE BEHANDLUNGEN

In der Therapie arbeiten wir in der Regel mit unterschiedlichen Behandlungs-ansätzen. Dies soll den individuellen Bedürfnissen der Patientinnen und Patienten gerecht werden und auch Körper und Seele so »trainieren«, dass sie wieder einen normalen Alltag erleben und arbeitsfähig werden.

Bei den meisten psychischen Erkrankungen sind eine Psychotherapie (siehe Seite 142) und/oder eine medikamentöse Behandlung (siehe Seite 152) die erste Wahl. Denn viele psychische Krankheiten durchdringen den Alltag und betreffen viele oder fast alle Lebensbereiche. Das sind: Finanzielles und der Umgang mit Behörden, Gesundheitsfürsorge, Wohnen, Beschäftigung, Arbeit, Aktivitäten und Freizeit.

Eine psychische Erkrankung kann dazu führen, dass ein Mensch Unterstützung bei der Sicherung oder dem Erreichen aller fünf Stufen seiner Bedürfnisse (siehe die Bedürfnishierarchie auf Seite 11) benötigt. Zum Behandlungsteam bei psychischen Erkrankungen gehören deshalb auch Sozialarbeiterinnen, Physiotherapeuten, Betreuerinnen und Helfer aus anderen Berufsgruppen.

ben der Behandlung mit Medikamenten auch Bewegungs- und Sport-, Ergo- sowie künstlerische Therapien. Während seiner Behandlung sollte ein Betroffener zumindest teilweise vom Druck der Alltagsaufgaben und -pflichten entlastet werden, um wieder gesund werden zu können. Im therapeutischen Setting finden auch Themen einen Raum, bei denen es Betroffenen nicht so leichtfällt, sich mitzuteilen, oder wo sie ihre Gefühle und Empfindungen nicht klar ausdrücken können. Auf dieser Grundlage kann eine Weiterentwicklung stattfinden. Aber: Therapie ist kein Selbstzweck und zielt immer auch auf das »normale« Leben und den Alltag. Die komplementären Behandlungen verbinden hier stets zwei Ansätze: sich mit anderen Mitteln als der Sprache auszudrücken und Übungs- und Experimentierfeld für das Leben zu sein.

Unterstützung auf verschiedenen Ebenen

Insbesondere bei chronischen oder komplex erkrankten Menschen empfehlen Ärzte und Psychiaterinnen ne-

Bewegungstherapie – Anstrengung mit Spaßfaktor

Gar nicht so selten haben viele Menschen negative und frustrierende Erfahrungen im Sportunterricht in der

Schulzeit gemacht, sodass wir im klinischen Alltag lieber den Begriff »Bewegungstherapie« verwenden. In diesem Rahmen werden körperliche und psychische Funktionen trainiert, Folgeschäden vorgebeugt und ein gesundheitsorientiertes Verhalten gefördert. Neben der Behandlung wird die Sport- und Bewegungstherapie auch in der Rehabilitation und zur Vorbeugung (Prophylaxe) angewendet. Durch regelmäßigen Sport verbessern sich die Körperwahrnehmung und das Körperbewusstsein, die Koordination, Kraft und Ausdauerleistung. Eine Bewegungstherapie findet entweder im Einzel- oder im Gruppensetting statt.

Erfreulicherweise ist heute auch die Sporttherapie in psychiatrischen Kliniken breiter aufgestellt: Die klassische Laufgruppe wird ergänzt um Yoga, Tai-Chi, Ballspiele, Klettern und Bouldern, Zumba, Tanz und vieles andere mehr. Ziel ist es, dass möglichst jeder die passende Sportart für sich findet, denn so ist ein Dranbleiben garantiert. Auch wenn Bewegung fordert und anstrengt, steht der Spaßfaktor (emotionale Kontext) des Sports für seine positiven Wirkungen auf Körper und Psyche im Mittelpunkt.

Zahlreiche qualitativ hochwertige Studien belegen eine therapeutische Wirksamkeit von Bewegung und Sport bei den meisten psychischen Erkrankungen. Trotzdem wird Bewe-gungs- und Sporttherapie zum Beispiel bei einer stationären Behandlung sehr viel weniger von Patienten genutzt als andere weniger gut gesicherte komplementäre Therapien. Hier gilt es für das Behandlungsteam, die Betroffenen zur Bewegung zu motivieren, idealerweise auch zum weiteren Fortführen der Aktivität nach einem Klinikaufenthalt. Diese Herausforderung findet bislang bei Weitem noch nicht ausreichend Beachtung.

Ergotherapie – ins Tun kommen

Die Ergotherapie (gr. *érgon* [Werk, Arbeit]) geht davon aus, dass »Tun« ein menschliches Grundbedürfnis und eine gezielt eingesetzte Tätigkeit gesundheitsfördernd und therapeutisch wirksam ist. Früher nannte man diese komplementäre Behandlung »Arbeits- und Beschäftigungstherapie«. Inzwischen ist die Ergotherapie eine Krankenkassenleistung. Sie bietet neben vielfältigen handlungs- und ausdruckszentrierten Methoden auch das Gefühl der Zugehörigkeit (Teilhabe). Hinzu kommen psychisch-funktionelle Leistungen wie

- handlungsorientiertes Training,
- Beratung und Übung von Aktivitäten individuell wichtiger Lebensbereiche wie Freizeit, Bildung oder Arbeit,
- Aufgaben und Anforderungen der Selbstversorgung und des häuslichen Lebens,

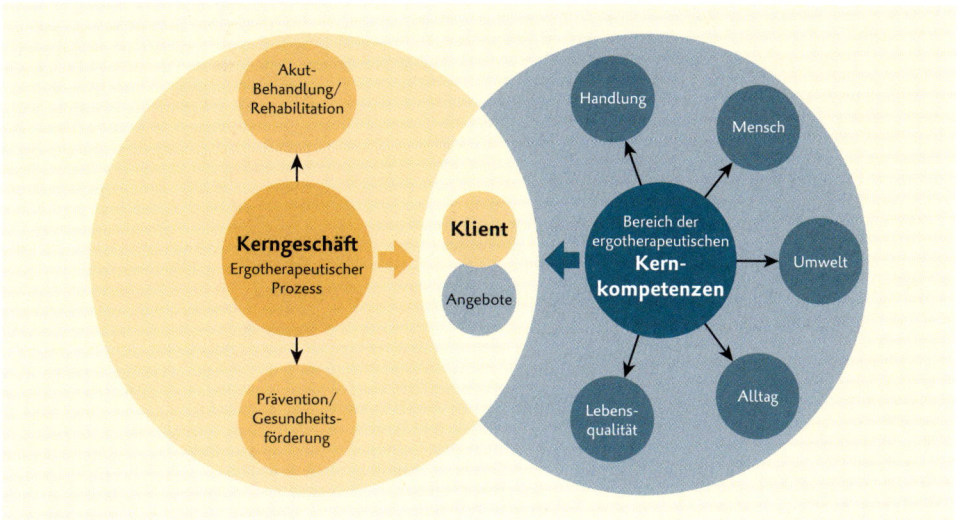

Akut-
Behandlung/
Rehabilitation

Kerngeschäft
Ergotherapeutischer
Prozess

Klient

Angebote

Prävention/
Gesundheits-
förderung

Handlung

Mensch

Bereich der
ergotherapeutischen
**Kern-
kompetenzen**

Umwelt

Lebens-
qualität

Alltag

Kernbegriffe des Selbstverständnisses von Ergotherapie: *Quelle: DACHS-Projekt (2007): Ergotherapie –*
Was bietet sie heute und in Zukunft? (Broschüre). Bozen: Claudiana Landesfachhochschule, S. 6.

- Methoden zur Ausführung komplexer Bewegungsabläufe und -handlungen (Praxis) sowie
- ein Training der Grundarbeitsfähigkeiten.

Hier wird der Mensch auf einer nicht-verbalen und -kognitiven Ebene angesprochen. Es wird stattdessen versucht, ihn über körperliche Empfindungen und Gefühle zu erreichen. Ziel ist es, dass die Betroffenen Alltagsfähigkeiten erhalten oder wiedererlangen. Dabei kommen spielerische, handwerkliche und gestalterische Techniken zur Anwendung. Die Handlungsfähigkeit im Alltag, die gesellschaftliche Teilhabe und damit die Lebensqualität und -zufriedenheit sollen verbessert werden. Die Ergotherapie findet im Einzel- oder im Gruppensetting statt.

**Kreativtherapie –
jeder ist ein Künstler**

Künstlerische Therapien wie etwa Kunst-, Musik-, Drama-, Gestaltungs-, Theater- oder Tanztherapie, aber auch Heileurythmie und kreatives Schreiben sprechen unsere Sinnesorgane an und eröffnen uns weitere Ausdrucksmöglichkeiten. Sie können im Therapieprozess genutzt werden, um an ein Gespräch und aufeinander bezogenes Handeln (Interaktion) heranzukommen. In der Kunsttherapie werden die Medien der bildenden Künste – Malen, Zeichnen, plastisch-skulpturales Arbeiten oder auch die Fotografie –

eingesetzt. Es hat sich gezeigt, dass professionelle Künstlerinnen besonders begabt darin sind, bei Menschen mit (und ohne) psychischen Erkrankungen Begeisterung und Kreativität zu wecken. Künstler wie Francisco de Goya (1746–1828), Edvard Munch (1863–1944) oder Frida Kahlo (1907–1954) haben ihre psychischen Leiden in ihrer Kunst verarbeitet und sind zu Klassikern der Kunstgeschichte geworden.

Kunsttherapie
Die kunsttherapeutische Theorie und Praxis hat sich aus der Kunst(wissenschaft), der Psychologie und der Pädagogik entwickelt. Hieraus sind verschiedene Formen und Ansätze der Kunsttherapie entstanden.

In der Kunsttherapie dienen der Gestaltungsprozess wie auch die entstehenden sinnlich erfahrbaren Werke als Anschauungs- und Experimentier-

feld: Hier kann die Kunsttherapeutin gemeinsam mit dem Patienten und Künstler sein Handeln, Denken und Fühlen betrachten, dieses kann sich im Lauf dieses Prozesses entwickeln, aber auch wandeln. Kreative Ressourcen können entdeckt werden genauso wie Erfahrungen, Gefühle, Gedanken und Fantasien, Konflikte und Probleme. Gleichzeitig werden die Empathie, Selbstbeobachtung und -wahrnehmung sowie die Beziehungsfähigkeit gefördert und damit auch die Krankheitsbewältigung, die Selbstheilung und die Kommunikation unterstützt. Gleichzeitig schenkt die Tätigkeit mit den bildgebenden künstlerischen Medien dem Kunsttherapeuten Hinweise zur diagnostischen Einschätzung, zur Formulierung therapeutischer Ziele und zur weiteren Gestaltung der Therapie.

Einzel- wie auch Gruppensettings sind üblich. Diese Gruppen können of-

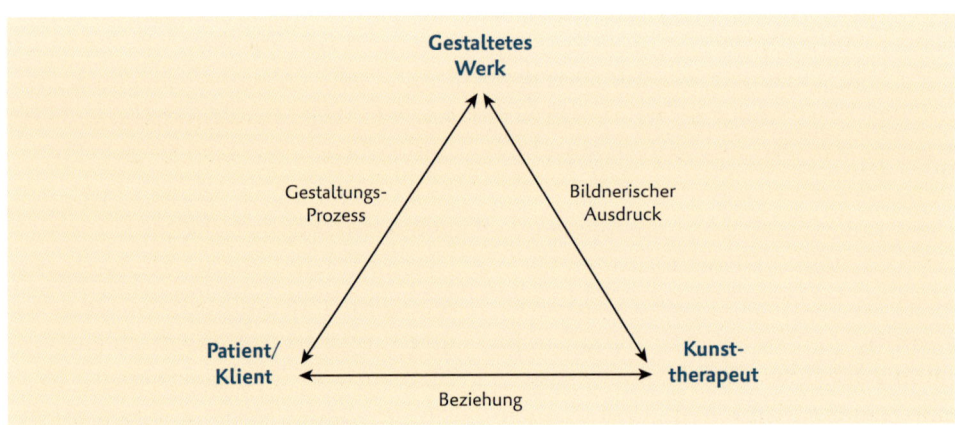

Wichtige Faktoren der Kunsttherapie

Künstlerische Werke von Menschen mit psychiatrischen Erkrankungen spielen in der Kunstgeschichte des 20. Jahrhunderts eine wichtige Rolle. In den Zwanzigerjahren veröffentlichte der Psychiater Hans Prinzhorn sein maßgebliches Werk der *Bildnerei von Geisteskranken*.

Mit seiner Sammlung der »Art brut«, die unverbildete Kunst ohne akademische Wurzeln, öffnete Jean Dubuffet (1901–1985) die Grenzen des Kunstbetriebs für »Außenseiterkunst«. Er folgte hier der Kunstauffassung des Surrealismus, der die Rolle des Unbewussten und des Traums als Quelle künstlerischen Schaffens betonte. Der US-Amerikaner Jackson Pollock (1912–1956) entwickelte daraus, auch mit Bezug auf den Vater der analytischen Psychologie (nicht der Psychoanalyse) C.G. Jung (1875–1961), das Action-Painting. Von dem deutschen Aktionskünstler Joseph Beuys (1921–1986) stammen die Aussprüche »Jeder Mensch ist ein Künstler« oder auch »Kunst ist ja eh Therapie«. Auch der Maler Wolf Vostell (1932–1998) erklärte 1961 mit »Leben = Kunst = Leben« das Leben zur Kunst. Weitere Ursprünge der Kunsttherapie liegen in der Pädagogik, der Heil-, Reform- und Kunstpädagogik, und der ästhetischen Bildung.

fen (das heißt, Patientengruppen können sich ändern) oder »geschlossen« (eine Gruppe bleibt über einen Zeitraum zusammen) sein. Hinweise auf eine therapeutische Wirksamkeit gibt es am ehesten für schizophrene Psychosen (siehe Seite 129) und demenzielle Erkrankungen (siehe Seite 105).

Musiktherapie

Musik ist elementarer Bestandteil der Menschheitsentwicklung. Singen konnte der Mensch nach Ansicht einiger Forscher schon, bevor er sprechen konnte. In Riten oder Ritualen wurden der Gesang und der Einsatz von Musikinstrumenten, häufig verbunden mit Tanz, für spirituelle Zwecke, aber auch zur Heilung angewendet. Unterschiedlichste Kulturen nutzten die lindernde Wirkung von Musik.

Dieses medizinische Bezugssystem der Musik wandelte sich seit dem Zeitalter der Romantik (Ende des 18. bis weit ins 19. Jahrhundert) hin zu einem psychologischen. Erst Mitte des 20. Jahrhunderts entwickelten sich dann unterschiedliche musiktherapeutische Richtungen und Schulen. Nicht selten werden heutzutage Ansätze aus den verschiedenen psychotherapeutischen Richtungen und der Medizin mit Musik verbunden. Sie kann im Einzel- wie auch im Gruppensetting stattfinden. Eine weitere Unterscheidung, jedoch mit vielen Übergängen, ist die in eine aktive und eine rezeptive Musiktherapie.

Auch wenn diese Therapieform nicht zu den Regelleistungen der Krankenkassen in Deutschland gehört, wird sie in sehr vielen psychiatrischen Kliniken im Rahmen stationärer Behandlungen angeboten.

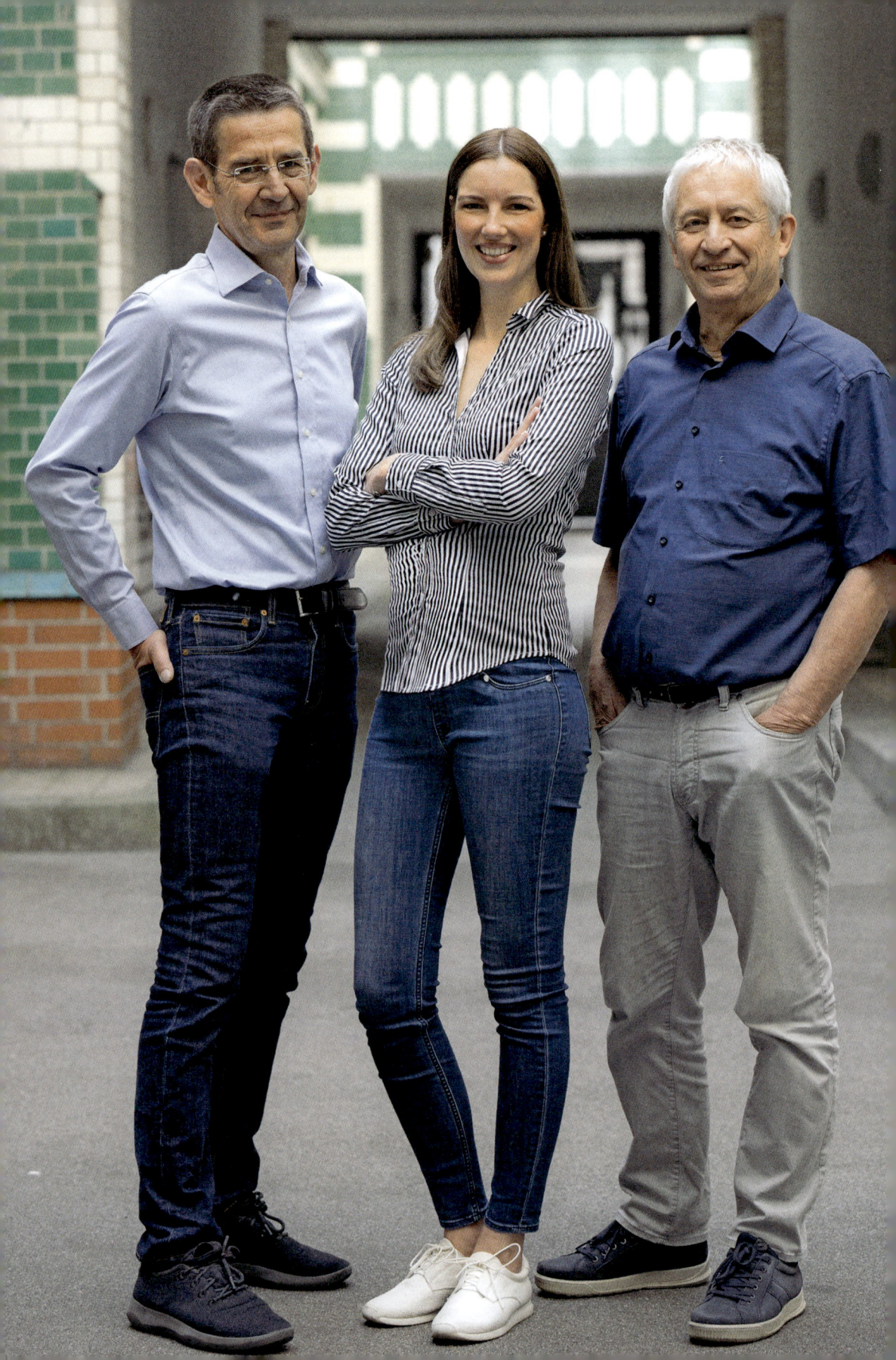

Kapitel 4

Für eine starke Psyche

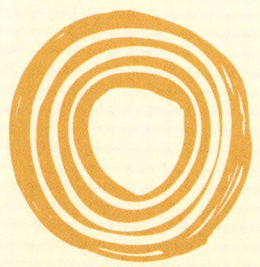

Körper und Seele sind nur gemeinsam stark, denn sie beeinflussen sich gegenseitig. Kein Wunder, schließlich ist jeder Mensch ein »Gesamtpaket« aus seinen Gedanken, Gefühlen und eben seinem Körper. Wir können unsere Psyche schützen und im Gleichgewicht halten, indem wir die Zusammenarbeit von Körper und Seele gezielt verbessern, unser Verhalten unter die Lupe nehmen und unser psychisches Abwehrsystem mit bestimmten – meist recht einfachen – Techniken und Verhaltensweisen stärken. Wie das geht, erfahren Sie auf den nächsten Seiten.

KOMPASS: SO FINDEN SIE IHRE BALANCE

In diesem Kapitel werden Sie eine Fülle von in der psychotherapeutischen Praxis vielfach erprobten Inhalten, Themen, Techniken und Tipps kennenlernen, die im Zusammenhang mit psychischer Gesundheit eine wichtige Rolle spielen und sich für viele Menschen als hilfreich erwiesen haben.

Alle gründen auf dem wechselseitigen Zusammenhang von Psyche und Körper und wie wir beiden ausreichend Aufmerksamkeit schenken, sodass wir gesund bleiben, Erkrankungen vorbeugen oder Heilungsprozesse verstärken. Zu diesen »ganz normalen« Werkzeugen des Lebens gehören vor allem eine gute und gesunde Ernährung, regelmäßige Bewegung, Methoden, wie wir unseren Alltag besser managen und mit dem allgegenwärtigen Stress umgehen lernen, aber auch Ruhe, Entspannung und Schlaf und nicht zuletzt Spiritualität, Religiosität und Glauben. Außerdem finden Sie Hintergründe und Tipps für wichtige Lebensbereiche im Alltag. Diese betreffen insbesondere die Rolle von sozialen Beziehungen und die Art und Weise, wie wir uns günstiger in Gruppen und in Zweierbeziehungen verhalten können. Dazu gehört auch das Wissen, wie wir diese pflegen, woran wir erkennen können, wenn sie (höchst) problematisch verlaufen, und wie wir uns in solchen Beziehungen schützen müssen. Hierbei ist es wichtig, gute und heikle Kommunikationsstrukturen zu kennen, genauso wie bestimmte Regeln, die wir sinnvoll bei Konflikten einsetzen können.

Zwischen An- und Überforderung

Ein weiterer wichtiger Lebensbereich ist für uns alle das, was mit unserer Ausbildung und unserem Beruf zu tun hat. Jeder braucht eine gute Balance zwischen reizvollen Anforderungen einerseits, Experten nennen dies wie gesagt »positiven Stress« oder »Eustress«. Hier können wir unsere Fähigkeiten einbringen und uns so weiterentwickeln. Andererseits gibt es – oft von außen an uns herangetragene, manchmal aber auch selbst gemachte – Überforderungen, die uns inhaltlich oder auch zeitlich regelrecht »auffressen« können. Wie wir Anforderungen und negativen beziehungsweise Disstress unterscheiden können, ist daher beim (Wieder-)Herstellen oder Aufrechterhalten eines persönlichen Gleichgewichts sehr bedeutsam. Es spielen dabei eine soziale Unterstützung von außen durch andere Menschen, aber auch Selbstsicherheit eine wichtige Rolle; wenn nötig, müssen wir klare eigene Grenzen aufstellen und ihre Einhaltung einfordern, um entlastet zu werden.

Ein bewährtes und geprüftes Maßnahmenpaket

Wie wir eine gute Balance für uns selbst im eigenen sozialen Umfeld und im Beruf finden, hängt auch damit zusammen, wie wir unsere Freizeit gestalten.

In diesem Kapitel stellen wir einige der zahlreichen Techniken vor, wie wir eine Körper-Geist-Balance für uns selbst erhalten können, Tag für Tag. Hierzu gibt es in unserem Kulturkreis ältere und neuere Ansätze, die sich allesamt sehr bewährt haben. Dazu gehören vor allem Entspannungstechniken wie autogenes Training, progressive Muskelentspannung, und den ganzheitlich orientierten Anwendungen und Methoden aus der sogenannten Mind-Body-Medizin. In den letzten rund fünfzehn bis zwanzig Jahren gibt es auch eine zunehmende Verbreitung von sogenannten Achtsamkeitstechniken, die aus den östlichen Kulturkreisen stammen und sich hier zunehmend großer Beliebtheit erfreuen. Dazu gehören beispielsweise Meditation und Yoga. Für alle der hier dargestellten Anregungen für eine gesunde Psyche gibt es hinreichende Befunde über ihre Wirksamkeit. Beim Lesen wird Ihnen auffallen, dass sie dennoch sehr unterschiedlich

sind. Die zugrunde liegenden theoretischen oder auch philosophischen oder spirituellen Vorstellungen sind ebenso vielfältig.

Was ist für mich das Wichtigste und das Richtige?

Vielfalt kann jedoch auch überwältigen und verunsichern. Sie fragen sich jetzt vielleicht: »Soll ich das nun alles machen? Muss ich jetzt alles ändern? Hierauf oder darauf möchte ich doch keinesfalls verzichten! Das oder jenes wird mir aber schwerfallen!« Hierzu unser wichtigster Tipp, bevor Sie weiterlesen: *Jedem das Seine* und *Jeder das Ihre*. Lesen Sie unsere Anregungen für die Stärkung der Psyche in Ruhe durch. Trauen Sie Ihren unmittelbaren Reaktionen (»Das ergibt Sinn«, »Das ist aber schräg« oder »Das könnte ich ja mal ausprobieren«).

Lassen Sie die Punkte außen vor, die Ihnen nicht einleuchten. Wir präsentieren einen Bauchladen/Werkzeugkasten an Möglichkeiten. Wählen Sie kritisch – aber auch wohlwollend und neugierig – das aus, was Ihnen unmittelbar passend, spannend oder möglich erscheint. Probieren Sie einzelne Methoden oder Tipps, und lassen Sie sie wieder sein, wenn es für Sie nicht funktioniert. Stimmen Sie die Anregungen mit Ihren Bedürfnissen und Ihrem Alltag ab. Die Expertin für die jede Art der Änderung sind schließlich nur Sie selbst!

KÖRPER UND GEIST

Viele Menschen sahen es lange skeptisch, doch mittlerweile liegen zahlreiche wissenschaftliche Untersuchungen vor, die belegen, dass zwischen Körper und Psyche eine enge Beziehung besteht. Genauso wie der Körper einen Teil unserer Gedanken kontrollieren kann, können seelische Leiden den Organismus krank machen. Auf beide Ebenen haben wir die Möglichkeit, gezielt Einfluss zu nehmen und so in Balance zu bleiben.

Der französische Philosoph und Naturwissenschaftler René Descartes (1596–1650) stellte im 17. Jahrhundert die Theorie des Dualismus vor, die von einer weitgehenden Trennung von Körper und Geist ausgeht. Mit seiner Philosophie, die Welt vor allem aus der Kraft der Vernunft heraus zu begreifen, begann eine neue Zeitrechnung in der Geistesgeschichte. Seine Sichtweise bestimmte sehr lange die Erforschung von Krankheiten und die Entwicklung von Behandlungsverfahren. Dieser Ansatz hat sich in den letzten fünfzig Jahren deutlich in die Richtung verändert, dass Psyche und Soma nur als eine Einheit betrachtet werden können. Somatische Veränderungen beeinflussen die Psyche, und andererseits haben sowohl positive als auch belastende seelische Zustände eine Wirkung auf den Körper.

Nur zusammen sind sie stark

Erst in den vergangenen Jahrzehnten konnte die Forschung zeigen: Körper und Geist sind keineswegs getrennte Einheiten, sondern im Gegenteil engstens miteinander verbunden. So hat die Psyche beispielsweise einen sehr großen Einfluss auf das Risiko für bestimmte Erkrankungen, wir kennen das vom Herzen oder auch vom Rücken. Andererseits beeinflusst die Psyche unser Immunsystem und ob wir langsamer oder schneller wieder gesund werden, zum Beispiel nach einer Virusinfektion. Oder: Stress ist beispielsweise immer eine Kombination von psychischer Anspannung, Gefühlen und Gedanken um Kontrollverlust und Hilflosigkeit sowie einer deutlichen körperlichen Reaktion. So sorgen unser Nervensystem und bestimmte Hormone wie etwa Adrenalin dafür, dass das Herz schneller schlägt, der Blutdruck steigt und wir die Muskeln anspannen. Umgekehrt hat aber auch der Körper einen immensen Einfluss auf die Psyche. Körperliche Beschwerden beeinflussen das Denken und die Gefühlswelt jedes Menschen. Wer beispielsweise unter einer schwer behandelbaren oder wiederholt auftretenden Krankheit leidet, hat ein erhöhtes Risiko, schneller eine Depression zu entwickeln. Die aber kann das körperliche Leiden verschlimmern und Heilungsprozesse behindern.

Aktiv gut zu sich sein

Wenn Sie sich klarmachen, dass Ihr Körper und Ihr Geist ein Ganzes sind, kann Ihnen das dabei helfen, auf beiden Ebenen gesund und stabil zu bleiben. Wie das funktioniert? Indem Sie dranbleiben, mit dem wichtigsten Menschen in Ihrem Leben – und das sind Sie – wohlwollend umgehen und sich sorgsam um ihn kümmern. Meist machen wir automatisch schon eine ganze Menge richtig. Das ist uns aber nicht immer klar, denn wir verbringen gar nicht so wenig Zeit damit, uns über die Dinge zu ärgern, die *nicht* so gut laufen oder die wir *nicht* so gut im Griff haben. (»Heute wieder nicht meine zehn Minuten Yoga gemacht, so wird das nie was!« – »Heute Abend doch wieder bis nach Mitternacht Serie geguckt, obwohl ich früher schlafen wollte.«) So etwas ist sicher normal. Denn wenn etwas nicht klappt, dann löst das mitunter starke Gefühle aus: Ärger, Frustration, Niedergeschlagenheit. Diese Emotionen sind dann natürlich stärker präsent als die Freude über alltägliche Selbstverständlichkeiten. Wahrscheinlich freuen Sie sich nicht jedes Mal beim Einkaufen, wenn frisches, gesundes Obst und Gemüse im Einkaufswagen

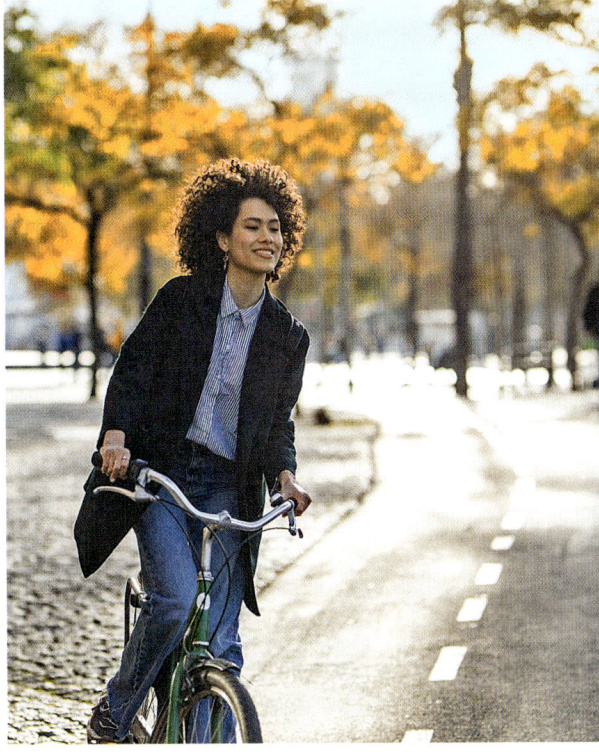

Nehmen Sie auch »Bewährtes aus dem Alltag« als Kraftspender wahr, dann können Sie sich der Entwicklung neuer guter Gewohnheiten widmen.

landen. Eventuell ist Ihnen auch das »Stolz-darauf-Gefühl« abhandengekommen, das Sie anfangs immer empfunden haben, wenn Sie Sport oder einen Spaziergang gemacht haben. Oder: Nach einem schönen Tag loben Sie sich wahrscheinlich abends nicht dafür, dass Sie das alles so gut hinbekommen haben und ausgiebig genießen konnten?

Merken Sie etwas? Gewisse Dinge, alltägliche, aber schöne Sachen, die Sie für sich tun, sind unter Umständen einfach zu normal geworden; man nimmt sie nicht mehr wahr und wertet sie als »selbstverständlich« ab. Sie haben sie oft ausprobiert, erlernt und in Ihr Leben integriert. Daher: Seien Sie Ihren normalen Ereignissen und Leistungen des Tages gegenüber aufmerksam, und seien Sie großzügig mit sich, wenn Sie neue Ziele – zum Beispiel unter der Woche so zeitig ins Bett zu gehen, dass Sie acht Stunden Schlaf haben – nicht sofort erreichen.

Geduld und Wiederholung

Natürlich gibt es bei jedem von uns immer wieder Dinge, die nicht so laufen, wie wir es uns wünschen. Denken Sie nur an die berühmten Vorsätze zu Jahresbeginn: »Nächstes Jahr mache ich mehr Sport und ernähre mich gesund.« Oder: »Auf jeden Fall schaufle ich mehr Zeit für meine privaten Interessen frei!« Leider gelingen nur wenigen Menschen solche Veränderungen. Das heißt nun aber keinesfalls, dass der bloße Wunsch nach mehr Gesundheit und einem besseren Lebensgefühl von vornherein zum Scheitern verurteilt ist. Denn genau diese erwünschten Denkweisen, Lebenseinstellungen und Gewohnheiten können Sie in Ihr Leben ziehen. Und: Sie sind der einzige Mensch, der das für Sie tun kann!

Versuchen Sie, das Einführen gesünderer Gewohnheiten als stetige Annäherung durch Üben zu sehen. Hauruckaktionen bringen nichts. Wenn Sie aber regelmäßig trainieren, etwa Ihre Muskeln, Ihre Art zu denken oder eine neue Verhaltensweise, dann gelingt es zunehmend, diese in Ihren Alltag zu integrieren. Körper und Geist werden so gestärkt. Irgendwann sind die zehn Minuten Yoga kein Training mehr für Sie, sondern – wie das Zähneputzen, der Obsteinkauf, der Spaziergang, das Genießen eines schönen Tages – normal. Das bemerken Sie daran, dass Sie zufriedener sind, was auch mit mehr körperlichem Wohlbefinden verbunden ist.

Gut versorgt: Ernährung für Kopf und Bauch

Die Maslow'sche Bedürfnishierarchie (siehe Seite 11) betont eine Selbstverständlichkeit: Essen und Trinken sind Vitalbedürfnisse und haben positive, aber möglicherweise auch negative Einflüsse auf unser körperliches und psychisches Wohlbefinden. So fühlen Sie sich mit einem Beeren-Porridge und einer Tasse Grüntee im Magen morgens vermutlich fitter für den Tag als mit einem Schokoriegel und einem Latte macchiato. Oder Sie sind nach einem frisch zubereiteten Veggie-Wok-Gericht am Abend so zufrieden mit sich, dass Sie möglicherweise das Bild davon direkt in den sozialen Netzwerken teilen – eher, als Sie es mit einem Double-Cheeseburger wären.

Was wir essen, beeinflusst stark unser Körpergefühl, genauso wie unsere Emotionen. Zusammen mit der Energie und den Vitalstoffen, die wir dabei zu uns nehmen, erhöht sich die Widerstandsfähigkeit gegen Stress. Deshalb ist eine an unsere körperlichen Bedürfnisse angepasste Ernährung auch fester Bestandteil eines gesunden Lebensstils, der vor Erkrankungen schützt oder Beschwerden mildert. Allerdings ist sie nicht alles und auch kein Allheilmittel. Wir können mit einer Ernährungsumstellung zwar unser Wohlbefinden steigern und dabei unter Umständen helfen,

Ängste, Depressionen oder Süchte zu mildern; diese lösen sich dadurch aber nicht in Luft auf. Bisher gibt es keine umfassende Diät, die psychische Erkrankungen kuriert; allerdings sind bei manchen Störungen bestimmte Änderungen der Ernährungsgewohnheiten schon sehr hilfreich (zum Beispiel regelmäßige Mahlzeiten und der Verzicht auf Koffein und viel Zucker bei Panikstörungen). Trotzdem können Sie sich mit der »richtigen« Ernährung bis zu einem gewissen Grad helfen, schützen und stärken.

Essen für Leib und Seele

Kaum ein Lifestyle-Thema ist so viel diskutiert wie die gesunde Ernährung. Seit Jahrzehnten jagt ein Trend den anderen, um schlanker zu werden, jünger auszusehen oder länger zu leben. Für die Verbraucherinnen ist das mitunter verwirrend, weil mal Eier verteufelt wurden, dann der Zucker, die Milch und mal Weißmehlprodukte. Das verunsichert sehr. Lebensmittelskandale um Dioxin oder Gammelfleisch und die berechtigten Diskussionen um Tierhaltung und vegane Ernährung machen es nicht leichter. Dabei ist es eigentlich nicht so schwer. Wir müssen die Nährstoffe zu uns nehmen, die unseren Körper, dessen Zellen sich dankenswerterweise ständig runderneuern, am besten versorgen. Das ist in Zeiten des Lebensmittelüberflusses und verlockender zeitsparender Fertigprodukte dann aber doch nicht so leicht. Auf der Suche nach richtigem Essen und Trinken für einen gesunden Körper – und damit als Unterstützung für eine stabile Psyche – kann man durchaus den Überblick verlieren.

Abwechslungsreich, bunt, frisch

Heute sind sich Ernährungswissenschaftler und -medizinerinnen darüber einig, dass es bei gesundem Essen, das unseren Zellstoffwechsel optimal

versorgt und »Leib und Seele zusammenhält«, in erster Linie auf drei Dinge ankommt: Abwechslung, Ausgewogenheit und Frische. Eine solche Mischkost sollte mehr pflanzliche Produkte (Obst, Gemüse, Getreide und Hülsenfrüchte sowie Pflanzenöle) enthalten als tierische Lebensmittel (Fleisch, Fisch, Milchprodukte sowie Eier) und nur geringe Mengen an Fett, Salz und Zucker (siehe Grafik).

Als gut untersuchtes Beispiel für eine gesunde Ernährungsform gilt die sogenannte Mittelmeerkost, wie sie in Italien, Spanien, Griechenland, der

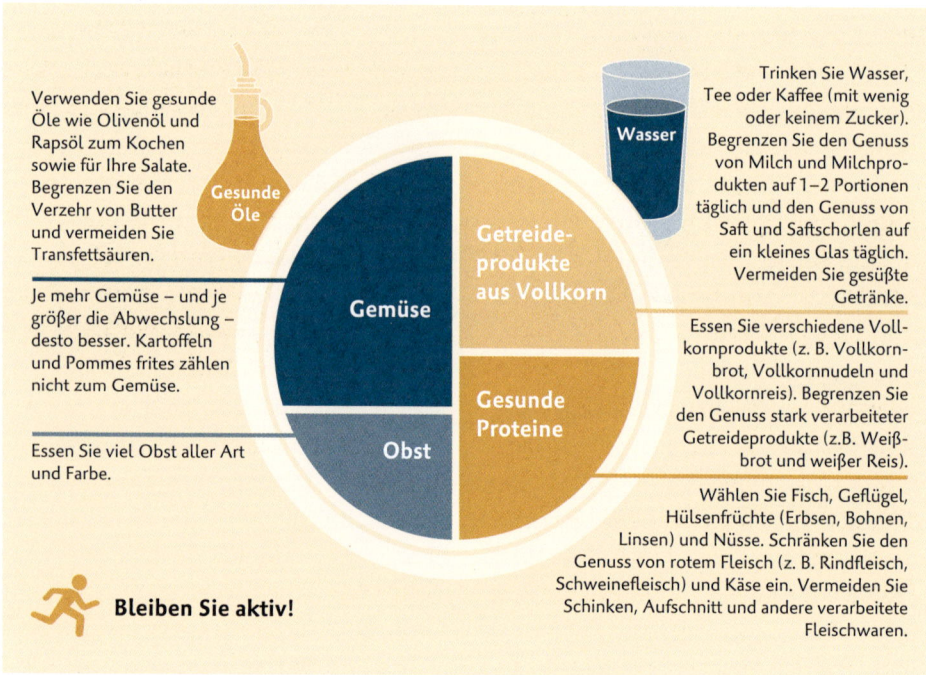

Der gesunde Teller: *Wie eine ausgewogene Mahlzeit aussehen sollte, haben Forscherinnen und Forscher der Harvard-Universität ausgewertet.*

Türkei oder Israel gepflegt wird. Sie ist abwechslungsreich und setzt auf frische, meist regional erzeugte Lebensmittel, ist sehr pflanzenbasiert mit reichlich vitamin- und ballaststoffreichem Gemüse und Kräutern, eiweißreichen Hülsenfrüchten und Getreide und wenig süßem Obst, dazu gesunden Pflanzenfetten aus Olivenöl, wenig Fleisch, Seefisch und Milchprodukten wie Käse. Das sorgt für eine gute Nährstoffversorgung.

Besser-essen-Basics

Essen kann noch weit mehr, als uns nur mit Nährstoffen zu versorgen. Es stiftet Gemeinschaft, bringt die Familie am Tisch zusammen, das Kochen selbst ist kreativ und trägt zur »Entschleunigung« bei. Damit Ihre Stimmung stabil bleibt und Sie immer gut versorgt sind, behalten Sie auch diese Empfehlungen im Blick:

- **Regelmäßig essen:** Hungern Sie nicht einfach so zwischendurch, sonst sinkt Ihr Blutzuckerspiegel, und Sie werden schlapp, die Stimmung geht in den Keller, und Heißhungerattacken werden wahrscheinlicher. Wenn Sie Fastenphasen einlegen möchten, essen Sie sich bei den Hauptmahlzeiten satt, und halten Sie Fünf-Stunden-Essenspausen ein. Das tut Ihrem Stoffwechsel gut, lässt dem Darm mal eine Pause, und es entsteht ein gesundes Hungergefühl.
- **Statt snacken:** Lassen Sie bei Stress

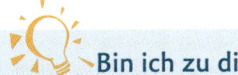

Bin ich zu dick?

- Um einschätzen zu können, wie gesund ein Patient oder eine Patientin ist, setzen wir heute auf zwei Werte. Der **Body-Mass-Index (BMI)** gibt Auskunft darüber, ob eine Person unter-, normal- oder übergewichtig ist. Dazu wird folgende Formel eingesetzt: BMI = Körpergewicht in Kilogramm geteilt durch Körpergröße in Metern zum Quadrat. Im Internet findet man zahlreiche Rechner dazu. Allerdings hat der BMI als Richtwert seine Schwächen. Er berücksichtigt weder das Geschlecht noch das Alter und auch nicht die Körperfettverteilung.
- Weil das **Bauchfett**, das sich um die inneren Organe anlagert, ab einem bestimmten Grad wie eine Hormondrüse arbeitet und die Balance in Körper und Psyche durcheinanderbringen kann, gilt es als Risikofaktor. Um dieses einzuschätzen, können Sie morgens nach dem Toilettengang ein Maßband um Ihre Taille legen. Der Umfang sollte bei Frauen unter 80 Zentimetern liegen, bei Männern unter 94 Zentimetern. Mit erhöhtem Bauchumfang steigt das Risiko für Stoffwechsel- und Herz-Kreislauf-Erkrankungen. Auch sinkt damit die körperliche und geistige Leistungsfähigkeit ab dem sechzigsten Lebensjahr.

oder Frust die Schokolade links liegen, und laufen Sie auf der Stelle, üben Sie sich im Seilspringen (das geht auch ohne Seil!), oder gehen Sie ein paar Schritte vor die Tür. Bewegung und Sonne bringen den Gehirnstoffwechsel auf Trab.

- **Gönnen Sie sich Zeit:** Lassen Sie Ihre Mahlzeiten zu Antistressmomenten werden, und genießen Sie jedes Essen mit allen Sinnen. Ein frisches Brötchen, Himbeeren oder ein würziges Curry zu riechen und zu schmecken kann angenehme Gefühle hervorrufen.

Natürlich bietet die Lebensmittelindustrie eine Vielzahl an Produkten, die uns mitunter verführen, das »Falsche« zu uns zu nehmen, weil viele Fertiggerichte zu viel Zucker, tierische Fette, Salz und unerwünschte Zusatzstoffe enthalten. Das schadet Körper und Psyche auf Dauer mehr, als es nutzt. Da nur die wenigsten von uns über eine Top-Disziplin beim Essen verfügen, sollten wir dies zumindest im Auge behalten und deshalb die Tüte Chips am Abend, das zweite Glas Wein, den Fruchtsmoothie oder die Currywurst mit »Pommes Schranke« nur gelegentlich genießen.

Professionelle Hilfen

Falls Sie das Gefühl haben, Sie vertragen bestimmte Lebensmittel nicht, wenden Sie sich am besten an einen Ernährungsmediziner oder eine professionelle Ernährungsberaterin. Eine Ärztin mit dieser Zusatzausbildung kann mit Ihnen anhand eines Ernährungstagebuchs Ihre Ernährungsweise auswerten und Ihnen einen individuell passenden Plan zusammenstellen. Im Zweifelsfall verweist sie Sie noch zu einer Gastroenterologin. Hier erfahren Sie durch eine Blut- und Stuhlanalyse, welche Lebensmittel gut verträglich für Sie sind und welche nicht. Die Untersuchungen sind allerdings nicht immer Kassenleistungen, erkundigen Sie sich am besten im Vorfeld. Auch ein Termin bei einer zertifizierten Ernährungsberaterin kann hilfreich sein. Je nach Krankenkasse und Versicherungsstatus werden hier etwa 30 bis 80 Prozent der Kosten bezuschusst.

Bei angestrebten Veränderungen von Essgewohnheiten ist es wichtig, sich kleine, machbare Ziele zu setzen und diese nach und nach einzuüben und dabei mit sich selbst geduldig zu sein. Zum Beispiel: jeden Tag ein gesundes Frühstück oder eine Tasse Kaffee durch einen leckeren Tee ersetzen oder jede Woche ein neues Rezept ausprobieren. Sammeln Sie am besten Ihre Ziele im Vorfeld, formulieren Sie sie so konkret wie möglich (ab wann, bis wann, was, wie oft?), und setzen Sie Woche für Woche eines davon um.

Nahrungsergänzungsmittel

Die Werbung verspricht, dass wir unser Wohlbefinden auch mit Nahrungsergänzungsmitteln verbessern können. Allerdings gibt es kein Präparat aus dieser Produktgruppe, bei dem ein positiver Effekt auf die Psyche nachgewiesen werden konnte.

Angebracht sein können Magnesium, Kalzium oder bestimmte Vitamine, wenn Sie einen Mangel daran im Blut aufweisen. Das kann zum Beispiel bei Sportlern, Menschen, die schwer körperlich arbeiten müssen, solchen mit schweren Erkrankungen oder älteren Personen der Fall sein. Im Alter verlangsamen sich zudem unsere Zellerneuerungsprozesse, da kann ein wenig Unterstützung von außen hilfreich sein. Die Ergänzungen (Substitutionen) sollten aber nach ärztlichem Rat eingenommen und regelmäßig durch eine Blutuntersuchung geprüft werden. Achten Sie zudem so konstant wie möglich auf eine ausgewogene Ernährung. Bestimmte Präparate können sinnvoll sein, ersetzen aber nicht gesunde Mahlzeiten.

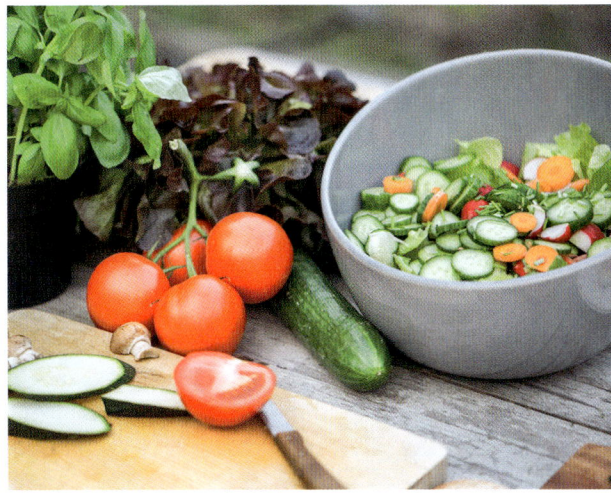

Kochen kann jeder lernen. In Kursen erfährt man, dass die meisten Gerichte gar nicht so schwierig sind und oft viel gesünder, als wenn sie aus dem Kühlregal kommen.

Clever trinken

Zu wenig Flüssigkeit macht müde, träge, und die Konzentrationsfähigkeit lässt nach. Deshalb können wir unseren Körper hier unterstützen. Beispielsweise werden unsere Nieren als wichtige Entgiftungsorgane durch regelmäßigen Flüssigkeitsnachschub entlastet, sodass sie unser Blut besser reinigen können. Damit können unsere Knochen auch mehr stabilisierende Mineralien einlagern, die über die Blutbahn transportiert werden.

Wir sollten täglich 1½ bis 2 Liter energiefreie Getränke zu uns nehmen. Am besten geschieht das durch Wasser (vielleicht aufgepeppt mit frischen Kräutern oder Zitronenschnitzen), ungesüßte Tees, Kaffee (ohne Milch und Zucker), Brühe oder stark verdünnte Fruchtsaftschorlen. Auch manche Gemüse- und Fruchtsorten sind sehr wasserhaltig und können das Flüssigkeitskonto auffüllen. Nicht geeignet sind Milch und Getreidedrinks, Obstsaft und Smoothies sowie Limonaden und Energydrinks. Sie enthalten Zucker oder Zusatzstoffe.

Wenn Sie regelmäßig und ausreichend trinken, sind Sie leistungsfähiger und fühlen sich fitter und gesünder, was für ein gutes Körpergefühl und eine bessere Stimmung sorgt. Doch zu viel sollte es auch nicht sein. Bei normaler Alltagsaktivität in Kombination mit sportlicher Betätigung sollten Sie eine Trinkmenge von 3 Litern nicht sonderlich überschreiten. Falls Sie sich allerdings extrem sportlich betätigen oder es sehr heiß ist, schadet etwas mehr auch nicht. Durst, Kopfschmerzen, Schwindel, dunkler Urin oder schnelles Frieren können Anzeichen dafür sein, dass Sie zu wenig getrunken haben.

! Besser nicht

Bei psychischen Erkrankungen oder wenn Sie täglich mehr als vier bis fünf Tassen davon trinken, lohnt es sich, den Konsum von **Kaffee oder koffeinhaltigen Getränken** zu überdenken. Sollten Sie unter Ängsten leiden, können koffeinhaltige Getränke beispielsweise zu Angstsymptomen führen oder sogar mitverantwortlich für das Auftreten von Panikattacken sein. Auch Ihr Schlaf kann darunter leiden, da unser Körper Zeit braucht, um das Koffein wieder abzubauen.

Ähnlich ungünstig wirkt **Alkohol** auf das Schlafverhalten und die Schlafqualität. Zudem machen zu viel Wein oder Bier am Vorabend am nächsten Tag reizbar oder empfindlich. Um dem entgegenzuwirken, greift manch einer dann wieder zum abendlichen »Absacker«, um sich zu entspannen. So kann der Teufelskreis der Sucht beginnen (siehe Seite 57 f.). Wer häufig Alkohol zu sich nimmt, riskiert körperliche und psychische Schäden. Frauen sollten deshalb pro Tag besser nicht mehr als 10 Gramm Alkohol und Männer nicht mehr als 20 Gramm (das entspricht ½ Liter Bier) trinken.

Muss ich jetzt alles ändern?

Natürlich müssen Sie nicht Ihre komplette Ernährung umstellen, um sich wohl, gesund, leistungsfähig und zufrieden mit Ihrem Körper zu fühlen. Da es allerdings den perfekten Lebens- oder Ernährungsstil in der Realität nicht gibt – wir sind alle Individuen –, lohnt es sich wirklich zu überlegen, was Sie schon alles rund um Essen und Trinken gut machen und an welchen Stellen Verbesserungen guttun würden. Wenn Sie beispielsweise unter bestimmten Beschwerden leiden oder erblich bedingt zu einer bestimmten Erkrankung neigen, können Sie mit einer Nahrungsumstellung viel für sich tun. Ebenfalls empfiehlt es sich, nicht nur beim großen Check-up eine große Blutuntersuchung machen zu lassen, um Mängel festzustellen und frühzeitig durch eine ausgewogene Ernährung gegenzusteuern. Eine Umstellung muss auch nicht unbedingt Verzicht bedeuten. Viele Menschen haben Angst, dass sie nichts mehr genießen dürfen und das Leben so weniger Freude macht. Das muss aber nicht so sein. Ernährungsmediziner wissen, dass gerade beim Essen Verbote eher das Gegenteil bewirken und immer die Dosis das Gift macht. Hin und wieder ein Donut oder ein Fruchtsmoothie sind also in Ordnung, solange Sie es genießen und nicht als Antistressmittel einsetzen.

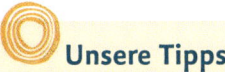
Unsere Tipps

- **Immer im Blick:** Stellen Sie sich ein gefülltes Glas Wasser direkt in Ihr Blickfeld neben den Laptop, auf den Tisch bei einer Konferenz oder an einen Platz, an dem Sie immer vorbeikommen. Jedes Mal, wenn Ihr Blick auf das Glas fällt, trinken Sie einen großen Schluck. Nachfüllen nicht vergessen.

- **Essen fürs Gefühl?** Bei manchen Menschen muss bei Traurigkeit oder Wut unbedingt etwas Fettiges in den Magen. Überlegen Sie mal, ob Sie bestimmte Lebensmittel mit Emotionen verbinden. Schreiben Sie die momentanen Gefühle auf, statt zum Schokoriegel oder dem Glas Würstchen zu greifen, oder ersetzen Sie das Bedürfnis, etwas in den Mund zu stecken, durch ein Glas Tee in Ruhe oder einen Obstsalat.

- **Verbindlichkeiten schaffen:** Vielleicht finden Sie bei der Arbeit oder im Freundeskreis jemanden, der sich auch gesünder ernähren möchte. Tauschen Sie sich aus, und berichten Sie sich von Erfolgen oder auch Schwierigkeiten. Gemeinsam ist es leichter.

- **Keine Milchmädchenrechnungen:** »Ich habe heute Morgen nicht gefrühstückt, deswegen darf ich jetzt ein Stück Torte essen!« Diese Rechnung geht nicht auf. Die Nährstoffe, die wir benötigen, lassen sich nicht einfach so bestimmen, miteinander vergleichen oder gar schönreden. Besser: Stehen Sie zu Ihrer Lust auf Torte. Sie müssen sich nicht rechtfertigen. Genuss in Maßen ist immer okay.

- **Selbst kochen:** Wer für sich selbst kocht, isst gesünder. Dafür gibt es wissenschaftliche Belege. Die Teilnehmer einer Studie, die öfter pro Woche in ihrer Küche kochten, nahmen weniger Zucker, Fett und Kalorien auf als Personen, in deren Haushalt nicht regelmäßig selbst gekocht wurde. Wichtig: Kochen heißt nicht, einfach die Tiefkühlpizza in die Mikrowelle zu schieben!

Bewegter leben

Unsere Urahnen – die Jäger und Sammler – werden gern von Wissenschaftlern herangezogen, wenn es darum geht zu erklären, dass wir seit jeher Bewegungswesen sind und warum es deshalb auch so wichtig ist, dass wir dies tun: uns regen, uns bewegen, Sport zu treiben. Vermutlich weniger bekannt ist, dass besagte Vorfahren mitunter sehr bequem waren. Es war für sie sogar von großem Vorteil, auch mal nicht so aktiv zu sein. Sie sparten dadurch wertvolle Energie. Essbare Pflanzen und Fleisch waren in der Frühzeit der Menschheit ein rares Gut und die Nahrungsbeschaffung ein kräftezehrendes Geschäft. Wenn dann genug da war an Jagdbeute und Pflanzenkost, ruhte man sich aus, bis der Bedarf wieder entstand, und verausgabte sich dabei körperlich.

Damit der Mensch – genauso wie die anderen Säugetiere auch – überleben konnte, hat er sich im Lauf seiner Entwicklung zum Energiesparmodell entwickelt. Das heißt: In Ruhe drosselt unser Körper radikal unseren Energieverbrauch (Grundumsatz). Deshalb brauchen wir nicht so viel zu essen, wenn wir in erster Linie viel am Tag sitzen und nicht sportlich aktiv sind, und nehmen leichter zu, wenn wir mehr essen als wir verbrauchen. Und solange wir nicht müssen, bewegen wir uns auch nicht so gern.

Diese Mechanismen sind in uns bis heute wirksam, und das, obwohl sich unsere Umwelt vor allem im Hinblick auf die Versorgung mit Nahrung extrem verändert hat: Wir verbrauchen beim Sitzen auf dem Bürostuhl, im Auto oder auf dem Sofa zwar kaum Energie, können aber heute 24 Stunden an sieben Tagen pro Woche Essen zu uns nehmen – in allen Farben und Formen, frisch an der Imbissbude, im Restaurant oder aus dem Lebensmittelchemielabor. Und da wir ja keinen inneren Antreiber haben, der uns dazu bewegt, jeden Tag die Laufschuhe anzuziehen, sondern eher einen »inneren Schweinehund«, der uns aufs Sofa lockt zum Energiesparen für harte Zeiten, ist es gar nicht so einfach, in die Gänge zu kommen. Trotzdem brauchen wir neben bestimmten Nährstoffen und frischer Luft auch unbedingt Bewegung, sonst werden wir krank – körperlich und auch psychisch. Denn Bewegung – das wissen Sportmedizinerinnen und Ärzte heute aus einer Vielzahl von Untersuchungen – hält uns gesund und kann wie ein Heilmittel wirken.

Warum wir Bewegung brauchen

Unsere Muskulatur ist ein Stoffwechselorgan, sie ist maßgeblich daran beteiligt, dass wir aufgenommene Energie gut verwerten und gesund blei-

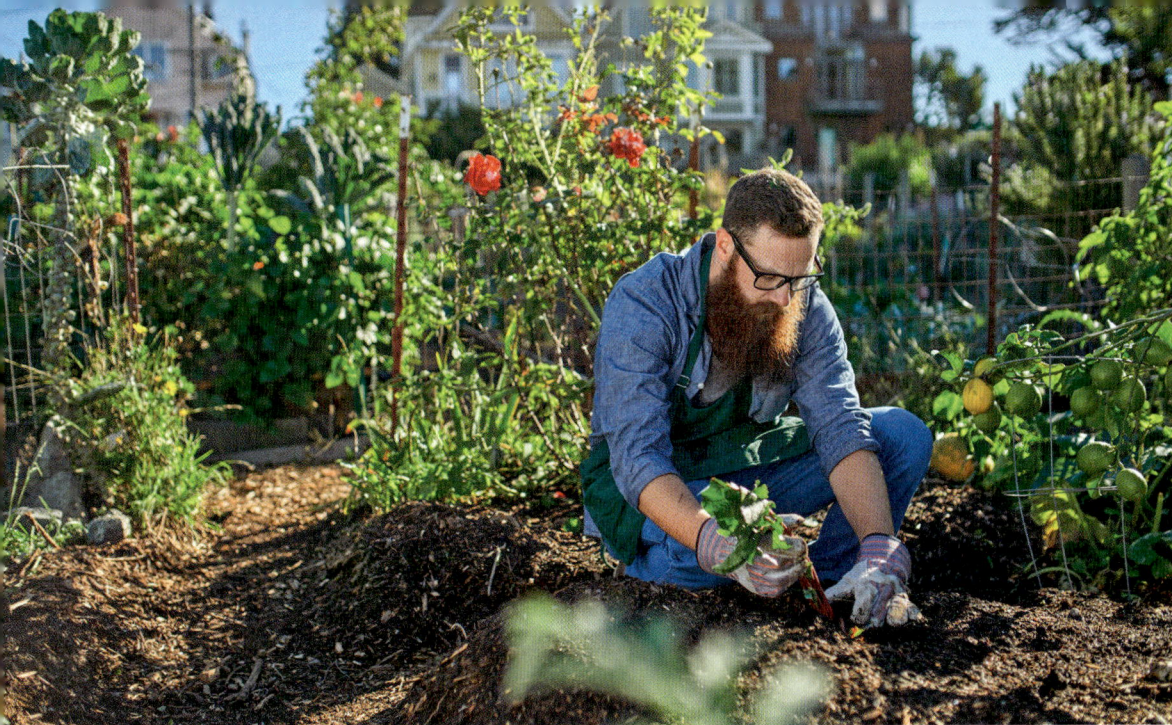

Um regelmäßig in Bewegung zu kommen, ist es am besten, etwas zu tun, das Spaß macht. Gut für Körper und Psyche sind alle Aktivitäten, bei denen wir uns etwas anstrengen müssen, also auch Haus- oder Gartenarbeit.

ben. Vorausgesetzt, wir nutzen sie auch. Heute sehen Experten Übergewicht und Bewegungsarmut als bedeutsamste Ursachen vieler Zivilisationskrankheiten. Das gilt auch andersherum. Bewegung gilt als Heilmittel, kann bei schweren Erkrankungen stabilisieren oder dafür sorgen, dass sie nicht so einfach wieder auftreten. Und auch unser Gehirn liebt und braucht körperliche Aktivität, dann ist die Stimmung im Lot, und wir sind hellwach. Stresshormone bilden sich bei Ausdauerbewegung zurück, unser Körpergefühl profitiert und damit auch unser Selbstwertgefühl. Denn unser Körper zeigt uns, was wir alles können. Wenn wir unsere Muskeln spielen lassen, regt das von Kopf bis Fuß zahlreiche Prozesse an: Bewegung wirkt auf die Hormone und das Nervensystem und damit auf die Gehirnfunktion und die Psyche, auf den Bewegungsapparat, das Herz-Kreislauf-System, die Immunabwehr und alle wichtigen Organe.

Dass wir trotz unseres eingebauten Energiesparers, des »inneren Schweinehunds«, den Drang zur Bewegung haben, sehen wir bei Kindern. Sofern diese die Möglichkeit dazu haben, machen sie nichts lieber, als zu hüpfen, zu rennen und herumzutoben (und sich dann auch wieder auszuruhen). Wenn Sie täglich aktiv sind, tun Sie viel für sich und Ihre Psyche.

Was uns guttut

Bis vor noch gar nicht langer Zeit lautete die sportmedizinische Empfehlung, mindestens zwei bis drei Trainingseinheiten einer Sportart der eigenen Wahl pro Woche zu absolvieren. Heute empfehlen die Weltgesundheitsorganisation WHO sowie die großen medizinischen Fachverbände eine maßvolle (moderate) bis intensive körperliche Aktivität an den meisten, am besten an allen Tagen in der Woche. Ziel ist es, so von Montag bis Sonntag auf insgesamt mindestens 150 Minuten Aktivität zu kommen, wobei auch schon moderater Sport bedeutet, dass man dabei zu schwitzen beginnt und der Pulsschlag zunimmt.

Schon mit diesem relativ übersichtlichen Ausmaß an körperlicher Aktivität können wir gesundheitsfördernde Effekte erreichen.

Aus der Praxis

Die 46-jährige Lehrerin Stephanie P. kommt wegen einer erneuten depressiven Episode in stationär psychiatrische Behandlung. Trotz Psychotherapie und drei unterschiedlichen Medikamenten kommt es nur zu einer teilweisen Besserung. Nach ihrer Entlassung aus der Klinik überlegt sie mit ihrer ambulanten Psychiaterin, was es denn noch für weitere Möglichkeiten geben könnte, um die Depression mehr in den Griff zu bekommen. Als ihr diese von neueren Studien zu positiven Effekten von regelmäßigem Ausdauertraining berichtet, insbesondere von Joggen in der Depressionsbehandlung, zeigt die Patientin zunächst verhaltenes Interesse und beginnt damit, erst zweimal, später dreimal die Woche zu laufen.

Sie startet mit zwanzig Minuten, nach einiger Zeit läuft sie eine halbe und schließlich eine Dreiviertelstunde. Innerhalb der nächsten acht bis zehn Wochen kommt es langsam zu einer weiteren Verringerung der Krankheitssymptome, und Stephanie P. ist überzeugt davon, dass dies auf ihr regelmäßiges Training zurückzuführen ist. Im Laufe der nächsten Monate und Jahre wird das Laufen zu einem Teil ihres Alltags, ohne den sie sich ihr Leben nicht mehr vorstellen kann, und damit zu einer wirkungsvollen Strategie gegen die Depression. Auch die Senkung und letztendlich das Absetzen der Antidepressiva gelingt ihr ohne Rückfall in die Krankheit.

Den richtigen Sport für sich finden

Um unsere Akkus wieder aufzuladen, helfen gutes Essen, genug Schlaf, Freunde, der Partner, die Familie, Erlebnisse in der Natur oder mit der Kultur. Jeder von uns hat seine Vorlieben und weiß, was ihm hier guttut. In diesem Buch finden Sie dazu auch viele Vorschläge, bei denen hoffentlich etwas Passendes für Sie dabei ist. Wenn Sie oder ein Angehöriger unter psychischen Erkrankungen leiden, ist Bewegung ein Werkzeug, das von Psychiatern und Ärztinnen oft begleitend zur medikamentösen Therapie und Psychotherapie empfohlen wird. Bei bestimmten Krankheiten wie etwa Depressionen kann regelmäßige körperliche Aktivität dazu beitragen, dass die Erkrankung nicht chronisch wird und es nicht zu Folgekrankheiten kommt.

Den Spaßfaktor nicht vergessen

Um durch Bewegung psychologische und körperlich spürbare Wirkungen zu erzielen, sind die Gefühle beim Training sehr wichtig. Ein Beispiel dafür ist eine Untersuchung der Universität von Baltimore (USA) mit Mäusen. Natürlich lassen sich Forschungsergebnisse nicht so einfach vom Tier auf den Menschen übertragen, hier bietet es sich jedoch tatsächlich an, sich die Ergebnisse anzuschauen und zu überlegen, was diese für uns bedeuten könnten. Das Team um die Forscherin Henriette van Praag konnte zeigen, dass sich die Gehirnleistung – hier das Gedächtnis – von Mäusen bessert und neue Nervenzellen gebildet wurden, wenn diese ein Laufrad benutzen durften. Bot man ihnen alternativ Schwimmen an, so finden sich diese positiven Effekte nicht. Das hängt damit zusammen, dass das Laufen einem natürlichen Bedürfnis der Mäuse entspricht und sie sich damit wohlfühlen. Beim Schwimmen hingegen haben sie Todesangst und kämpfen ums Überleben. Je nachdem, wie wir uns bei einer

bestimmten Bewegungsform oder einer Sportart fühlen, kann diese ganz unterschiedliche Wirkungen erzielen. Klar ist aber, dass zu Training und Sport auch Anstrengung gehört.

Was besonders unterstützend wirkt, ist Ausdauersport – schon mit Bewegungszeiten ab ½ Stunde: Walken, Radfahren, Joggen, Schwimmen stärken den Körper, machen den Kopf frei und helfen dabei zu entspannen. Auf lange Sicht und mit regelmäßigem Training halten Sie bei immer länger andauernden Belastungen besser durch und können so auch einen stressigen Alltag besser stemmen. Aus medizinischer Sicht halten Ausdaueraktivitäten Herz und Kreislauf bis ins hohe Alter fit, erhöhen die Stoffwechselrate und schützen das Gehirn.

Krafttraining dahingegen hilft, die Muskulatur zu stärken und zu erhalten. Das ist wichtig für den Stoffwechsel, aber auch als Schutz vor Stürzen. Am besten wechselt man zwischen beiden Sportarten ab. Bei Krafttraining reichen auch Kurzzeiteinheiten von 10 Minuten am Tag. Die können Sie zwischendurch im Büro einlegen, um den Kopf freizubekommen, oder abends vor dem Fernseher.

So kommen Sie in Bewegung

Keine Sorge: Auch wenn Sie bisher nie Sport gemacht haben, findet sich ein Weg dahin. Sie haben vielleicht einfach noch nicht das Passende gefunden. Leichter wird es natürlich, wenn

Sie wissen, wie gut Ihnen Bewegung schon mal getan hat. Aber auch hier lohnt sich ein Blick auf unsere Empfehlungen und was Sie in Ihrem Alltag für sich noch besser gestalten können, sodass der Wiedereinstieg Freude macht.

 Unsere Tipps

- **Mein Sport, dein Sport:** Heute kann jeder Mensch hierzulande die für sich passende Bewegungsart finden. Das ist wichtig, um sie regelmäßig auszuüben und dranzubleiben: Wir können wählen zwischen Aquasport, Badminton, Bouldern, Breath-Walking, Golf, Inlineskating, Rudern, Schlittschuhlaufen, Tanzen und Wandern bis hin zu Yoga oder Zumba. Es gibt wohl nicht *die* Sportart, die gegen Depression oder Panikstörung hilft. Wichtig ist, etwas für sich zu finden, was zu einem passt.
- **Das schaffe ich:** Je einfacher Sie ins Tun kommen, desto besser. Sie haben ein Schwimmbad um die Ecke, der Stadtpark ist ganz nah, ein Yogastudio ist nebenan. Das sind alles Faktoren, die uns helfen dranzubleiben, wenn der innere Schweinehund sich einmal melden sollte.
- **In der Gruppe oder allein:** Gemeinsam mit anderen zu sporteln hat den Vorteil, dass wir neue Leute kennenlernen und uns mit ihnen austauschen können. Außerdem schaffen wir so eine gewisse Verbindlichkeit. Andere Menschen genießen es dagegen, endlich einmal allein und für sich zu sein, joggen für sich und mit ihrer Lieblingsmusik im Kopfhörer.
- **Mein Termin mit mir und für mich:** Setzen Sie sich kleine, machbare Ziele und Termine. (»Ich gehe montags und mittwochs zehn/fünfzehn/zwanzig Minuten nach der Arbeit zum Walken in den Park.«) Halten Sie diese Pläne ein. Es fällt den meisten von uns leichter, sich aufzuraffen, wenn wir regelmäßige Termine haben oder auch eine gewisse Verpflichtung mit einem Schwimm- oder Yogakurs eingehen. Bleiben Sie erst mal innerhalb Ihrer Leistungsgrenzen, bis Sie das Gefühl haben, es geht noch mehr. Erst dann weiten Sie diese nach und nach aus. (»Sonntagmorgen gehe ich dreißig Minuten in den Park.«)
- **Nichts übertreiben:** Gerade Menschen mit psychischen Erkrankungen, man weiß dies insbesondere von Depressionen, sind nicht so leistungsfähig wie gesunde. Gehen, schwimmen oder laufen Sie immer so schnell, dass Sie noch genügend Puste haben (aerobes Training). Wenn Sie sich zu viel vornehmen, zu schnell joggen, zu lange radeln, macht das keinen Spaß und sorgt für Frust. Möglicherweise entwickeln Sie solch einen Muskelkater, dass Sie sich die nächsten Tage danach kaum bewegen können und wollen. Das sind keine guten Voraussetzungen für den nächsten Sporttermin. Am besten, Sie bewegen sich in dem Tempo, in dem Sie noch einigermaßen flüssig sprechen kön-

nen, und so, dass Ihnen die Bewegung keinen Stress bereitet.

- **Achten Sie gut auf sich:** Trinken Sie genug, und gehen Sie nicht hungrig (aber mit mindestens einer Stunde Abstand von der letzten Mahlzeit) zum Sport. Nach jedem Training folgt eine Regenerationsphase. Ohne diese Erholungsphase kann Sport keine positiven Effekte entfalten. Sportmediziner empfehlen, die Sportart jeden Tag zu wechseln: einen Tag Ausdauertraining, einen Tag Krafttraining oder Yoga oder eine andere Bewegungsform.
- **Alltagsbewegung zählt mit:** Neben Sport bietet auch der Alltag viele Möglichkeiten, körperlich aktiv zu werden. Alle Aktivitäten, die etwas Anstrengung erfordern, sind gut für Körper und Psyche: Bei der Gartenarbeit, dem Fensterputzen oder der Fahrt auf dem Rad zur Arbeit schalten wir ab und kommen nach und nach wieder in Balance. Sie können auch Schritte sammeln, indem Sie viel zu Fuß erledigen, Treppen steigen oder einfach mal drei Minuten auf der Stelle laufen (das hilft auch gut in akuten Stresssituationen). Unsere Vorfahren haben schließlich auch nichts anderes getan, als zu gehen, so weit die Füße trugen. Und hier gilt ebenso: langsam anfangen, sich nicht überfordern und die Anforderungen allmählich steigern.
- **Dranbleiben:** Das Wetter ist schlecht, Ihr Sportpartner hat abgesagt, Sie fühlen sich nicht so gut? Es gibt Gründe, warum es mal nicht möglich sein kann, seinen Sporttermin wahrzunehmen. Bleiben Sie sich aber auf der Spur. Wenn Sie krank sind, will Ihr Körper sich erholen, dann ist Bewegung tatsächlich kontraproduktiv. Sollte das Wetter nicht mitmachen, überlegen Sie sich im Vorfeld schon mal eine Alternative. Die Anschaffung eines Fahrrads oder Laufbands für zu Hause, sofern Sie die Mittel und den Raum dazu haben, kann sich lohnen. Oder Sie machen an diesen Tagen Sport daheim auf der Matte. Gute Yoga- und Rücken-Work-out-Tutorials finden Sie im Internet. Wenn Ihr Sportpartner abgesagt hat, verlegen Sie Ihr Training ebenfalls nach Hause, oder Sie gehen allein los. Jede einzelne Sporteinheit tut gut, noch besser jedoch ist die Regelmäßigkeit.
- **Belohnen Sie sich:** Sie haben einen Monat konsequent Ihr Bewegungsprogramm absolviert, und es hat Spaß gemacht. Prima. Erzählen Sie anderen davon, das stärkt auch Sie und Ihre Lust weiterzumachen. Und belohnen Sie sich. Ganz so einfach war es ja nicht, den inneren Schweinehund zu überwinden. Wie wäre es mit einer Massage oder einer Einzelstunde Yoga zum Ausprobieren?

Energietankstelle Schlaf

»Hast du gut geschlafen?« Diese Frage, am Morgen gestellt, zeugt von der Einfühlsamkeit unserer Mitmenschen. Jeder von uns weiß intuitiv, wie wichtig Schlaf für unser Wohlbefinden ist. Klagen wie »Ich bin so gerädert, ich habe kein Auge zugetan« oder »Ich bin heute so müde« sind meistens ein deutlicher Hinweis darauf, dass der Tag schon gelaufen ist, bevor er richtig in Gang kommen konnte. Die Akkus sind leer, Gehirn und Körper immer noch erschöpft.

Die Qualität der nächtlichen Ruhepause hat für alle Lebewesen einen hohen gesundheitlichen Stellenwert. Während Delfine und die Vogelart der Mauersegler allerdings mit Sekundenschläfchen auskommen, brauchen wir Menschen mehrere Stunden Ruhe, und das am besten in einem bestimmten Rhythmus. Guter Schlaf dient unserer geistigen, seelischen und körperlichen Erholung. Schlechter Schlaf kann krank machen.

Und doch hat jeder von uns schon mal die Erfahrung gemacht, schlecht oder zu wenig geschlafen zu haben. Die Müdigkeit ist schwer auszuhalten, die Konzentration lässt nach, die Laune sinkt, das Gähnen ist kaum zu unterdrücken, der Wunsch, sich auszuruhen, wird übermächtig.

Warum Sie so müde waren, dafür gibt es viele Gründe. Zu lange feiern, fernsehen, im Internet surfen, arbeiten. Körperliche Beschwerden wie zum Beispiel Atembeschwerden wegen einer Erkältung, Schnarchen oder nächtliche Atemaussetzer (Schlafapnoe), Zähneknirschen (Bruxismus) oder Beinbewegungen (Restless-Legs-Syndrom) können das Ein- und Durchschlafen behindern. Aber auch psychische Faktoren wie ungünstige Schlafgewohnheiten, Stress, nächtliches Grübeln oder Angstzustände schaden unserer Nachtruhe.

Wie viel Schlaf brauchen wir?

Unser Schlafbedürfnis und das Schlaf-wach-Verhalten unterscheiden sich je nachdem, wie alt wir sind, wie gesund, wie wir unseren Alltag gestalten oder ob wir noch wachsen oder gesund werden müssen. Oder auch aufgrund hormoneller Ungleichgewichte. Ein Neugeborenes schläft, nicht selten zum Leidwesen seiner Eltern, etwa nur drei bis vier Stunden am Stück. Kleinkinder dagegen brauchen nicht nur den Nachtschlaf, sondern auch ein bis zwei Schlafeinheiten am Tag. Diese nehmen etwa ab dem vierten Lebensjahr ab, und die Dauer des Nachtschlafs nimmt zu. Für Kinder zwischen sechs und zwölf Jahren ist eine Schlafdauer von neun Stunden normal. Teenager zwischen vierzehn und siebzehn Jahren haben immer noch ein Schlafbedürfnis zwischen acht und zehn Stunden.

Durchschnittlich schlafen wir ab dem dreißigsten Lebensjahr circa sieben bis acht Stunden pro Nacht. Bei Seniorinnen verkürzt sich die Nachtruhe bis etwa zum achtzigsten Lebensjahr. Gesunde Achtzigjährige schlafen circa sechs Stunden pro Nacht. Doch sind dies alles wie gesagt Durchschnittswerte; nicht jeder braucht gleich viel Schlaf, und auch die Schlafqualität ist nicht in jeder Lebensphase gleich. Hinzu kommt, dass es Lang- und Kurzschläfer gibt sowie Morgen- und Abendtypen (Lerchen und Eulen). Alle jedoch verbringen ihre Schlafstunden in ganz bestimmten Zyklen. Es ist also normal, wenn wir mal kürzer oder länger zum Einschlafen brauchen und mal fester und mal weniger tief schlafen. Dass wir in der Nacht auch schneller wach werden können, liegt an unserem biologischen Programm: Es diente in Urzeiten unserem Überleben.

Welches Schlafmuster haben Sie trainiert?

Die meisten Schlafstörungen oder -beeinträchtigungen hängen mit unseren Verhaltens- und Lebensgewohnheiten zusammen und haben keine körperlichen Ursachen. Dazu gehören auch erlernte Schlafgewohnheiten.

Fragen Sie sich doch einmal, was Sie Ihrem Körper bisher über das Schlafen beigebracht haben. Vielleicht

Akku leer?

Der Nachmittag schleppt sich dahin, und Sie können kaum die Augen aufhalten? Dann hilft ein Nickerchen (engl. *nap*). Fehlender Schlaf lässt sich tatsächlich kurzfristig nachholen. Ein Kurzschläfchen hilft, die Akkus wieder aufzuladen. Aber: Schlafen Sie länger, gelangen Sie unter Umständen in tiefere Schlafphasen und fühlen sich nach dem Wecken müder als zuvor. Deswegen empfehlen wir wirklich nur ein Power-Napping zwischendurch von zehn bis zwanzig Minuten. Wecker stellen nicht vergessen!

irritiert Sie diese Frage, weil Sie denken, dass nur Babys oder Kinder richtig schlafen lernen müssen. Das ist aber keinesfalls so. Sie selbst bringen sich Tag und Nacht die unterschiedlichsten Verhaltensweisen bei. So berichten uns Patientinnen und Patienten zum Beispiel: »Ich kann nur mit Fernseher oder Hörbuch einschlafen«, »Nur wenn jemand neben mir liegt, kann ich gut schlafen«, »Wenn ich nachts wach werde, gucke ich ein bisschen auf Instagram« …

Schlafstörern auf der Spur

Ihnen kommt das eine oder andere bekannt vor? Sollten Sie trotzdem gut schlafen, ist dagegen auch gar nichts einzuwenden. Wenn Ihnen aber Ein- oder Durchschlafstörungen zu schaffen machen, dann könnte jede dieser Aussagen ein Hinweis darauf sein, dass Sie Ihrem Körper ein Verhalten antrainiert haben, das womöglich Ihre Ruhepause beeinträchtigt. Wie kann sich aus bestimmten Gedanken und Einstellungen ein schlafstörendes Verhalten entwickeln?

- **»Ich kann nur mit Fernseher oder Hörbuch einschlafen«:** der Klassiker. Wer diesen Satz sagt, hat sich beigebracht, im Bett aktiv zu sein. Die Informationen an das Gehirn heißen: »Aufnahme« und Aktivität. Erst die später eintretende Müdigkeit führt zum Einschlafen. Zusätzlich entsteht eine Abhängigkeit von diesen Medien, und man wird nervös oder gereizt, wenn sie mal nicht verfügbar sind. Das macht das Einschlafen natürlich schwer.
- **»Nur wenn jemand neben mir liegt, schlafe ich richtig gut«:** Auch hier besteht eine Abhängigkeit beim Einschlafen, nur dass sie dieses Mal mit einer anderen Person in Verbindung steht. Dass Ihr Schlaf von einer anderen Person abhängig ist, wollen Sie bestimmt nicht. Außerdem kann dies auch dazu führen, dass Ihre Partnerin oder Ihr Partner Schuldgefühle entwickelt, wenn er einmal abwesend ist. Das kann eine Beziehung belasten.
- **»Wenn ich nachts wach werde, spiele ich auf meinem Handy«:** Anstatt kurz wach zu liegen und sich ein bisschen zu langweilen, geben Sie Ihrem Gehirn das Signal: Spaß, Ablenkung, Konzentration, Aufmerksamkeit. Genauso wie das

Licht, das vom Mobiltelefon ausgeht, macht dies zuverlässig wach, nicht müde.

Sie merken schon: Der erste Schritt zu einem erholsamen Schlaf besteht darin, sich Gedanken über Ihr bisheriges Schlaflernverhalten und Ihre Gewohnheiten zu machen. Im nächsten Schritt sollten Sie überlegen, was Sie verändern wollen und können.

Schlafen Sie gut!

Der gesündeste Schlaf ist der, in den Ihr Körper selbst fallen darf. Sie können viel dafür tun, dass Sie abends zur Ruhe kommen und besser ein- und durchschlafen. Am besten fangen Sie damit schon tagsüber an. Die hier vorgestellten Maßnahmen sind einfach umzusetzen und vielfach erprobt. Auch bei Schlafstörungen (siehe Seite 110) können sich die Tipps lohnen. Verlangen Sie aber von Ihrem Körper keine Wunder. Wer sich über Jahre einen ungesunden Schlaf antrainiert hat, braucht etwa drei Monate, um wieder besser schlafen zu können. Bei sehr starken Beschwerden oder wenn Sie medikamentöse Unterstützung benötigen, besprechen Sie dies mit Ihrer Ärztin. Sehen Sie bitte unbedingt von frei verkäuflichen Medikamenten zum Schlafen ab. Und wenn Sie gut schlafen, prima! Dann können Sie sich aussuchen, ob unter den Empfehlungen etwas dabei ist, was Ihnen noch guttun könnte.

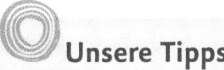
Unsere Tipps

- **Action:** Bewegen Sie sich tagsüber viel, oder treiben Sie regelmäßig Sport. Das hilft nachweislich, nachts besser zu schlafen. Körperliche Aktivität entspannt und baut Stress ab (siehe Seite 178 f.).
- **Essen und trinken:** Abends ist etwas Leichtverdauliches empfehlenswert, damit Ihr Magen und Darm Sie zur Schlafenszeit nicht wachhalten. Am besten essen Sie zwei bis drei Stunden vor Ihrer Bettgehzeit zum letzten Mal. Nach 16.00 Uhr sollten Sie keine anregenden Getränke mehr zu sich nehmen. Also keinen Kaffee, schwarzen oder grünen Tee und Energydrinks. Das darin enthaltene Koffein hält wach, und der Körper benötigt seine Zeit, um es wieder abzubauen. Bier oder Wein am Abend machen zwar müde, aber Alkohol schadet dem Schlaf, da die erholsamen Tiefschlafphasen kürzer ausfallen.
- **No smoking:** Nikotin macht wach, nicht schläfrig. Versuchen Sie, das Rauchen in den Abendstunden langfristig zu reduzieren.
- **Gezielt entspannen:** Um Stress abzubauen, ist alles empfehlenswert, was Ihnen guttut und das innere Tempo verringert (siehe auch Seite 234). Progressive Muskelentspannung nach Jacobson, Meditation, Bodyscan – geeignete Anleitungen finden Sie unter dem jeweiligen Stichwort leicht im Internet –, aber auch ein warmes Bad oder ein Abendspaziergang machen gelassener. Vermeiden Sie abends auch neuen Stress durch Aufräummaktionen oder Krisengespräche, und suchen Sie dafür frühere Termine.
- **Einschlafritual:** Denken Sie sich eine wohltuende Gewohnheit zum Runterkommen am Abend aus, und bauen Sie sie in Ihre Abendroutine ein. Wenn Sie jeden Abend eine Tasse Tee (zum Beispiel einen Kräuter-Schlaftee aus der Drogerie) trinken, bevor Sie die Zähne putzen, geben Sie Ihrem Gehirn einen »Hinweisreiz«. Wiederholen Sie diesen immer zu einer ähnlichen Tageszeit, so lernt Ihre Steuerzentrale im Kopf: »Ah, jetzt ist gleich Schlafenszeit«, und kann sich auf die Nachtruhe einstellen.
- **Ruheraum:** Der Ort, an dem Sie schlafen, sollte nur für den Schlaf und vielleicht noch für die Liebe reserviert sein. Arbeiten, Fernsehen, Trinken oder Essen finden besser woanders statt. Verbannen Sie Bücher, Laptop und das Handy aus Ihrem Bett. Hier wird geschlafen, genau das wollen Sie sich doch beibringen.
- **Angenehm kühl:** Lüften Sie vor dem Zubettgehen Ihr Schlafzimmer durch. Das bringt mehr Sauerstoff und kühlere Luft in den Raum, und Sie unterstützen Ihren Körper beim Absinken der Körpertemperatur. So gelangt er in einen Ruhemodus und muss nicht gegen Wärme von außen arbeiten. Das hilft beim Ein- und Durchschlafen. Empfehlenswert ist eine Raumtemperatur von 16 bis 19 °C.
- **Müde bin ich, geh zur Ruh' ...:** Etwa alle neunzig bis hundert Minuten wechseln abends Müdigkeits- und Wachintervalle

ab. Nutzen Sie die Müdigkeitsphasen für das Zubettgehen, nur so entsteht ein echter Schlafdruck. Ideal ist eine festgelegte Zeit, die zu Ihrer Tagesroutine passt, etwa zwischen 22.00 und 23.00 Uhr (wenn Sie um 6.00 oder 7.00 Uhr morgens aufstehen). So lernt Ihr Gehirn, um diese Zeit zur Ruhe zu kommen.

- **Schlaf-wach-Routine:** Gewohnheiten sind hilfreich, das Gehirn liebt sie. Deshalb tut uns ein regelmäßiger Tag-Nacht-Rhythmus gut. Bleiben Sie deshalb Ihrer Schlafenszeit möglichst treu. Natürlich können Sie auch mal länger aufbleiben oder am Sonntag ausschlafen, aber das sollte die Ausnahme sein. Falls Sie Probleme mit dem Ein- und Durchschlafen haben und tagsüber müde sind, verzichten Sie auf einen Mittagsschlaf. Wenn Sie regelmäßig ein Nickerchen machen, werden Sie abends unter Umständen nicht zur gewünschten Zeit müde. Somit gehen Sie später ins Bett, müssen eventuell wieder früh raus und werden mittags erneut müde. Auch wenn es schwerfällt, halten Sie mindestens eine Woche lang durch.

- **Licht aus!** Künstliches, vor allem weißes Licht enthält häufig hohe Blauanteile. Unserem Gehirn signalisieren diese, wach zu bleiben oder aktiv zu werden. Wenn Sie nachts aufstehen, verzichten Sie möglichst auf Licht. Und bleiben Sie schön weit weg von Ihrem Smartphone. Das sollte auf den »Nachtmodus« eingestellt oder ganz aus sein. Das bis jetzt im Gehirn gebildete Schlafhormon Melatonin zerfällt unter Lichteinfluss sofort und kann nicht mehr nachproduziert werden. Auch bei schwachem Licht. Der Speicher ist dann auf demselben Level, als ob man nicht geschlafen hätte.

- **Nachtwach:** Wenn Sie nachts im Bett länger als eine halbe Stunde wach liegen, stehen Sie ruhig auf und machen Sie etwas Langweiliges. Legen Sie Wäsche zusammen, räumen Sie die Spülmaschine aus, kochen Sie sich Tee, bitte alles möglichst ohne Licht und ohne sich selbst zu gefährden. Sobald Sie wieder müde sind, geht es wieder ins Bett. Sollten Sie in dieser Nacht weniger schlafen als sonst, holt sich Ihr Körper die Ruhe in der nächsten Nacht.

- **Zeitlos ruhen:** Kennen Sie das? Sie wachen in der Nacht auf, und der Blick auf den Wecker zeigt, dass Sie noch mehrere Stunden schlafen können. Jetzt freuen Sie sich vielleicht kurz und sinken zufrieden auf Ihr Kissen. Denken Sie jedoch an den umgekehrten Fall: Sie wachen auf, sind noch müde und sehen, dass Sie nur noch eine Stunde zum Schlafen haben. Wahrscheinlich ärgern Sie sich jetzt und versuchen, sich zu zwingen, damit Sie schnell wieder einschlafen. Meinen Sie, das funktioniert gut? Eher nicht. Emotionen können auch wach machen ... Deswegen stellen Sie den Wecker andersrum, sodass Sie die Uhrzeit nicht im Blick haben. Vermeiden Sie das bewusste Zeitablesen auf Medien, Wecker oder Uhren in der Nacht, und verbannen Sie sie, wenn möglich, aus Ihrem Schlafzimmer.

Religiosität und Spiritualität

Spirituelle oder religiöse Bedürfnisse kommen oft in Krisen stärker zum Vorschein. Wir wünschen uns Entlastung und Bewältigung in einer belastenden Situation, bei der es um Krankheit und Gesundwerden geht oder auch um den Wunsch nach innerem Frieden und die Gewissheit, dass das eigene Leben sinn- und wertvoll ist. Vor allem die Spiritualität ist – auch für nichtgläubige oder areligiöse Personen – eine gute und mögliche Quelle, wenn es darum geht, mit Erkrankungen und Herausforderungen besser umzugehen. Dies hat auch mit Sinnfindung und Hoffnung zu tun. In den letzten Jahren haben Psychologinnen und Gesundheitswissenschaftler zahlreiche faszinierende Untersuchungen gemacht, die sich mit dem Zusammenhang von Religiosität, Spiritualität und Glauben auf unsere psychische Gesundheit und die Lebenszufriedenheit oder -qualität befassen. Ratgeber, welche die Hoffnung auf den therapeutischen Nutzen von Glauben oder Spiritualität nähren, verkaufen sich gut. Doch was ist dran an der Heilkraft dieser »unsichtbaren« Helfer?

Genau betrachtet

Werfen wir dazu einen Blick auf die Begriffe »Religiosität«, »Spiritualität« und »Glaube«. Häufig verwenden wir sie so, als ob sie das Gleiche bedeuteten, dabei handelt es sich um ganz unterschiedliche Konzepte.

Religiosität

Dies bedeutet, einer religiösen Glaubensrichtung anzugehören, sich beispielsweise der katholischen oder protestantischen Kirche, dem Islam, dem Buddhismus oder dem Judentum verbunden zu fühlen oder nach deren Regeln zu leben. Typisch für jede Religion sind sieben Merkmale:

- **Transzendenz:** der Glaube an eine übernatürliche Macht (oder Mächte), an Gott, Götter, Ahnen, Seelen oder Geister.
- **Bezogenheit:** Verbundenheit und der Glaube an eine Sinngebung.
- **Mythos:** Welterklärung, aber auch Erlösungsversprechen.
- **Mystik:** Einheitsgefühle mit der göttlichen Macht, Erfahrung des »Heiligen«.
- **Moral:** Werteordnung, die das eigene und soziale Verhalten leitet.
- **Ritus:** symbolisch aufgeladene Handlungen.
- **Gemeinschaft:** die Verbundenheit mit anderen im Glauben.

Spiritualität

Als Zuwendung zu einer geistigen Ebene, die von einer unmittelbar weltlichen und materiellen Welt losgelöst ist, können wir Spiritualität verstehen (lat. *spiritus* [Geist, Hauch]). Damit verbunden ist die Hinwendung zu einem gedachten »Wesentlichen«, einem transzendentalen Plan oder einer übergeordneten Idee, welche die Welt und unser Leben beeinflusst oder lenkt und der materiellen Welt zugrunde liegt. Damit verbunden ist oft ein Einheits- oder Ganzheitsgefühl der Einbindung der eigenen Person in die Natur oder das Universum.

Es geht um die Beschäftigung mit dem Nichtfassbaren und die Suche oder die Gewissheit von übergeordnetem Sinn und Werten. Sie kann »esoterisch« (nur von innen her und einem kleinen Kreis zugänglich; gr. *esoterikós* [innerlich]) gefärbt sein und auch »atheistisch« (freigeistig, keinen Gott brauchend).

Insgesamt sind der Begriff und die damit verbundenen Ideen für viele Menschen neutraler und toleranter besetzt als Religiosität. Das liegt unter anderem daran, dass Religionen oft in rigider Form ein Monopol auf sinnstiftende Antworten auf Krisen des Lebens einfordern.

Glaube

Glaube bedeutet das »Für-wahr-Halten« von Sachverhalten oder Zusammenhängen jenseits des Wissens! Mehr oder weniger klare Vorstellungen ohne faktische Informationen – aber durchaus auf ihrer Grundlage – können stark beeinflussen, wie wir

mit körperlichen und psychischen Erkrankungen umgehen. Im Umfeld der klinischen Psychologie, der Gesundheitspsychologie und der Medizin stellen (mehr oder weniger) vernünftige Vorstellungen zur Krankheitsentstehung, ihrer Behandlung und Kontrolle wesentliche Faktoren dar (Ursachen- und Kontrollattribution), die mitbestimmen, wie wir persönlich mit einer Erkrankung umgehen.

Jenseits davon kann ein Glaube bestimmte Überzeugungen über die eigene Existenz, die Entstehung der Welt sowie des Universums und das Eingebundensein in einen größeren Zusammenhang implizieren. Damit verbunden sind auch mehr oder weniger klare Einstellungen zur Sinnhaftigkeit des Lebens. Ein Glaube kann eindeutig durch die Religion und ihre Vorstellungen und Regeln bestimmt sein, für nichtreligiöse Menschen geht er darüber hinaus oder hat sehr individuellen Charakter.

Glaubensinhalte üben einen deutlichen Einfluss auf das persönliche Verhalten und das gesundheitsbezogene Denken aus. Fakt ist, dass die Art und der Inhalt von Glaube, Spiritualität und Religiosität besonders bei der Betrachtung von psychischen Erkrankungen und dem Umgang mit erkrankten Menschen unbedingt berücksichtigt werden müssen.

Spirituelle oder religiöse Vorstellungen und Glaubensinhalte sowie damit zusammenhängende Handlungen wie Beten, Meditieren oder ein tiefes Vertrauen in den Lauf der Natur in eine Göttlichkeit können auch positiv auf uns, auf unsere Ruhe und Gelassenheit wirken. Sie können dabei helfen, sich auf professionelle Hilfe einzulassen, dieser zu vertrauen und Heilungsprozesse zu unterstützen.

Wie Religiosität helfen kann

Der Glaube an eine übergeordnete Macht, an einen Gott, kann in einer Krisensituation entlastend sein und Stress reduzieren. Ein Schicksalsschlag, wie etwa eine körperliche oder psychische Erkrankung, eine Trennung oder ein Verlust durch den Tod eines geliebten Menschen, kann für gläubige Menschen durch ein Gebet geteilt werden. Gebete richten sich an ein vorgestelltes »Gegenüber« oder an eines, vom dem wir glauben, es existiert – in der Regel an einen Gott (oder in anderen Kulturen an mehrere davon). Dieser kann Gesprächspartner und Unterstützer sein, welcher die Gläubigen auffängt. Eventuell kann der belastenden Situation oder dem Ereignis sogar ein tieferer Sinn zugesprochen werden, was ebenfalls zur Beruhigung beizutragen vermag. Im Zwiegespräch mit Gott kann ein Betender eine Verbindung oder ein Zusammenwirken empfinden. So antwortet in Margaret Fishback Powers' Gedicht »Spuren im Sand« Gott der Ratsuchenden: »Mein liebes Kind, ich liebe dich und werde dich nie allein lassen, erst recht nicht in Nöten und Schwierigkeiten. Dort, wo du nur eine Spur gesehen hast, da habe ich dich getragen.«

Es ist nachvollziehbar, dass für Gläubige solche Gebete Hoffnung und Kraft mit sich bringen können. Gerade bei schweren Erkrankungen oder Krankheitsverläufen, existenziellen Fragen oder Selbstzweifeln können Religiosität, religiöse Texte oder ein Gottesdienstbesuch entlasten und unterstützen.

Auch weitere Angebote der Kirche, die Sie nutzen können, wenn Sie nicht religiös sind, wie Seelsorge oder die Teilnahme an bestimmten Gruppen (mehr dazu auf Seite 233) können hilfreich sein. Durch die Zugehörigkeit zu einer Gemeinschaft können wir Trost, Zuspruch und emotionale Unterstützung erfahren. Außerdem bieten Gruppen – so auch die Kirche – die Möglichkeit, sich aktiv in der Gemeinschaft zu betätigen, und tragen damit zu einer sozialen Integration bei. Ehrenamtlich Menschen im Pflegeheim zu besuchen, ihnen vorzulesen, sich mit ihnen zu beschäftigen oder sich anderweitig in einer Kirchengemeinde zu engagieren kann das eigene Erleben und Selbstwertgefühl positiv beeinflussen.

Wie Religiosität einschränken kann

Religiös zu sein kann auch ungünstige Auswirkungen haben. Gerade wenn die Religion autoritär vermittelt wird und sehr strenge Regeln vorgibt, können dadurch Zwänge und Ängste sowie die Ausbildung von Schuldgefühlen gefördert werden und zu einer schwer auflösbaren Belastung führen.

Aus der Praxis

Sebastian P. wuchs in einer Glaubensgemeinschaft mit sehr strengen Regeln auf. Der Junge durfte ausschließlich religiöse Schriften lesen, musste regelmäßig zum Gottesdienst, durfte nur Freunde aus der gleichen Religionsgemeinschaft haben. Die private Schule war ganz auf religiöse Inhalte ausgerichtet, ebenso das Verhalten in der Familie. Mehrmals täglich wurde gebetet, Fernsehen war genauso verboten wie jegliche Formen von Sexualität. Krankheiten, Schicksalsschläge oder schwierige Situationen im Alltag wurden als »Strafen Gottes« gesehen.

Erst als junger Erwachsener konnte sich Sebastian P. schrittweise von der Gemeinschaft distanzieren, verfiel infolgedessen aber in eine schwere Depression und Suchtmittelmissbrauch. Er zweifelte an sich selbst. Alle Gedanken kreisten um Schuld und Bestrafung.

Ein ambulantes Gruppenangebot, einen Aufenthalt in einer Klinik und einen Besuch einer Selbsthilfegruppe lehnte er aufgrund der auferlegten Regeln ab.

Sebastian P. ist nach der ambulanten Psychotherapie nicht mehr allzu kritisch anderen Gemeinschaften gegenüber. Mittlerweile kann er klar zwischen seinen heutigen Einstellungen und den Regeln und Gefühlen aus seiner Kindheit und Ju-

gend unterscheiden und weiß, dass er jetzt deutlich mehr die Kontrolle über seine Gedanken und Handlungen hat.

Nicht immer also ist Religion eine Unterstützung. Es kommt sehr stark an auf den realen Umgang mit den religiösen Inhalten, deren Vermittlung, die gemachten Erfahrungen, die gedankliche Bewertung, das Erleben, die eigenen Wünsche und die Freiheit, eine Religion für sich gestalten und ausleben zu dürfen. Und diese Faktoren können sehr unterschiedlich sein. Man lebt nicht unbedingt gesünder oder ist vor Erkrankungen geschützt, wenn man religiös ist. Die Wahrscheinlichkeit, irgendeine Krankheit zu entwickeln, ist genauso hoch wie bei nichtreligiösen Menschen.

Wie Spiritualität stärken kann

Expertinnen sind sich einig: Spiritualität ist keine Methode, die man einfach erlernen oder mithilfe eines Leitfadens praktizieren kann. Außerdem vermag kein Arzt der Welt, Spiritualität auf Rezept zu verordnen mit dem Versprechen auf Heilung am Ende. Aber Wissenschaftlerinnen und spirituelle Größen wie der Dalai Lama sprechen von einer universellen Spiritualität, die uns Menschen jenseits von Lebenssituation, Alter, Beruf und Glauben beeinflussen und beglücken kann. Spirituell werden wir durch intensive Erfahrungen, es ist also ein (er)lebbarer Prozess, der sich bei jedem naturgemäß anders gestaltet. Eine gelebte Spiritualität hat viele Gesichter:

- im Erleben der Natur durch Wandern, Pilgern oder Spaziergänge,
- im Üben von Großzügigkeit und Dankbarkeit sowie
- im gedanklichen Verankern von bestimmten Zielen, Werten oder bestärkenden Sätzen.

Aus solchen Handlungen heraus übernehmen wir Verantwortung für die eigene Person, wir reflektieren uns selbst und sorgen gut für uns. Dies kann unser Wohlbefinden maßgeblich stärken und dabei helfen, Gelassenheit, »Auszeiten« und bewusste Momente in den Alltag zu integrieren. Auch das Stresserleben verändert sich mit der Zeit, dieses wiederum wirkt sich positiv auf Gesundheit, Belastbarkeit und Resilienz aus (siehe Seite 20).

 Unsere Tipps

- **Sich den Moment bewusst machen:** Ob ein Spaziergang in der Natur nach Feierabend, eine Fahrradtour, der Genuss einer Tasse Tee oder bewusstes Musikhören – sich nur auf eine Sache zu konzentrieren ist gar nicht immer so leicht, weil überall Ablenkungen lauern. Versuchen Sie, diese Herausforderung immer wieder anzunehmen. Es lohnt sich.

- **So soll es sein:** Eine praktische Soforthilfe für Menschen, die sich als »religiös« empfinden, ist das Gebet. Manch einer schließt dabei die Augen und faltet die Hände. Das kann dabei helfen, sich aufs Beten zu konzentrieren, muss aber gar nicht sein. Ihr Gebet kann ein Gedanke sein, ein Lied, ein Gedicht. Am Ende eines Gebets sagen Christen meistens: »Amen.« Das stammt aus dem Hebräischen und bedeutet: »So soll es sein.«

- **Selbstgespräch:** Auch mit sich selbst oder einer imaginären Freundin ins Gespräch zu kommen und sich »zu unterhalten«, sich Rat zu holen oder von Sorgen zu berichten kann guttun.

- **Affirmationen:** Mithilfe von Glaubenssätzen können Sie Ihr Unterbewusstsein mit stärkenden Informationen versorgen (lat.: *affirmare* [bekräftigen]). So können Sie entmutigende Gedanken- und Handlungsmuster (»Ich bin nicht liebenswert«) durch befreiende ersetzen (»Ich bin okay, so wie ich bin«). Sie können dazu immer einen Satz wählen, der auf ein persönliches Ziel abgestimmt ist und mit dem Sie sich immer selbst ermutigen: Sie trainieren über einen längeren Zeitraum, indem Sie bis zu dreimal täglich laut den Satz wiederholen.

- **Glaube an Besserung und Heilung:** Finden Sie das Passende für sich, aber lassen Sie dabei die Befunde der Wissenschaft nicht außen vor.

NEUES VERHALTEN AUSPROBIEREN

Unser Verhalten prägt maßgeblich unser Leben und ob wir uns darin wohlfühlen. Doch gibt es Situationen, die neue Handlungsweisen und gedankliche Wege erfordern. Das ist in Krisen, bei Erkrankungen oder ständiger Belastung der Fall. Damit Sie Ihre Kraftquellen immer wieder auffüllen und sich Ihr Leben auch dann leichter machen können, wenn es mal hakt, gibt es verschiedene hilfreiche Werkzeuge zur Stärkung der Psyche.

Schon von Geburt an lernen wir von anderen Menschen oder aus eigenen Erfahrungen, wie wir in bestimmten Situationen reagieren können und was für uns die beste Art und Weise ist, um unser Leben gesund und zufriedenstellend gestalten zu können. Auf dieser Lernreise feiern wir viele Erfolge, etwa wenn wir Herausforderungen gemeistert haben oder feststellen, welche Stärken wir eigentlich besitzen. Doch kein Leben verläuft immer glatt. So müssen wir uns auch manchmal eingestehen, dass wir über zu wenige Ressourcen verfügen, um einer Krise entgegenzutreten, oder unsere bisherigen Verhaltensweisen überdenken, um uns neue anzueignen, die hilfreicher sind.

Stellen Sie sich dazu einen Waldweg vor, den Sie schon lange kennen. Wahrscheinlich ist dieser sehr breit und bequem, Sie wissen, wo er hinführt. Sie können ihn einfach entlanggehen, ohne dass Sie Hindernisse überqueren oder beiseiteräumen müssen. Wahrscheinlich gelangen Sie hier auch immer schnell und ohne Hilfe an Ihr Ziel. Dieser Waldweg ist ein Bild für Ihre bisherigen Verhaltensweisen und Gedanken in verschiedenen Lebensbereichen. Sie kennen Ihren Ablauf im Büro, wissen, was Sie gern essen und trinken, nutzen Medien seit Jahren immer gleich, haben Ihre Schlafroutine, das Verhalten gegenüber Ihrer Familie und Freunden ist eingespielt, und Sie planen und verbringen Ihre Freizeit, wie Sie es mögen und sich eingerichtet haben.

Neue Wege, hilfreichere Verhaltensweisen

Es kann jedoch sein, dass die vertrauten Lebensweisen in gewissen Phasen nicht mehr ausreichen oder gar zu Schwierigkeiten führen. Vielleicht macht Ihr Chef Sie auf Unkonzentriertheiten aufmerksam, Sie fühlen sich nicht gut, oder Sie geraten schneller an Ihre Belastungsgrenze. Das bedeutet, dass Ihr vertrauter Weg an manchen Stellen holprig geworden ist und nicht mehr so einfach zum Ziel führt. Jetzt werden Sie sich damit beschäftigen, ob es nicht Zeit für eine Abzweigung sein könnte. Leider ist das aber nicht so einfach, denn Sie haben ja jahrelang den alten Weg nicht verlassen. Sie müssen sich also einen Trampelpfad suchen, der nicht gleich erkennbar ist. Büsche, Zweige und Steine müssen erst weggeräumt werden; und bevor Sie überhaupt erkennen, dass da ein anderer Pfad entstehen wird, müssen Sie diesen wiederholt gehen.

Vergleichbar ist es mit neuen Verhaltensweisen und Gedanken. Irgendwann wollen wir sie genauso selbstverständlich nutzen wie die bislang gewohnten. Das benötigt aber Zeit, womöglich auch Schweiß und Tränen. Sie werden aber auch belohnt: Dafür haben Sie zukünftig die Wahl zwischen zwei oder mehreren Wegen und können sich frei entscheiden, welchen Sie gehen.

Warum Üben so wichtig ist

Um ein Verhalten oder einen Gedanken dauerhaft zu verändern, benötigen Sie bestimmte Techniken, die Ihnen in Fleisch und Blut übergehen sollten. Erst wenn Sie nicht mehr überlegen müssen, wie Sie etwas machen, kann man von einer Verhaltensänderung sprechen.

Mit dem Begriff »Techniken« bezeichnen wir in der Psychotherapie alle Interventionen, die man zusammen mit den Patienten erarbeitet oder

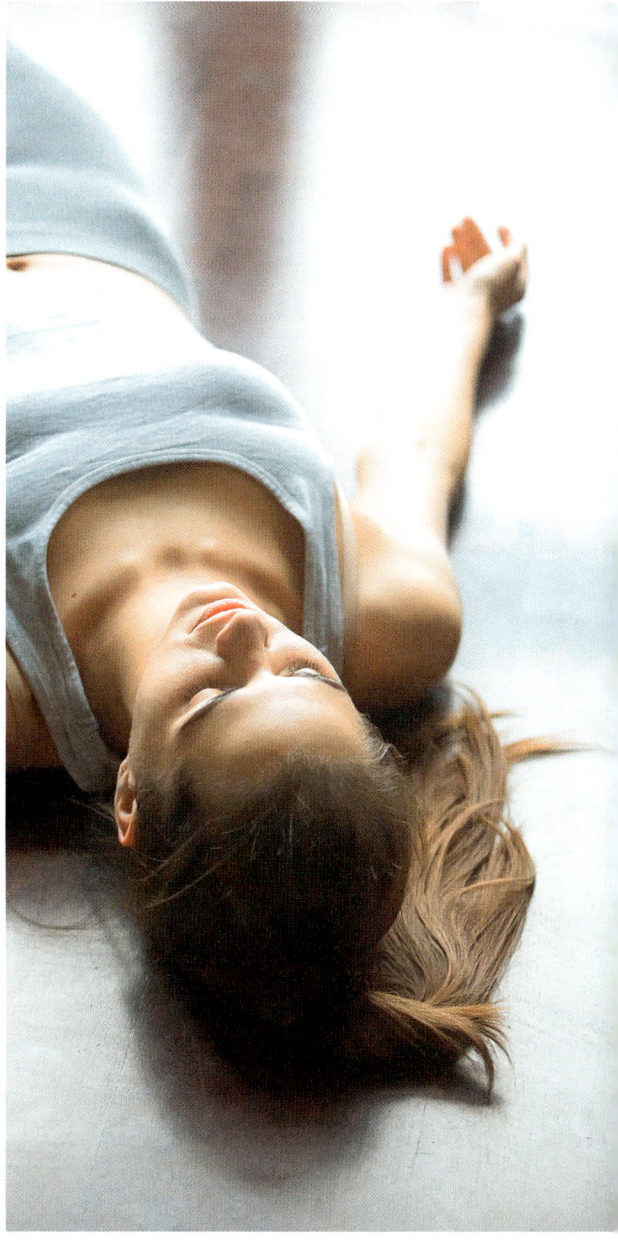

Sich gut um sich zu kümmern kann bedeuteten, dass Sie eine Entspannungstechnik lernen, um besser mit Ihren alltäglichen Belastungen umgehen zu können. Bleiben Sie dran, bis Sie die gewählte Technik beherrschen, es lohnt sich immer.

ihnen vorschlägt. Stellen Sie sich vor, dass Sie gelassener kommunizieren wollen. Das können Sie durch gewisse Tricks und regelmäßiges Üben erreichen. Am Anfang müssen Sie sich wahrscheinlich noch sehr auf die einzelnen Kniffe konzentrieren, sich zügeln, dass Sie nicht lauter werden, oder überlegen, warum Sie sich gerade angegriffen fühlen. Wenn Sie jedoch eine gewisse Zeit an einer gelassenen Kommunikationsweise gearbeitet haben, müssen Sie gar nicht mehr darüber nachdenken, ob Sie zu laut werden. Das läuft, dank Ihrer Arbeit, alles automatisch ab.

Dabei ist es wichtig zu wissen, dass es mit einer Technik nicht getan ist. Die Kombination aus mehreren Veränderungen und ein langer Atem beim Wiederholen sind der Schlüssel zum Erfolg. Erwarten Sie nicht zu viel von sich. Wenn Sie Ihr Leben lang mit der rechten Hand geschrieben haben, kostet es Sie viel Mühe, von nun an mit der linken zu schreiben. Auch das will gelernt sein und der automatische Griff mit der rechten Hand zum Stift überschrieben werden.

Sorgsam mit unseren Kraftquellen umgehen

Um Herausforderungen des Lebens gut bewältigen zu können, brauchen wir die passenden Mittel. Das sind zum Beispiel unsere Ressourcen. Das mögen unsere Eigenschaften, Merkmale und Mittel sein, um Ziele erreichen zu können und Anforderungen zu meistern. Dazu gehören unsere Fähigkeiten, inneren Einstellungen, unser Umfeld oder auch unser Hab und Gut. Unsere Gesundheit, die Stabilität unserer Psyche, unser Einkommen, unser Bildungsstand, unsere Stärken oder unsere Zeit können ebenfalls Ressourcen sein. Diese werden uns möglicherweise in verschiedenen Lebensbereichen helfen und wesentlich auf unser Wohlbefinden einwirken.

Deswegen ist es so wichtig, sich seiner eigenen Ressourcen bewusst zu werden, sie und sich selbst zu pflegen oder noch zu erweitern. Zusammen mit den passenden Techniken, die dann in das Verhalten übergehen, kann so eine stabile psychische Gesundheit entstehen.

Ich und du: Beziehungen pflegen

Wir Menschen sind soziale Wesen (lat. *socialis* [gemeinschaftlich, gesellig]), wir brauchen die Gemeinschaft mit anderen, sind sogar »abhängig« von ihnen (siehe auch Seite 12). Das liegt daran, dass jeder von uns das Bedürfnis nach Nähe, Zugehörigkeit und Aufwertung spürt. Dies trägt zu unserem Wohlbefinden bei und zur Erhaltung unserer Gesundheit.

Bindung zu anderen hat über die Jahrtausende das Überleben und den Fortbestand unserer Art gesichert. Die Vereinigung in Gemeinschaften bietet Schutz und Geborgenheit. Heute können die meisten von uns die Beziehungen wählen, die zu uns passen. Wir müssen nicht auf gesellschaftlichen Status, Entfernungen, körperliche Vorteile oder Rollenverteilungen achten, wie es in der vorindustriellen Zeit der Fall war. So sind wir also einerseits frei in der Auswahl von Bekannten, Freunden und Partnerinnen, andererseits ist es nicht immer einfach, Beziehungen zu knüpfen und diese zu erhalten.

Familie, Partnerschaft und Freunde
Unser soziales Umfeld hat für jeden von uns eine andere Bedeutung und, je nach Lebensphase, auch unterschiedliche Funktionen. Ein Neugeborenes ist abhängig von anderen Menschen, es könnte ohne sie nicht überleben. Bei seinen Eltern bekommt es Nahrung, Pflege und Zuwendung und erfährt idealerweise Bindung, Nähe und Schutz. Mit den Jahren orientiert sich das ältere Kind nach außen, Spaß, Freundschaften mit Gleichaltrigen und auch die Sexualität kommen dazu. Dabei helfen uns Eltern, Freunde und Erziehende durch ihre Rückmeldungen, dass wir im besten Fall unser Selbstbild stärken, lernen, zu vertrauen oder auch uns auszuprobieren. Wenn wir Probleme haben, erfahren wir hier Entlastung und können uns vertrauensvoll austauschen. Außerdem schauen wir uns von anderen auch Verhaltensweisen ab, lernen von Älteren, erfahren hie und da Unterstützung und übernehmen irgendwann selbst Verantwortung für andere. All diese Faktoren und noch mehr haben Einfluss auf unsere Persönlichkeit, unsere Lebensqualität und unsere psychische Stabilität.

Dabei sind wir jedoch keineswegs nur auf andere angewiesen und durch sie formbar. Nein, wir können jede familiäre, partner- und freundschaftliche Beziehung immer mitgestalten. Schließlich gehören zu einer Beziehung ja immer mindestens zwei Personen. Wir lernen uns kennen, interagieren, müssen uns austauschen, uns erleben und spüren. Wichtig ist dabei immer, dass man richtig miteinander redet. Wenn Freundschaften und Partnerschaften scheitern, sind dafür vor allem mangelnde Kommunikations- und Problemlösungsfähigkeiten (siehe auch Seite 216 f.) verantwortlich. Auch zu hohe, teilweise unrealistische Erwartungen an andere können sich negativ auf eine Beziehung auswirken und dazu führen, dass Menschen wieder getrennte Wege gehen. Genauso können bestimmte Abhängigkeiten beispielsweise emotionaler oder finanzieller Natur im Verlauf einer Beziehung zu Unzufriedenheit führen. Dann geben wir unsere Selbstbestimmtheit und Unabhängigkeit ab und stellen unsere Beziehung über alles andere, oder wir sind nicht in der Lage, für uns selbst zu sorgen. Je eher und offener wir daher unsere eigene Gefühlswelt und Gedanken teilen und das Gespräch suchen, desto besser können wir einen gemeinsamen Weg gestalten. Bei ständigen Problemen und Krisen kann auch eine Paartherapie, eine systemische Familientherapie oder ein Freundschaftscoaching helfen.

Krankmacher Nr. 1: toxische Beziehungen

Es gibt gute Freund- und Partnerschaften auf Augenhöhe, in denen ein zugewandter respektvoller Umgangston herrscht, und es gibt solche, die von andauerndem Misstrauen, gegenseitiger verbaler oder gar körperlicher Aggressivität sowie von Unwahrheiten

und mangelnder Offenheit geprägt und damit »giftig« sind. Toxische Beziehungen zermürben und können krank machen. Wichtig ist hier die Erkenntnis – je schneller diese eintritt, umso besser –, dass man Teil einer solchen schädlichen Partner- oder Freundschaft ist und möglichst rasch auf Abstand gehen sollte; es sei denn, Sie finden externe Hilfe und Unterstützung hinsichtlich der Veränderung von schadhaften Verhaltensmustern.

Sie erkennen eine krank machende Beziehung beispielsweise daran, dass es mit ihr schnell losgeht und beide Partner ein hohes Tempo an den Tag legen. So wird nach zwei Wochen schon die Hochzeit geplant oder direkt nach dem Kennenlernen eine WG gegründet. Schnell wird alles miteinander geteilt, inklusive der Finanzen. Ebenfalls typisch für solche Beziehungen sind extreme emotionale Hochs und Tiefs, Nähe und Kälte, Kontrolle und Isolation von anderen. Ein Durchatmen oder eine gemeinsame Routine kann sich erst gar nicht einstellen. Kommen dann noch ständige Schuldzuweisungen, Manipulationen, Abhängigkeiten und Grenzüberschreitungen dazu, befindet man sich längst mitten im Auge des Hurrikans und ist meistens völlig ratlos, warum und wann es so weit gekommen ist.

Sollten Sie es allein nicht schaffen, für sich Grenzen zu setzen oder gar den Kontakt abzubrechen, suchen Sie sich zunächst Hilfe bei Ihren anderen

Freunden, Familienmitgliedern oder einem Beziehungscoach.

Krankmacher Nr. 2: Einsamkeit

Es gibt Menschen, die sich einsam fühlen und kein funktionierendes soziales Umfeld haben. Natürlich gibt es auch einige wenige, die diesen Zustand sogar genießen können. Für die meisten von uns wird jedoch das Gefühl, allein zu sein, auf Dauer zur Belastung. Nun ist es so, dass neue Freunde nicht einfach an der Haustür klingeln und sich vorstellen. Man muss dafür etwas tun. Das mag vielleicht auf den ersten Blick anstrengend erscheinen, kann sich aber langfristig auszahlen.

Eigene Interessen sind ein guter Ausgangspunkt für soziale Kontakte. Sei es im Beruf, beim Sport, im Theater, im Internet, wo man sich für ein Treffen im echten Leben verabreden kann, in Nachbarschaftsheimen, in der Kirche oder beim Gassigehen. Auch an frühere wohltuende Kontakte kann man denken. Manchmal verlaufen Beziehungen selbst nach einer Pause und Wiederbelebung so, als wäre nie Zeit vergangen. Neben Portalen im Netz eignen sich bei Bedarf auch Zeitungsannoncen, um auf Partnerschafts- oder Freundschaftssuche zu gehen oder jemanden zu finden, mit dem man gemeinsam wandern kann.

Wichtig ist es, dranzubleiben. Wenn Sie gar keine Idee haben, wie Sie in Kontakt kommen können, weil Ihnen die Worte fehlen, Sie sich schämen oder sich nicht liebenswert finden, dann kann es sich lohnen, sich diesbezüglich zu stärken. Informieren Sie sich im Internet. Es gibt auch Gruppen dazu, oder die Hausärztin hilft mit Auskünften zum »sozialen Kompetenztraining«.

Was ist eine Wahlfamilie?

Wenn Vertrauen und Liebe zu der Familie, in die man hineingeboren wurde, nicht (mehr) bestehen, man weit von ihr entfernt lebt oder allein auf der Welt ist, dann kann eine selbst gewählte Wahlverwandtschaft diese auch ersetzen. Gute Freunde oder Nachbarn, zu denen wir großes Vertrauen aufgebaut haben, bei denen wir uns sicher fühlen, für die Verantwortung zu übernehmen wir aber unsererseits bereit sind und mit denen wir in den Urlaub fahren, Weihnachten verbringen und Geburtstage feiern, können sich wie eine »echte« Familie anfühlen. Dabei muss man der Ursprungsfamilie keineswegs den Rücken kehren. Vielmehr kann die Wahlverwandtschaft eine Ergänzung zu ihr bilden.

Mein soziales Netzwerk

Für einen guten Überblick über Ihre Freunde oder geschätzte Familienmitglieder können Sie ein Schaubild erstellen. Schreiben Sie dazu die Namen mit den dazugehörigen Eigenschaften der jeweiligen Personen. Auch Menschen, die Sie nicht jeden Tag sehen können dazugehören.

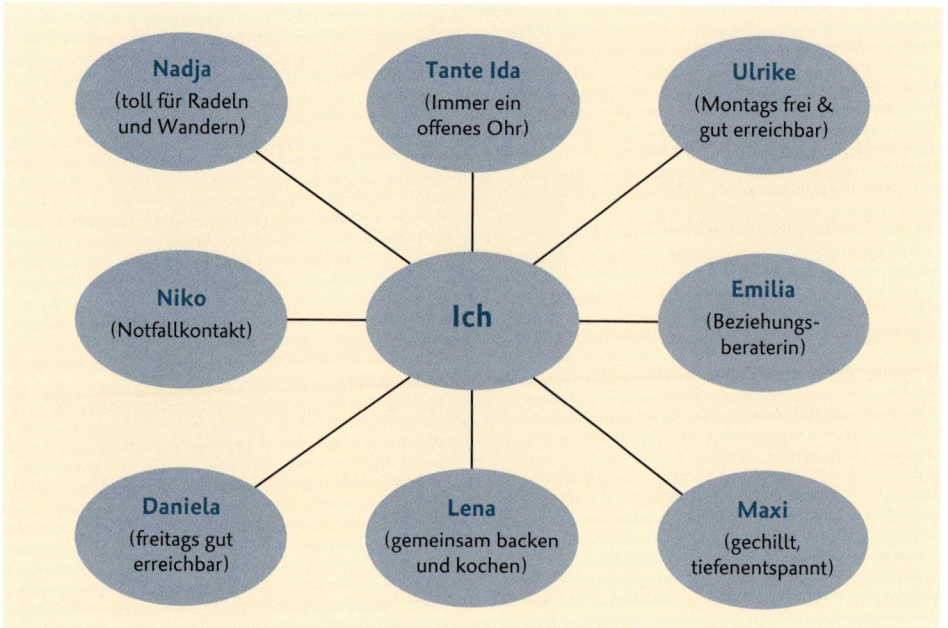

Mein soziales Netz: *Auf dieses Bild, in das Sie die Personen einsetzen, die Ihnen nahestehen, können Sie zurückgreifen, wenn Sie sich mal etwas allein oder traurig fühlen sollten.*

 Unsere Tipps

- **Ich mag dich:** Wann haben Sie einem Familienmitglied oder einem Freund zuletzt gesagt, dass Sie ihn mögen und ihn schätzen? Probieren Sie es aus, Sie werden erstaunt sein, wie viel Positives daraufhin zurückkommen kann.

- **Weniger ist mehr:** Verabschieden Sie sich von dem Mythos, dass man möglichst viele Freunde haben muss. Zwei bis drei gute Freundschaften zu pflegen kann gewinnbringender sein, als sich jeden Tag mit jemand anderem zu treffen.

- **Passt es noch?** Beziehungen verändern sich, weil Sie sich genauso wie andere Menschen weiterentwickeln können. Da kann es sein, dass man nicht mehr zuei-nanderpasst. Sprechen Sie die Veränderungen offen an, und vereinbaren Sie für eine bestimmte Zeit eine »Pause«. Diese können dann beide Parteien nutzen, um festzustellen, ob der andere fehlt.

- **Beziehungspflege:** Dass sich ein Alltagstrott in Beziehungen einstellt, ist normal und kein Grund zur Besorgnis. Wenn Sie das jedoch unzufrieden macht, suchen Sie das Gespräch, und planen Sie gemeinsame Unternehmungen. Reservieren Sie einen Abend pro Woche für exklusive Partnerzeit, in welcher der Fernseher ausgeschaltet und das Handy in der Tasche bleibt. Erinnern Sie sich daran, wie Sie sich kennengelernt haben, oder überlegen Sie sich ein gemeinsames Projekt.

Work-Life-Balance

Dem Statistischen Bundesamt zufolge haben wir im Jahr 2019 wöchentlich 34,8 Stunden gearbeitet, und im Schnitt waren wir etwa elf Tage im Jahr krankgeschrieben. Sieht man sich die Gesundheitsberichte der großen Krankenkassen an, so nehmen in Deutschland die Arbeitsunfähigkeitstage aufgrund von psychischen Erkrankungen stetig zu. Trotz insgesamt sinkender Krankenstände hat sich der Anteil der durch psychische Erkrankungen bedingten Fehlzeiten seit dem Jahr 2000 mehr als verdoppelt. Mehr als ein Fünftel aller Krankheitstage gehen auf psychische Krankheiten zurück, mehr als durch Muskel-Skelett- oder Atemwegserkrankungen. Und auch die Fehlzeiten sind bei psychischen Erkrankungen mehr als doppelt so lange (TK-Gesundheitsreport 2022). Auch fast jede zweite krankheitsbedingte Frühberentung geht inzwischen auf eine psychische Erkrankung zurück, am häufigsten eine Depression. Das liegt aber nicht etwa daran, dass diese Krankheiten heute vermehrt auftreten. Allerdings begeben sich die Menschen mittlerweile eher in Behandlung deswegen und sprechen offener über ihre Belastungen. Oft erhöht die Arbeit die Stressbelastung so, dass sie das Wohlbefinden erheblich beeinträchtigt. Dann ist es gut, dies möglichst früh zu realisie-

ren und – eventuell mit dem Arbeitgeber oder dem Team – Entlastungsmöglichkeiten für sich zu schaffen.

Alles im Lot?

Stellen Sie sich eine Waage vor. Auf der linken Schale liegt alles, was mit der Arbeit (engl. *work*) zu tun hat: die Zeit, die wir in Arbeit investieren, eigene Ressourcen (Zeit, Energie), die wir für unseren Job benötigen, und alle Gedanken und Handlungen, die sich darum drehen. Auf die rechte Waagschale kommt alles, was mit dem Leben (engl. *life*) – losgelöst von der beruflichen Tätigkeit – zu tun hat: die Zeit, die wir mit Hobbys, Freunden, Sport, anderen Aktivitäten oder privaten Verpflichtungen verbringen. Beide Schalen sollten sich möglichst im Gleichgewicht (engl. *balance*) befinden, dann geht es uns gut. Dabei ist es vollkommen normal, dass in bestimmten Lebensphasen eine Seite mal schwerer wiegt als die andere. Solange es sich dabei um begrenzte Zeiträume handelt und ein Ausgleich in Sicht bleibt, ist alles okay. Besteht das Ungleichgewicht länger, dann kann das zu Unzufriedenheit führen oder gar krank machen.

Was uns motiviert

Überlegen Sie mal, was Sie bei Ihrer Arbeit, der Sie nachgehen, um Ihren

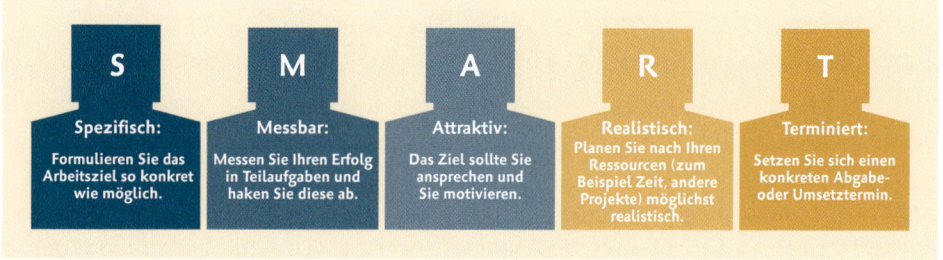

S	M	A	R	T
Spezifisch:	**Messbar:**	**Attraktiv:**	**Realistisch:**	**Terminiert:**
Formulieren Sie das Arbeitsziel so konkret wie möglich.	Messen Sie Ihren Erfolg in Teilaufgaben und haken Sie diese ab.	Das Ziel sollte Sie ansprechen und Sie motivieren.	Planen Sie nach Ihren Ressourcen (zum Beispiel Zeit, andere Projekte) möglichst realistisch.	Setzen Sie sich einen konkreten Abgabe- oder Umsetztermin.

So bringen Sie Ihre Ziele an: *Die SMART-Methode geht auf den US-amerikanischen Ökonomen Peter F. Drucker (1909–2005) zurück. Er entwickelte in den Fünfzigerjahren Kriterien, um Ziele so zu formulieren, dass sie messbar sind, motivierend wirken und auch erreicht werden können.*

Lebensunterhalt zu sichern, noch mehr motivieren oder zufriedener machen würde? Gar nicht so wenige Menschen antworten ganz schnell: »Mehr Geld!« Klingt logisch, dann können wir uns für die Anstrengungen auch mehr gönnen. Doch mittlerweile weiß man durch Untersuchungen, dass mehr Euros auf dem Konto zwar bis zu einem bestimmten Grad zufriedener machen, das Glücksempfinden ab einem gewissen Einkommen aber nicht mehr allzu sehr steigt.

Mehr im Portemonnaie zu haben ist also erst mal schön, aber nicht der einzige Faktor, der unsere Zufriedenheit im Arbeitsleben hebt. So wird es für den einen vielleicht ein Bedürfnis sein, im Einzel- statt im Großraumbüro zu arbeiten, eine andere wünscht sich zwei Tage im Homeoffice, wieder ein anderer träumt von mehr Verantwortung. Auch Fortbildungsmöglichkeiten, flexible Arbeitszeiten, gute Stimmung im Team sowie Anerkennung oder Angebote des Arbeit-

gebers wie Fahrrad- oder Autoleasing können zu mehr Zufriedenheit beitragen.

Erkundigen Sie sich bei Ihrer Vorgesetzten. Auch wenn momentan keine Gehaltserhöhung drin ist, dann vielleicht die Übernahme einer Weiterbildung oder das Monatsticket für den Regionalverkehr. Bleiben Sie aber realistisch. Sollten alle Wünsche von Ihnen abgelehnt werden, können Sie nach einem neuen Termin fragen oder überlegen, ob Sie bei einem anderen Arbeitgeber besser aufgehoben sind.

Gut eingestimmt am Arbeitsplatz
Auch ohne Unterstützung von oben können wir sehr viel tun, um uns bei der Arbeit gut zu fühlen. Denn jeder hat einen gewissen Einfluss auf das Arbeitsumfeld und die Gestaltung des Berufsalltags. So banal es klingt, aber wir können selbst entscheiden, aus welcher Tasse wir unseren Tee trinken, welchen Stift oder Kalender wir benutzen oder was wir in der Mit-

tagspause essen. Sie können ganz gezielt auch kleine Verhaltensweisen in Ihren Büroalltag einbauen, die Ihnen guttun. Nutzen Sie beispielsweise Pausen zwischendurch für sich, etwa wenn der Computer am Morgen hochfährt, um bewusst ein paarmal tief ein- und auszuatmen und so gleich energiegeladener in den Tag zu starten. Auch Erinnerungshilfen in Form von einem kleinen Post-it am Bildschirm oder andere persönliche Gegenstände sind perfekt, um sich regelmäßig auf bestimmte Handlungen zu besinnen, die guttun. Zum Beispiel nehmen Sie jedes Mal, wenn Ihr Blick auf den blauen Zettel oder den schönen Stein vom Urlaubsstrand fällt, einen Schluck aus Ihrem Wasserglas. Ihr Gehirn freut sich über die Extraportion Flüssigkeit.

All das sind natürlich kleine, aber wesentliche Einflussfaktoren, die sich auf unser Wohlbefinden auswirken. Machen Sie deshalb ruhig auch immer mal wieder eine Bestandsaufnahme, wie Sie Ihren Arbeitsalltag gestalten. Fragen Sie sich beispielsweise, ob Sie wirklich jeden Tag mit Kollegin X die Mittagspause verbringen möchten oder ob Sie an bestimmten Tagen auch für sich sein wollen, ob Sie tagsüber Ihre 2 Liter Flüssigkeitsmenge schaffen, ob Sie viele Schritte sammeln oder ob Sie immer noch Ihren Prinzipien treu sind, mit denen Sie Ihre Arbeitsstelle angetreten haben, oder ob ein Wechsel spannend für Sie wäre.

Runterkommen – aber wie?
Viele von uns tun sich nach getaner Arbeit sehr schwer abzuschalten. Die Gedanken wandern immer wieder zurück in die Firma, oder ihre aktuelle Arbeitssituation ist mehrmals wöchentlich das Gesprächsthema beim Abendessen. Zu gewissen Teilen sind diese Phasen normal, sollten aber kein Dauerzustand werden. Diese Tricks können helfen:

- **Abschalten üben:** Sie können auch schon während der Arbeit anfangen, das Abschalten zu trainieren, indem Sie Ihre Pausen zeitlich fest einplanen und auch regelmäßig wahrnehmen. Wenn möglich, gehen Sie dazu raus (ohne Diensthandy) und machen nach einem Spaziergang um den Block oder in einem Park noch einen Stopp an dem netten Café um die Ecke. In manchen Büros stehen auch Ruheräume oder Kickertische zur Verfügung, um sich zwischendurch abzureagieren.

- **Ruhe im Kopf:** Um Ihrem Gehirn ein wenig Erholung zu gönnen, nehmen Sie sich nach einer etwa neunzigminütigen Konzentrationsspanne eine kurze Pause von fünfzehn bis zwanzig Minuten. Ihre Steuerzentrale im Kopf braucht Ruhe, um sich zu sortieren. Wenn Sie ihr die Ruhe nicht gönnen, haben Sie übrigens nichts davon: Sie werden merken, dass Sie nicht mehr so produktiv sind, Ihre Auffassungsgabe erlahmt, dafür können Ihnen leichter Fehler unterlaufen.

- **Schluss heißt Schluss:** Achten Sie am Feierabend nach einem Arbeitstag darauf, dass Sie externe Arbeitsquellen ausschalten. Stellen Sie das Diensthandy ab, sehen Sie sich keine Mails mehr an, schalten Sie die Arbeits-WhatsApp-Gruppe stumm, und schließen Sie die PowerPoint-Präsentation, die noch offen auf dem Laptop erscheint. Oftmals kann auch ein Ritual nach getaner Arbeit helfen, um das Ende des Joballtags einzuläuten. Sie können beispielsweise Ihren Schreibtisch aufräumen und den Bürostuhl an den Tisch schieben. Zu Hause ziehen Sie etwas Gemütliches an oder machen sich einen Tee. Auch eine Feierabend-Playlist mit Ihrer Lieblingsmusik kann Ihrer Psyche – bei Wiederholung – das Zeichen geben: »Jetzt ist mein Privatleben dran.«

! Burn-out oder Bore-out?

Die ICD ist ein Verzeichnis aller Erkrankungen, das von der Weltgesundheitsorganisation WHO herausgegeben wird (ICD steht für International Statistical Classification of Diseases and Related Health Problems). Nicht verzeichnet ist hier der Burn-out (das Ausbrennen). Zwar wird das Syndrom in der neuen Version (ICD-11) als ein Phänomen beschrieben, das im beruflichen Kontext auftritt, jedoch keine medizinische Krankheit ist. Vielmehr werden die dafür typischen Symptome in Form von Energiemangel, Erschöpfung, Negativität, Zynismus, gedanklicher Distanz zur eigenen Arbeit und dem Gefühl einer geringen beruflichen Wirksamkeit als Folge von dauerhaftem, unbewältigtem beruflichem Stress dargestellt. Doch auch wenn Burn-out im medizinischen Sinn keine Krankheit darstellt, belastet er.

Überprüfen Sie für sich immer mal wieder, ob Sie bei der Arbeit mit Ihren Aufgaben zufrieden sind oder sich im Gegenteil langweilen. Langeweile (engl. *boredom*) kann nämlich genauso unerträglich sein wie eine Überlastung. Hier ist ein Gespräch mit dem Arbeitgeber ratsam, um sich für andere, attraktivere oder zusätzliche Aufgaben zu empfehlen. Vielleicht lässt sich ja auch eine Fortbildung finden, die Ihnen *Spaß* macht. Auf jeden Fall sollten Sie aktiv werden, nichts still erdulden oder sich gar in Teambesprechungen wegducken, um weitere Frustration zu vermeiden.

Urlaub, Kur und Rehabilitation

Um unserem Körper die nötige Ruhe zu gönnen und psychisch Abstand von Alltagsbelastungen zu gewinnen, brauchen wir eine Erholungsphase, in der das Immunsystem die Chance auf eine stressfreie »Auszeit« hat. Neben den kurzen Pausen und Erholungszeiten sind deshalb auch längere Urlaube zu empfehlen. So steht Arbeitnehmern in Deutschland je nach Arbeitstagen und Stundenumfang eine gewisse Anzahl an Urlaubstagen zu, um sich zu erholen. Ist das Leben allerdings in eine Schieflage geraten und man ist krank geworden, gibt es noch andere Möglichkeiten, um wieder ins Lot zu kommen.

- **Urlaub:** Wer krankgeschrieben ist, ist krankgeschrieben. Wer Urlaub hat, hat Urlaub. Das bedeutet nicht, dass in dieser Zeit Mails gecheckt werden, man sich zu Online-Konferenzen dazuschaltet oder lange mit seinem Büro telefoniert. Gar nicht unwichtig ist noch ein weiterer Aspekt: Sollten Sie sich während einer Krankheit oder im Urlaub, wirkt sich das auf Ihr Bild in Ihrer Firma aus. Fragen Sie sich, was Sie den anderen Mitarbeiterinnen mit Ihrem Bienenfleiß über sich selbst beibringen. Wenn Sie so den Eindruck vermitteln, dass Sie ständig verfügbar sind, erwecken Sie Erwartungen, die Sie ganz schön unter Druck setzen können. Ebenfalls könnten Ihre Kollegen unter Zugzwang geraten, weil der Eindruck entstehen mag, dass Ihr aufopferungsvolles Verhalten der Standard ist. Fragen Sie sich also des Öfteren ruhig einmal: Was bringe ich anderen über mich bei, wenn ich allzeit bereit bin?

- **Kur:** Wer grundsätzlich gesund ist, wem aber bestimmte Beschwerden oder Erschöpfung zu schaffen machen, kann mit Unterstützung seines Arztes eine Kur beantragen, um seine Gesundheit zu stabilisieren. Auch diese Maßnahme wird als Krankenstand angesehen und kann von Ihrem Arbeitgeber nicht verweigert werden. Ebenfalls erhält man eine Entgeltzahlung beziehungsweise Krankengeld von der Krankenkasse, falls der Anspruch auf eine Lohnfortzahlung ausgeschöpft ist.

- **Rehabilitation:** Bei bestimmten Erkrankungen kann man auch eine Rehabilitation in einer Klinik beantragen. Ziel ist hier die Wiederherstellung der Gesundheit, wozu naturgemäß auch die Arbeitsfähigkeit gehört. Beruflich stellt Sie der Arbeitgeber dann frei, und eine Lohnfortzahlung besteht weiterhin in einem gewissen Maße. Erkundigen Sie sich bei Ihrer Krankenkasse. Nur wenn Sie und Ihr Arbeitgeber sich einig sind und Ihre zuständige Ärztin ihr Einverständnis gibt, darf eine Rehamaßnahme verschoben werden (mehr dazu auf Seite 138 f.).

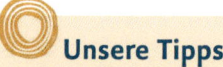

Unsere Tipps

- **Achten Sie auf Ihr Gefühl:** Ihre Freunde oder Ihre Partnerin macht Sie immer wieder darauf aufmerksam, dass Sie zu viel arbeiten? Für Sie ist das aber völlig okay? Prima. Ihre Grenze muss nicht die Grenzen der anderen sein. Wenn es Ihnen mit viel Arbeit gut geht und das Privatleben nicht darunter leidet, dann müssen Sie Ihren Modus auch nicht ändern, nur weil es anderen als »zu viel« erscheint.

- **Check-up:** Wissen Sie, wie viel Sie wirklich arbeiten? Wagen Sie ein Experiment, und führen Sie eine Woche ein umfassendes Arbeitszeitkonto. Notieren Sie jede Minute, die Sie mit Ihrer Arbeit verbringen. Damit ist nicht nur die Zeit an Ihrem Arbeitsplatz gemeint, sondern auch der E-Mail-Check zwischendurch auf dem Handy, das Einkaufen für den Geburtstagstisch der Kollegin, Anrufe, die Sie zwischendurch erhalten, oder Gedanken, die Sie sich in der Freizeit über Ihre Projekte machen. So können Sie Ihre wahre Arbeitszeit erfassen und dort gegensteuern, wo zu viel einfach zu viel ist.

- **Zweithandy:** Wenn Sie flexibel arbeiten, reisen oder viel telefonieren, empfiehlt sich die Anschaffung eines Dienstmobiltelefons. So können Sie die berufliche und private Nutzung sauber trennen und vor allem im Urlaub das Telefon in die Schublade packen.

Kräfte sammeln in der Freizeit

In der Menschenrechtserklärung von 1948 heißt es in Artikel 24, dass jeder Mensch ein Recht auf Erholung und Freizeit hat. Dazu gehören auch eine Begrenzung der Arbeitszeit und regelmäßiger Urlaub.

Freizeit ist ein Menschenrecht! Während wir durch Verpflichtungen wie schulische, ausbildungsbezogene oder berufliche Tätigkeiten weitgehend fremdbestimmt sind, können wir unsere freie Zeit so gestalten, wie wir es wollen. Wir können bestimmen, mit wem und wo wir sie ver-

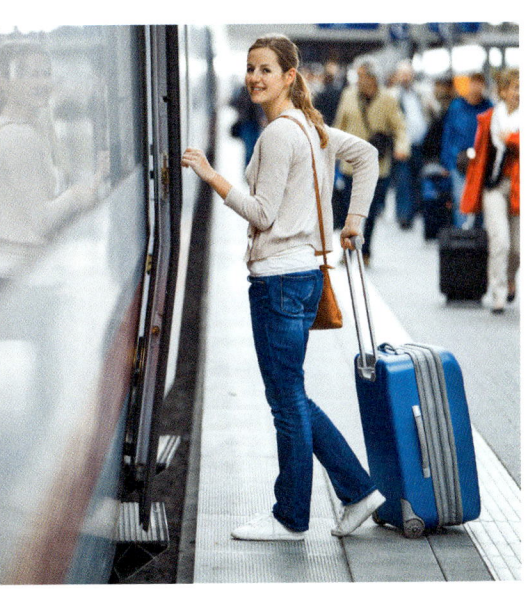

Um unsere Batterien wieder aufzuladen, können auch kleinen Fluchten aus gewohnten Bahnen helfen. Ein Kurztrip schenkt neue Eindrücke und gibt uns Stoff zum Nachdenken und -fühlen.

bringen und wie wir sie ausfüllen. Ob allein, mit anderen, an den Wochenenden, nach Feierabend, in der Natur oder im Freizeitpark.

Wie unsere Psyche davon profitieren kann? Unser Verhalten am Wochenende, an Feiertagen oder im Urlaub kann sich zusätzlich zu den Pausen im Alltag positiv auf unser Wohlbefinden auswirken. Fühlen wir uns ausgeglichen, halten wir Stress und Krisen gleich viel besser aus. Über Freizeitbeschäftigungen kommen wir auch mit Gleichgesinnten ins Gespräch, es entstehen neue Verbindungen, oder wir schließen Freundschaften. Termine für Hobbys oder Verabredungen schenken unserem Tag noch mehr Struktur. Je regelmäßiger diese stattfinden, desto stabiler und besser fühlen wir uns.

Zeit für uns

Unsere freie Zeit ist *das* Gegenwicht zu unseren alltäglichen und beruflichen Verpflichtungen. Um leistungsfähig, bei guter Gesundheit und Laune zu bleiben, ist ein Ausgleich zwischen beiden Polen wesentlich. Dabei kann ein sinnvolles Freizeitverhalten deutlich zu unserer Erholung beitragen. Zudem formen wir unser Selbstbild durch eine aktive Freizeitgestaltung und damit auch unser körperliches Befinden. Wenn Sie also gezielt etwas für sich getan und beispielsweise am Wochenende bei einer Radtour oder eine Museumsrunde und einem schönen Abendessen danach schöne Momente erlebt haben, gewinnen Sie vermutlich ein ganz anderes Selbstbild, als wenn Sie Samstag und Sonntag einen Serienmarathon auf der Couch mit Lieferessen hinter sich gebracht haben. Auch Unternehmungen mit Freundinnen oder den eigenen Kindern wirken sich auf die Beziehung zu ihnen und auf das Vertrauen zueinander aus, ganz abgesehen von einer positiven Grundstimmung.

Freizeitgestaltung mit Sinn

Ihr Wohlbefinden können Sie also auch durch die Art und Weise verbessern, wie, mit wem und womit Sie Ihre Freizeit verbringen. Womöglich verfügen Sie schon über ein umfangreiches Repertoire an Aktivitäten für freie Stunden oder Tage. Falls Sie aber noch Verbesserungsbedarf sehen, dann schauen Sie sich mal genau an, wie es um den Faktor des Wohlbefindens in Ihrer freien Zeit bestellt ist. Überlegen Sie nach jeder Aktivität in der Rückschau und indem Sie aufmerksam in sich hineinspüren: Hat mir eine bestimmte Aktivität gefallen – zum Beispiel der Spaziergang mit einem Leihhund aus dem Tierheim, die 25-Kilometer-Radtour mit der Nachbarin oder die Teilnahme an einem Strickkurs – oder eher nicht? Behalten Sie bei, was Ihnen gefällt,

und lassen Sie die Finger von den Beschäftigungen, die Ihnen nichts bringen. Wenn Sie gut hinschauen, gelingt es Ihnen, eine gute Auswahl an für Sie passenden Aktivitäten zu treffen und sich auch ein realistisches Bild davon zu machen, womit Sie sich in Ihrer Freizeit wohlfühlen. Probieren Sie Verschiedenes aus, jeder Mensch hat andere Vorlieben. Machen Sie sich eine Liste, und schreiben Sie hinterher dazu auf, wie es Ihnen gefallen hat: gut, mittel, gar nicht.

Schon ausprobiert?

- Einen Kurztrip unternehmen.
- Ein Puzzle mit tausend Teilen legen.
- Ein bestimmtes Buch lesen.
- Spazieren gehen auf einer neuen Route.
- Ein aufwendiges Gericht kochen.
- Einen Körperpflegetag von Kopf bis Fuß einlegen.
- Eine Entspannungsmethode erlernen (siehe auch Seite 234).
- Einen Hund ausleihen (Tierheim).
- Eine Massage bekommen.
- Eine neue Sportart ausprobieren.
- Musizieren oder Musik hören.
- Eine Wanderung unternehmen.
- Ein neues Gesellschaftsspiel lernen.
- Ein Bad nehmen.
- Einen Wochenmarkt besuchen.
- Ein Museum besuchen.
- In der Bibliothek ein Buch ausleihen.
- Blumen pflanzen/Küchenkräuter ziehen.
- Sich frische Blumen pflücken/kaufen.
- Einen Friseurtermin wahrnehmen.

Bloß keinen Freizeitstress!

Wir merken schnell, wenn wir mit unseren Vorhaben an unseren freien Tagen unter Stress geraten. Dann sollten allerdings die Alarmglocken schrillen. Wenn Sie nur noch Treffen oder Termine abarbeiten, laufen Sie Gefahr, dass Sie schöne Momente gar nicht mehr richtig wahrnehmen oder genießen können. Durch den Wald zu hetzen, weil Sie sich das vorgenommen haben, danach eine Freundin auf dem Flohmarkt zu treffen, um anschließend mit Ihrem Vater mittagessen zu gehen, damit Sie noch die Lieblingssendung am Nachmittag schaffen, hört sich nicht nur anstrengend an, sondern verhindert auch Spontaneität, Ruhe, Gelassenheit und das Gefühl von Freiheit. Der Erholungswert ist nicht mehr gegeben, auch wenn jedes Vorhaben für sich eine gute Sache wären. Es kommt auf die »richtigen« Freizeitaktivitäten an

Aus der Praxis

Simon K. kam nach dem Tod seiner Frau aufgrund einer depressiven Episode in die Behandlung. Hier wurde auch an dem Aufbau erneuter Aktivität gearbeitet, die der Mann seit dem Verlust vermieden hatte. Er saß also meistens zu Hause und langweilte sich, was Grübeleien, Leerlauf und Schweregefühle begünstigte. Zunächst wehrte Simon K. sich gegen den Aufbau von Aktivität, damit hätte er keine guten Erfahrungen gemacht. Er erklärte: »Ich war in der Oper, und danach ging es mir schlechter als vorher. Nach dem Besuch in dem Lieblingscafé fühlte ich mich verloren, und die Arbeit im Schrebergarten hat mich traurig gemacht. Am besten tue ich nichts mehr!«

Simon K. besaß immer noch das Opern-Abo aus der Zeit mit seiner Frau, was beide regelmäßig genossen, auch gingen sie beide in ihrem Lieblingscafé jeden Dienstag frühstücken und kümmerten sich gemeinsam um ihren Garten. Von daher war es nicht verwunderlich, dass er sich nach diesen Aktivitäten, die ihn an sie erinnerten, traurig und allein fühlte.

Nachdem dies in der Psychotherapie besprochen worden war, probierte Simon K. andere Freizeitmöglichkeiten aus. Er ging schwimmen und nahm an einem Fotokurs an der Volkshochschule teil. Nach einigen Malen spürte er Stolz über das Erreichte und sogar ein wenig Freude. Dienstags ging er wieder in seinem Lieblingscafé frühstücken, in Erinnerung an seine Frau.

Es kann sich immer lohnen, die eigenen Aktivitäten zu überdenken. Vielleicht geht man unter anderem nicht mehr ins Fitnessstudio, weil die anderen zu jung sind und man sich wie eine Oma vorkommt. Oder die Hürden sind zu groß und schrecken ab: Untrainiert fünf Kilometer zu walken kann schnell zur Quälerei werden. Natürlich macht das keinen Spaß. Wichtig ist deshalb, dass wir uns klarmachen, warum uns das eine guttut und das andere nicht.

Das Prinzip Belohnung

Das eigene Freizeitverhalten lässt sich wunderbar als Belohnung einsetzen. Wenn Ihnen eine schwierige Aufgabe bevorsteht, denken Sie sich etwas Schönes für danach aus. In der Psychotherapie ist das Belohnungsverhalten ein wichtiges Arbeitsinstrument. Wenn etwa eine Patientin davon berichtet, nach mehreren Monaten Verzögerungstaktik ihre Abschlussarbeit abgegeben zu haben, oder ein Patient sich erfolgreich seiner Angst gestellt hat, dann fragen die Therapeuten meistens: »Womit können Sie sich belohnen?« Denn Sie haben die Möglichkeit, diese Form von Lob als Ansporn zu nutzen, zur Entspannung oder zur Erinnerung an den großen Moment, den Sie gemeistert haben.

Sehr deutlich kann man das bei Kindern beobachten. Lobt eine Mutter ihren kleinen Sohn direkt nach einem gewünschten Verhalten – zum Beispiel nach dem ersten eigenständigen Schuhezubinden –, verknüpft das Kind etwas Angenehmes mit diesem Verhalten und übt es öfter und gern.

Belohnungen sind nicht immer materiell und müssen nicht besonders groß sein. Lob und Anerkennung, Zeit oder ein gemeinsames Essen können genauso bestärkend wirken wie Geld oder Konzertkarten.

 Unsere Tipps

- **Verbindlichkeit:** Tragen Sie Termine, die Ihre Freizeit betreffen, in Ihren Kalender ein. So werden Sie nicht nur an Ihre Teamkonferenz erinnert, sondern auch an die Belohnung danach. Das wirkt sich positiv auf Ihr Gefühl während der Tätigkeit aus.
- **Für andere da sein:** Versuchen Sie es einmal mit einer ehrenamtlichen Tätigkeit. Der Dank, den Sie zurückbekommen, die neuen Kontakte und das Gefühl, etwas für andere getan zu haben, all das kann Glücksgefühle verschaffen.
- **Abwarten:** Wenn Sie nach einer Verabredung gefragt werden, von der Sie noch nicht wissen, ob diese eher unter Freizeit oder unnötiger Verpflichtung läuft oder ob sie überhaupt zeitlich in Ihren Plan passt, müssen Sie nicht sofort entscheiden. Sagen Sie, dass Sie in Ihren Kalender schauen müssen, oder verweisen Sie auf ein späteres Zeitfenster, in dem Sie eine Rückmeldung geben.
- **Der Spaß kommt bei der Sache:** Probieren Sie ruhig Aktivitäten aus, von denen Sie anfänglich vielleicht nicht hundertprozentig überzeugt sind. Wenn zum Beispiel Ihre Freunde Bouldern gehen, klettern Sie ruhig mal mit. Meistens machen neue Aktivitäten mehr Spaß, wenn man nicht allein ist.

Medien bewusst nutzen

Sie sind, allgegenwärtig, und fast jeder von uns – vom Schulkind bis zur Seniorin – nutzt sie in irgendeiner Form mehrmals täglich: Medien. Das Anliegen von Medien ist seit der Erfindung des Buchdrucks die Information (lat. *medium* [Mitte, Mittelpunkt]) und damit die Meinungsverbreitung und -bildung. Die Druckerpresse mit ihren beweglichen Lettern ebnete den Weg zu den heutigen Medien wie Radio, Fernsehen oder Internet. Dadurch hat sich unsere Gesellschaft enorm gewandelt.

Heute stehen uns verschiedene Instrumente zur Verfügung. Zu den analogen Medien gehören zum Beispiel Zeitungen, Bücher, Flyer oder Schallplatten (gr. *análogos* [gleichartig, entsprechend]). Also alle Kommunikationsmittel, die man anfassen kann. Laptops, Smartphones, Tablets oder Spielekonsolen sind Endgeräte und fallen unter die digitalen Vertreter (lat. *digitus* [Finger]; eine Anspielung auf das Zählen unter zehn an den Fingern). Dabei wurde das World Wide Web erst 1991 gestartet und wurde 1993 massenkompatibel.

Heute bilden die sozialen Medien riesige digitale Netzwerke in Form von TikTok, Instagram, YouTube, Twitter oder Facebook. Sie alle versorgen uns ständig mit (richtigen und falschen) Informationen, beeinflussen unsere Meinungsbildung und unterstützen uns im besten Fall im Alltag. Sie können uns Spaß machen, ablenken, Zeit in Anspruch nehmen, die man eigentlich nicht hat, oder wir verdienen mit ihnen Geld.

Aufgrund dieser vielen Möglichkeiten und ihrer Allgegenwärtigkeit haben sie auch einen enormen Einfluss auf unsere Psyche. Durch die Gedanken und Emotionen, die sie hervorrufen, greifen sie in unser Privatleben ein. Ist die Lieblingsfigur in der Serie gestorben, so können wir schon mal den halben Tag trauern. Erfahren wir durch die Push-Nachricht auf dem Smartphone, dass die Aktienkurse sinken, kommen wir gestresst in der Arbeit an. Für unsere Gesundheit ist es also wichtig, auf eine bewusste Mediennutzug zu achten.

In Zahlen

Laut dem Jahresbericht des Marktführers für Social-Media-Management »Hootsuite« nutzt inzwischen mehr als die Hälfte der Weltbevölkerung die sozialen Medien. Durchschnittlich investieren wir über zweieinhalb Stunden täglich für berufliche Zwecke, zum Einholen von Informationen oder zum Chatten. Ganz anders sehen die Zahlen aus, die sich auf die Gesamtnutzung des Internets beziehen, also online zu sein, ohne soziale Netz-

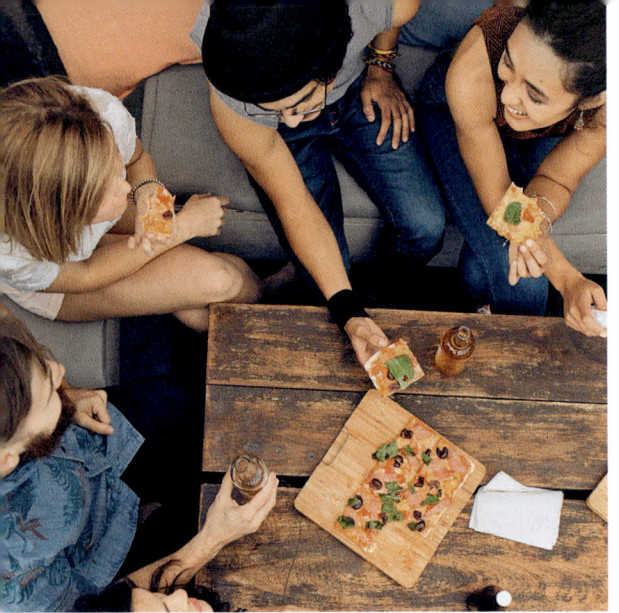
Um Momente mit anderen Menschen wirklich genießen zu können, empfiehlt sich deshalb das bewusste Umschalten auf »Offline-Kommunikation«.

werke zu nutzen: durchschnittlich sieben Stunden täglich, weltweit! Aus der ARD/ZDF-Onlinestudie geht hervor, dass die 14- bis 29-Jährigen in Deutschland viereinhalb Stunden täglich Medien nutzen und die 30- bis 49-Jährigen drei Stunden.

Schöne neue Welt

Der technische Fortschritt macht viel möglich und erleichtert uns den Alltag: Informationen jeglicher Art kann fast jeder von uns jederzeit in Sekundenschnelle – egal, ob in der Antarktis, in New York oder in Kroatien am Strand – über verschiedene Endgeräte abrufen. Außerdem sind wir rund um die Uhr erreichbar, können eine kurze Sprachnachricht an die Freundin schicken, unsere Meinung auf Twitter äußern, auf einer Datingplattform Kontakt aufnehmen und Urlaubsfotos in die Familiengruppe schicken. Wir können fern von zu Hause mithilfe moderner Technik und von Apps kontrollieren, wer bei uns klingelt, das Licht anschalten und die Katzenklappe aktivieren. Nicht nur, wenn wir krank sind, bekommen wir per Mausklick Essen und Lebensmittel geliefert, wir werden mit unseren Lieblingsfilmen, -spielen und -musik versorgt oder nach Belieben unterhalten. Selbst von zu Hause aus flexibel zu arbeiten ist dank der Digitalisierung für die meisten Berufe möglich.

Risiken und Nebenwirkungen

Wo Licht ist, ist auch Schatten: Durch die ständige Erreichbar- und Verfügbarkeit ist die Ablenkungsgefahr groß. Es geschehen ungefähr 100 000 Verkehrsunfälle mit einer hohen Zahl von Toten pro Jahr, weil die Fahrer im Auto ein Smartphone benutzt haben. Auch beim Essen, Lernen, bei der Arbeit oder beim Zusammensein mit der Familie lassen wir uns durch ein Blinken unseres Handys herausreißen.

Je mehr Zeit wir mit Medien verbringen, desto mehr sitzen wir. Zu wenig Bewegung auf Dauer ist aber ein gesundheitlicher Risikofaktor, vergleichbar dem des Rauchens. Übergewicht, Rückenprobleme sowie Herz-Kreislauf-Probleme (und vieles mehr) können die Folgen sein.

Auch emotional werden wir durch die Medien gefordert: Informationen erreichen uns unmittelbar, setzen uns jedoch teilweise auch unter Druck: »Mist, jetzt sieht man, dass ich online bin. Ich muss also antworten!« Ebenso kann die Anonymität im Netz verunsichern: »Wer steckt wirklich hinter dem Profil auf der Dating-Plattform? Ist es zu gefährlich, ihn gleich zu treffen? Ist das ein Fake-Foto?«

Darüber hinaus ist der finanzielle Aspekt nicht unwesentlich: Über das Internet zu shoppen geht viel schneller und ist deutlich bequemer als ein Stadtbummel mit Anprobe, Schlangestehen und Tütenschleppen. Da ist doch lieber fix über einen Online-Dienst geordert und bezahlt, das Angebot wird dank Algorithmus sogar personalisiert und auf Ihre Bedürfnisse abgestimmt. Was für ein Service! Knapp 74 Prozent der EU-Bürger haben Einkäufe im (Corona-)Jahr 2021 online getätigt.

Auch die Wirkung eines Entzugs der digitalen Welten ist nicht zu unterschätzen. Müssen wir unsere Medienzeit reduzieren, beispielsweise weil der Internetrouter defekt ist oder unsere Partnerin oder unser Partner uns unter Druck setzt, weil wir so viel Zeit im Netz verbrinden, kann die Laune schon mal sinken. Ebenso ist die Entstehung einer Abhängigkeit möglich (siehe Seite 63).

Gibt es einen bewussten Umgang mit den Medien?

Wie alles, was tief in unseren Alltag eingreift und ohne das er kaum vorstellbar ist, lohnt sich eine Überprüfung. Wozu nutzen wir tagtäglich die Medien? Wenn Sie dazu neigen, sehr viel vor dem Handy, dem TV oder Laptop zu sitzen, können Sie sich jedes Mal fragen, was Sie im Moment eigentlich vorhaben: Möchten Sie jetzt eine Serie sehen oder Kleidungsstücke auf einem Secondhandportal verkaufen? Sind Sie auf der Suche nach Informationen für den nächsten Urlaub, oder möchten Sie E-Mails löschen? Haben Sie ein Business-Meeting und müssen Sie ein Team managen, oder möchten Sie eine Beziehung knüpfen?

In die Mediennutzung kann viel Zeit fließen, in der wir uns regelrecht verlieren. Stunden, die wir vielleicht noch vor gar nicht so vielen Jahren mit anderen Aktivitäten oder Menschen verbracht haben. Wenn Sie bei sich beobachten, dass die Medien zu viel Ihrer Zeit »fressen«, ist es sinnvoll, ein Gegengewicht zu schaffen, die Freizeit aktiv zu planen (siehe Seite 207 f.) und auch mal medienfreie Tage einzuplanen. Kritisch mit Medien umzugehen, nicht alles zu glauben oder Werbung auf dem Bildschirm zu ignorieren ist ebenfalls wichtig. Im Freundeskreis oder der Beziehung über einen übermäßigen Medienkonsum zu sprechen oder die eigenen Schwierigkeiten zu benennen beim Abschalten des Handys kann der erste Schritt zu einer bewussteren Nutzung sein. Wenn Sie möchten, führen Sie einige Tage lang ein Medientagebuch. So können Sie überprüfen, ob Sie mit Ihrer gefühlten Einschätzung der Medienzeit richtigliegen oder eventuell etwas darüber.

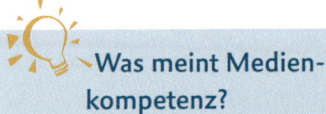

Was meint Medienkompetenz?

Sie kennen verschiedene Medien, nutzen diese verantwortungsvoll und gestalten sie vielleicht sogar auch überlegt und reflektiert mit, weil Sie in den sozialen Netzwerken aktiv sind? Dann verfügen Sie über Medienkompetenz. Dazu gehört auch die Fähigkeit, Inhalte gedanklich zu erfassen, um sich kritisch mit ihnen auseinanderzusetzen, auch indem Sie andere Medien zurate ziehen. Besonders Eltern sollten dies nicht nur für sich selbst, sondern auch für ihre Kinder handhaben. Dabei sind Aufklärung und frühzeitige Auseinandersetzung mit der Mediennutzung besser als strenge, unerklärliche Verbote. Hilfestellungen zur Medienkompetenz von Kindern geben zu Beispiel www.klicksafe.de oder www.schau-hin.info.

Wie »böse« sind Computerspiele?

Sie werden gern verteufelt und eignen sich perfekt als Schuldige, wenn in der realen Welt Verbrechen geschehen, und erfreuen sich dennoch ungebrochener Beliebtheit: Computerspiele und virtuelle Realitäten. Weil der Mensch gern spielt, allein oder gemeinsam, boomt die Spielebranche. Für Gaming-Produkte wie Spiele, Konsolen oder Abonnements wurden im Jahr 2021 in Deutschland laut einer Statistik des Verbandes der deutschen Game-Branche 9,7 Milliarden Euro ausgegeben.

Weil man Computerspiele allein oder mit anderen spielen kann, schaffen sie Gemeinschaft, etwa in Online-Communitys. Hier treffen virtuell viele Personen zusammen, Freundschaften und Austauschmöglichkeiten können über die Jahre ent- und bestehen. Gemeinsam kann man aber nicht nur spielen, sondern zum Beispiel auch gemeinsam an einer Aufgabe oder einem Rätsel arbeiten, zusammen eine eigene Welt erschaffen oder virtuelle Trauerräume kreieren. Für viele Menschen stellt das Spielen im Netz einen Zufluchtsort und eine Lern- und Austauschmöglichkeit dar:

- Wenn es beispielsweise aufgrund einer Krankheit nicht möglich ist zu reisen, kann man sich seine eigene Welt bauen.
- Personen, die aufgrund von weiten Entfernungen nicht zusammenkommen können, um eine Trauerfeier zu gestalten, haben die Möglichkeit, sich virtuell zu treffen.
- Jugendliche, die aufgrund ihrer Wohnsituation nur wenige soziale Kontakte zu Gleichaltrigen haben, erleben Spaß, Austausch und Freundschaft.

Aber natürlich können sich Menschen hier auch verlieren, abhängig werden und infolgedessen den normalen Alltag nicht mehr bewältigen. Deswegen sind Aufklärung und ein verantwortungsvoller Umgang mit Computerspielen so wichtig.

Geforscht wird viel zu den Zusammenhängen von Games und Gewalttaten. Es zeigt sich allerdings, dass nicht jeder Spieler von sogenannten Shootern zum Amokläufer wird. Aber häufiges Spielen kann die Gewaltbereitschaft erhöhen und die Fähigkeit zum Mitgefühl (Empathie) herabsetzen. Es kommt auf die Dosis, das soziale und familiäre Umfeld der Spieler und die Aufklärung an, wie wir mit solchen Spielen umgehen.

 Unsere Tipps

- **Grenzen setzen:** Auf Mobiltelefonen gibt es die Einstellung eines Zeitlimits. Damit lässt sich für jede App oder wahlweise auch direkt für das Smartphone ein begrenzter Nutzungszeitraum pro Tag festlegen. So bekommen Sie nicht nur einen Überblick, wie sehr Sie eine App nutzen, sondern werden gleichzeitig auch von außen reguliert.

- **Medienfreie Zeiträume** sind sehr zu empfehlen, weil so eine ungestörte Kommunikation stattfinden kann. Beim Essen zu Hause oder beim Restaurantbesuch bleibt das Handy im Regal oder in der Tasche, beim Spaziergang wird nicht telefoniert, und auf dem Spielplatz sind andere Menschen wichtiger. Schöner Nebeneffekt: Plötzlich fällt einem auf, was um einen herum so los ist.

- **Medienauswahl:** Ein oder zwei seriöse Nachrichtenkanäle reichen völlig aus, um gut informiert zu sein. Gerade bei aktuellen, aufwühlenden Geschehnissen ist die Gefahr groß, von Informationen geflutet zu werden. Schwierigkeiten, sich emotional und gedanklich abzugrenzen, können die Folge sein.

- **Serienzeit im Blick:** Natürlich ist es entspannend und bequem, sich abends noch ein paar Folgen von der Lieblingsserie anzusehen. Wenn wir dabei die Zeit im Auge behalten, die wir für ausreichend Schlaf brauchen, ist dagegen auch nichts einzuwenden. Falls nicht: bevor man einen Film- oder Serienabend beginnt, einen Wecker stellen, der eine deutlich hörbare Grenze setzt. Wenn das auf Dauer nicht gelingt, konsequent diese Abende auf das Wochenende legen und unter der Woche nicht anfangen zu schauen.

- **Shopping-Fasten:** Bevor Sie etwas im Netz bestellen, fragen Sie sich – außer bei Lebensmitteln – über einen gewissen Zeitraum hinweg, ob Sie den Gegenstand wirklich brauchen. Bewährt hat sich eine Zeitspanne von sieben Tagen. Meist scheint der gewünschte Artikel dann doch nicht mehr so attraktiv – und Sie geben weniger Geld aus.

Sich besser verstehen

»Man kann nicht nicht kommunizieren.« In diesem berühmten Zitat des österreichischen Psychotherapeuten und Bestsellerautors der *Anleitung zum Unglücklichsein*, Paul Watzlawick (1921–2007), steckt viel Wahrheit. Denn wir teilen uns überall und fast immer mit (lat. *communicare* [teilhaben lassen]). Dabei nutzen wir die Sprache (verbale Kommunikation), unsere Mimik und Gestik (nonverbale Kommunikation), die schriftliche Ausdrucksmöglichkeit durch Briefe, E-Mails oder Textnachrichten sowie die digitale Kommunikation über Videos und soziale Medien.

Doch miteinander in Verbindung zu stehen ist nicht immer einfach. Gar nicht so selten kommt es im Alltag zu Missverständnissen, jemand fühlt sich gekränkt durch einen dahingesagten Satz, oder wir kommen nach einem stressigen Tag nach Hause und nehmen alles, was uns hier an Botschaften entgegenkommt, persönlich und sind gekränkt. Das kann ganz schön anstrengend werden, denn wenn wir uns erst mal mit einem Menschen auf einen bestimmten Kommunikationsstil eingestellt haben, ist es nicht so einfach, aus dieser Schleife wieder herauszukommen. Dabei gibt es ein paar gute Tricks, wie wir unsere Kommunikation so gestalten können, dass sie uns nicht (mehr) stresst.

Vier Seiten einer Nachricht

Wie wir Botschaften eines Gegenübers verstehen können, bietet das Vier-Seiten-Modell des Kommunikationspsychologen Friedemann Schulz von Thun. Demnach kann man jede Aussage eines Menschen unterschiedlich deuten. Nehmen wir an, Ihre Chefin sagt: »Der heutige Tag ist ganz schön anstrengend.«

Diese Aussage könnten Sie nach dem Modell auf vier verschiedenen Ebenen verstehen:

1. **Die Sachebene:** Sie hören die reine Information, also Daten und Fakten. In unserem Beispiel also, dass der heutige Tag ganz schön anstrengend ist.
2. **Der Appell:** Hier geht es um eine Aufforderung, also darum, was die Chefin bei Ihnen erreichen möchte. Beispielsweise könnten Sie den Satz so verstehen, dass Sie ihr heute mehr Aufgaben abnehmen oder sie in Ruhe lassen sollen.
3. **Die Ebene der Selbstoffenbarung:** Hier geht es darum, was sie von sich selbst preisgibt. Etwa, dass sie auch mal überarbeitet ist oder eine Pause braucht.
4. **Die Beziehungsebene:** Das Verhältnis zwischen Ihnen und Ihrer Chefin wird deutlich beziehungsweise das, was sie von Ihnen hält. Zum Beispiel könnten Sie jetzt an-

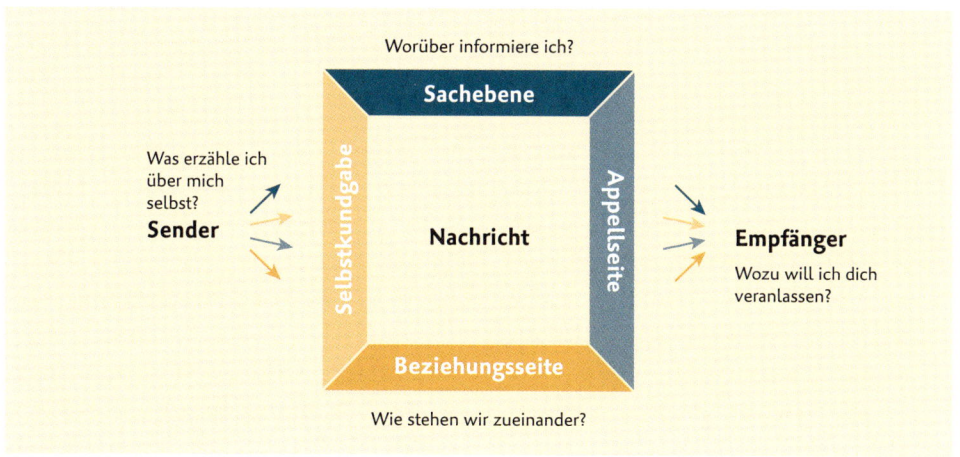

Eine Aussage, vier Botschaften: *Wenn uns nicht ganz klar ist, wie wir eine Botschaft verstehen sollen, können wir die vier Deutungsmöglichkeiten des Kommunikationsmodells nach Friedemann Schulz von Thun verwenden.*

nehmen, dass Ihre Chefin Ihnen insgeheim unterstellt, Sie seien dafür verantwortlich, dass ihr Tag so anstrengend ist. Oder Sie könnten sich geschmeichelt fühlen, weil Ihre Chefin Sie ins Vertrauen zieht und Ihnen ehrlich mitteilt, dass auch sie den Tag als mühsam erlebt.

Es gibt unzählige Möglichkeiten, eine Nachricht zu deuten. Und genau deshalb kommt es im gegenseitigen Austausch so leicht zu Missverständnissen. Meistens ist jeder von uns sehr anfällig für eine oder zwei Ebenen. So könnten Sie beispielsweise die Tendenz dazu haben, Botschaften auf dem »Appell-Ohr« zu verstehen. Aussagen wie zum Beispiel, dass das Essen zu fad schmeckt, Ihr Kollege Durst hat oder dass Ihre Mutter jetzt gerade die Sonne blendet,

führen dann dazu, dass Sie sich aufgefordert fühlen, selbst aufstehen und das Salz holen, Getränke eingießen oder den Sonnenschirm anders platzieren. Würden Sie die gleichen Aussagen auf der Sachebene verstehen, könnten Sie in Ruhe weiteressen, hätten vielleicht etwas davon, dass der Kollege Ihnen auch ein Getränk mitbringt, oder Sie würden sich weiter sonnen. Im Zweifel fragen Sie Ihr Gegenüber, was es meint oder ob etwas Bestimmtes von Ihnen erwartet wird. Sie wissen ja nicht, was der andere im Kopf hat.

Wie teile ich mich mit?

Nehmen Sie doch mal Ihr Verhalten beim Kommunizieren unter die Lupe. Sie werden schnell sehen, wo Ihre Komfortzonen liegen. Falls Sie dazu Lust haben, können Sie an ein paar

Stellen sicher noch das eine oder andere verbessern:

- Am besten überlegen Sie erst mal, worin Ihre Stärken im Gespräch bestehen. Sind Sie zum Beispiel gut darin, einen Blickkontakt zu halten, oder in der Lage, besonders flüssig, also ohne Unterbrechungen, zu sprechen? Gelingt es Ihnen oft, Ihre Stimme der Situation angemessen zu gebrauchen?
- Danach denken Sie doch einmal darüber nach, wann Sie diese Fähigkeiten das letzte Mal gezielt eingesetzt haben oder wo Sie sie am besten einsetzen könnten.
- Weiter könnten Sie überlegen, ob Ihnen ein paar Verbesserungen guttun würden. Körperhaltung, eine feste Stimme, körperliche Nähe und Distanz im Gespräch oder andere »Kommunikationsbegleiter« kann man trainieren und durch regelmäßige Anwendung schnell verbessern.

Erfolgreicher kommunizieren

- **Sie müssen einen Vortrag halten?** Dann zeichnen Sie diesen zur Übung mit der Videofunktion Ihres Smartphones auf. So erhalten Sie ein realistisches Bild von sich selbst und davon, was noch besser ginge.
- **Üben Sie vor dem Spiegel** unterschiedliche Körperhaltungen, und lassen Sie diese auf sich wirken.
- **Eine nicht sehr beliebte, aber hochwirksame Methode:** Üben Sie

Prüfungssituationen, Gehaltsverhandlungen oder wichtige Gesprächstermine im Rollenspiel mit einer Freundin oder dem Partner. So gewöhnen Sie sich an die Gefühle, die in der Situation auftreten können. Außerdem bekommen Sie eine direkte und bestenfalls ehrliche Rückmeldung und haben noch Zeit, Verbesserungen einzuüben.

- **Denken Sie auch ruhig über Ihre Sprache nach.** Manche Aussagen versteht ein Gegenüber wohlwollender als andere, was sich positiv auf das Miteinander auswirken kann. Probieren Sie es mal so:
  - Statt »Ich will …« besser »Ich würde mir wünschen, dass …«.
  - Statt »Entschuldigung, aber …« besser »Entschuldigung«.
  - Statt »Das ist also deine Meinung?« besser »Habe ich richtig verstanden, dass …?«.
  - Statt »Das hast du falsch verstanden!« besser »Was hast du verstanden?«.
  - Statt »Ich weiß, wie du dich fühlst!« besser »Wie fühlst du dich damit?«.
  - Statt »Ich mache das für dich!« besser »Möchtest du Unterstützung?«.
- **Sie können sich auch Gedanken über die Inhalte des Gesagten machen.** Das kann schlimmstenfalls dazu führen, dass Menschen sich von einem abwenden. Häufig ist das der Fall, wenn man gern das

Haar in der Suppe sucht. Auch ständiges Klagen oder das Ringen um Aufmerksamkeit können für andere anstrengend sein. Durch das stete Kreisen um die negative Aufmerksamkeit können sich unser Denken und damit auch unsere Gefühle in die eingeschlagene Richtung verändern. Das hat wiederum Auswirkungen auf weitere Gespräche, und selbst uns wohlgesinnte Mitmenschen können das Thema schon bald nicht mehr hören. Ausgenommen davon ist natürlich ein bewusstes und zeitlich begrenztes »Dampfablassen« unter Berücksichtigung der eigenen Grenzen und der des Gegenübers.

Richtig Nein sagen

Für die eigene psychische Gesundheit ist es wichtig, sich auch abzugrenzen und gegebenenfalls auf Bitten anderer mal mit einem »Nein, tut mir leid« zu reagieren. Viele Menschen finden sich oft auf Verabredungen wieder, für die sie gar keine Zeit haben, mit anderen beim Shoppen, obwohl sie das gar nicht so sehr mögen, oder in einer Bar mit einem Drink in der Hand, obwohl sie keinen Alkohol mehr trinken. Das kann dazu führen, dass man sich über die anderen oder sich selbst ärgert. Doch wie sagt man richtig Nein, ohne das Gegenüber zu verletzen oder vor den Kopf zu stoßen?

- Allein in dem Gedanken liegt schon der Fehler. Gehen Sie nicht auto-

Hilfreiche Kommunikation

Wenn Sie die folgenden »Regeln« beherzigen, können Gespräche gelingen und sich alle Beteiligten gut verstanden fühlen:

- Ich-Botschaften formulieren (zum Beispiel »Ich bin traurig, weil ...« statt »Du bist rücksichtslos«).
- Ausreden lassen.
- In ganzen Sätzen reden.
- Nicht im Gespräch aufstehen und gehen.
- Beim Thema bleiben.
- Klar und deutlich sprechen, aber nicht schreien.
- Gut zuhören.
- Grenzen des Gegenübers beachten.
- Niemanden auslachen.
- Das Gegenüber nicht abwerten.
- Keine vorschnellen Ratschläge geben.
- Das Gespräch nicht als Machtkampf betrachten.
- Über die eigenen Gefühle sprechen.
- Nachfragen, wenn etwas unklar ist.

matisch davon aus, jemanden zu verletzen, nur weil Sie Grenzen und Bedürfnisse äußern. Ganz im Gegenteil: Sie helfen dem anderen dabei, Sie besser kennenzulernen und Ihre Zeit, Einschränkungen oder Wünsche gebührend zu achten. Vielleicht nimmt sich Ihr Gegenüber ja auch ein Beispiel an Ihnen und lernt auch für sich, gegebenenfalls Nein zu sagen.

- Es kommt jedoch auf die Vermittlung des Neins an. Viele Menschen meinen, dass Sie sich für ein Nein rechtfertigen müssten, und benutzen deswegen Ausreden. Doch dabei handelt es sich um nichts anderes als Lügen. Die Ausrede ist – genauso wie die Notlüge – nur allgemeinverträglicher und lässt sich dem eigenen Ich besser verkaufen. Am besten fährt es sich immer mit der Wahrheit, zum Beispiel: »Ich möchte ehrlich zu dir sein, mir ist heute nicht zum Feiern zumute.«

- Sollte das Gegenüber nun noch ein paarmal nachfragen und Sie dadurch in die Rechtfertigungsposition bringen, so können Sie sich des Tricks »Schallplatte mit Sprung« bedienen: Wiederholen Sie einfach den genau gleichen Satz (»Mir ist heute einfach nicht zum Feiern zumute«). Fragt Ihr Gegenüber dann noch mal nach, wiederholen Sie Ihren Satz ein drittes Mal. Irgendwann lässt der andere nach und hat gelernt: »Aha, Grenze!« Dabei müssen Sie weder laut werden noch unfreundlich. Natürlich dürfen Sie sich auch rechtfertigen. Es gibt allerdings Situationen im Leben, in denen man das nicht möchte oder sich nicht in der Lage dazu fühlt. Ebenfalls kommt es darauf an, wie nah Ihnen bestimmte Menschen stehen und wie Sie sich fühlen.

Wenn es Streit gibt

Das Gemeine an Konflikten ist, dass sie kurzfristig unangenehm und unberechenbar sind. Man weiß nie genau, wie das Gegenüber reagiert oder wie kompetent es mit kritischen Themen umgeht. Wer Konflikte gut händeln kann, hört erst einmal zu, denkt über das Gesagte nach und bringt ruhig seine Sicht der Dinge vor. Er ist dann daran interessiert, sich bei Bedarf zu entschuldigen oder Lösungsvorschläge zu machen. Wer aber aufgrund seiner Lebenserfahrungen gelernt hat, auf schwierige Themen beleidigt, abwertend oder laut zu reagieren und jegliche Kritik als Angriff zu verstehen, bricht vielleicht zunächst den Kontakt ab. Allerdings führt diese Vermeidung eines Konflikts in der Regel zu Unzufriedenheit.

Meistens ist es die Angst vor der Reaktion des anderen, die uns zögern lässt, die Dinge klar anzusprechen. Diese Befürchtung macht uns allerdings handlungsunfähig. Das kann dazu führen, dass wir belastende Situationen still ertragen, vielleicht sogar unter ihnen leiden und uns hinterher womöglich über uns ärgern oder Selbstvorwürfe machen. Etwas ständig »in sich hineinzufressen« kann sogar krank machen. Hilfreich sind diese Gedanken:

- Grundsätzlich geht es bei einem Streitgespräch nicht darum, dass man immer seine eigenen Bedürfnisse durchsetzt. Vielmehr sollte ein Austausch zwischen zwei oder mehreren Personen über ein Thema ermöglicht werden, wobei man sich im besten Fall über den richtigen Umgang damit einigt.

- Die kleinstmögliche Einigung besteht im Übrigen immer darin, dass jeder Mensch seine eigenen Bedürfnisse oder Meinungen hat. Wie man mit diesen umgeht, kann man konstruktiv besprechen. Das wiederum führt zu Mut und Zuversicht, sollte es einmal wieder zu einem Konflikt kommen, und wir speichern in unserem Gehirn ab, dass wir Einfluss auf unsere Situation haben können, auch wenn sie kritisch ist.

 Unsere Tipps

- **Realitätscheck:** Sollten Sie unsicher sein, wie Ihr Visavis eine Äußerung gemeint hat oder ob hinter Ihrem Rücken über Sie geredet wurde, fragen Sie nach. Das gibt Ihnen Sicherheit im zukünftigen Umgang mit der Person. Und der andere bekommt automatisch von Ihnen den Hinweis, beim nächsten Mal etwas eindeutiger zu kommunizieren.

- **Zeitnah und klar die Dinge ansprechen:** So lange zu warten, bis man im Gespräch die Emotionen nicht mehr im Zaum halten kann, und das Gegenüber mit einer Kanonade an gesammelten Beweisen zu konfrontieren ist unnötig. Irgendwann geht es nicht mehr um die Sache an sich, sondern nur noch darum, wer recht hat.

- **Smileys:** Viele Kommunikationsdienste laden dazu ein, nach einer Nachricht noch einen Smiley zu verschicken. Hier kann man sich fragen, ob es das wirklich braucht oder ob man dieses Symbol nur zur (eigenen) Beschwichtigung oder Beruhigung einsetzt.

- **Nicht witzig:** In schwer einzuschätzenden Konfliktsituationen sollten Sie ironische oder gar sarkastische Äußerungen vermeiden. Ihr Gegenüber kann sich schnell abgewertet und nicht ernst genommen fühlen.

Zeit für sich selbst gewinnen

Jeder wünscht sich mehr davon, kaum einer hat sie: Zeit. Wir verbringen täglich Stunden um Stunden mit alltäglichen, beruflichen, familiären oder freundschaftlichen Verpflichtungen, die alle unter einen Hut gebracht werden wollen. Haben wir die Katze versorgt, eingekauft, die offene Rechnung von letzter Woche überwiesen, im Job ein Projekt erledigt, die Wohnzimmerfenster geputzt und noch etwas Leckeres gekocht, stellen sich Zufriedenheit und Entlastung ein. Der Kopf wird freier, der Körper entspannt sich. Nun haben wir Zeit für die wirkliche Erholung, die wir brauchen, um leistungsfähig und zufrieden zu sein. Doch wie können wir einen solchen Zustand dauerhaft, organisierter oder häufiger herstellen? Unsere Zeit und anstehende Aufgaben im Rahmen unsere Möglichkeiten zu planen und dann zufriedenstellend zu meistern ist ein wichtiger Schlüssel zu Ausgeglichenheit und Erfolg.

Die Zeit läuft

»Time is money«, »Zeit ist Geld«, schrieb einer der Gründerväter der Vereinigten Staaten, Benjamin Franklin (1706–1790), in seinem Buch *Ratschläge für junge Kaufleute* (1748). Zeit ist für uns Menschen ein kostbares Gut. Wir geben mitunter auch viel Geld dafür aus, um uns freie Zeit zu schaffen. Der Staubsaugerroboter, ein Putzdienst, der Lieferservice oder die Spülmaschine helfen dabei, uns das Leben zu erleichtern und Aufgaben zu erledigen, durch die wir für anderes Zeit gewinnen. Wir können uns also Stunden schenken, indem wir Aufgaben abgeben. Das kann manchmal nicht nur Geld kosten, sondern auch unser Vertrauen in andere Menschen oder in technische Geräte erfordern.

Wenn Sie wissen möchten, wofür in Ihrem Alltag am meisten Zeit »verschwindet«, legen Sie am besten eine **Tabelle Ihrer Zeitfresser** an:

- In der ersten Spalte listen Sie alle Aufgaben, Aktivitäten oder Personen auf, die Ihnen Zeit stehlen. In der zweiten notieren Sie alle »Zeitgeber«. Ein »Zeitfresser« kann zum Beispiel das Einkaufen von Lebensmitteln sein, ein Zeitgeber der Lieferdienst des Supermarkts Ihres Vertrauens.

- Haben Sie Ihre Liste vervollständigt, lohnt es sich zu überprüfen, ob Sie bei den Zeitfressern den einen oder anderen optimieren können oder ob eine Neuanschaffung oder Erweiterung der Zeitgeber günstiger ist. Das Fensterputzen kostet zu viel Zeit? Vielleicht lohnt es sich, die Stundenzahl der Haushaltshilfe zu erhöhen, damit diese das Fensterputzen zukünftig übernehmen kann.

- Ziehen Sie aber auch Bilanz, ob Sie die gewonnene Zeit wirklich für das nutzen, was Sie sich vorgenommen haben. Manchmal neigen wir dazu, uns mit neuen Verpflichtungen zu überhäufen und die Zeit damit vollzupacken. Planen Sie deshalb auch bewusste Pausen fürs »Nichtstun« ein, und reservieren Sie diese in Ihrem Kalender. So werden Sie daran erinnert, auch mal einen Gang runterzuschalten.

Was ist Prokrastination?

Jeder Mensch kennt das Hintanstellen unliebsamer Aufgaben. Wir schieben diese so lange vor uns her, bis wir sie nur noch unter enormem Zeitdruck erledigen können. Meistens gelingt uns das dann sogar besonders gut, weil sich viele unter etwas Druck als leistungsfähiger wahrnehmen.

Im Unterschied dazu meint Prokrastination die Unterbrechung oder die Verzögerung eines Projekts, die so erheblich ist, dass die Aufgabe gar nicht bewältigt wird oder man das Ergebnis nur mäßig fertiggestellt abgeben kann (lat. *procrastinatio* [Aufschub, Vertagung]). Die Betroffenen leiden unter diesem Verhalten sehr und prokrastinieren oftmals seit ihrer Schulzeit. Meistens wurde ihnen dabei Faulheit unterstellt. Dass das Aufschieben einen enormen Leidensdruck entfaltet, wird in vielen Fällen vom Umfeld nicht berücksichtigt.

Wichtig, nicht so wichtig, unwichtig

Die Begriffe »Effektivität« und »Effizienz« werden vielfach synonym verwendet. So einfach ist es aber nicht. Effektivität bezieht sich immer auf eine Aufgabe an sich, also was getan werden muss, um sie mit den passenden Maßnahmen zu erledigen. Effizienz hingegen bezieht sich eher auf das, *wie* eine Aufgabe erledigt werden kann, also möglichst ressourcenschonend und mit wenig Aufwand.

Es gibt viele Methoden, nach denen wir unsere Aufgaben aufteilen können. Das sogenannte Eisenhower-Prinzip geht auf den US-Präsidenten Dwight D. Eisenhower (1890–1969) zurück: Es ist eines der gängigsten Modelle für effizientes Zeitmanagement und sinnvolle Priorisierung. Dabei können Sie anstehende Aufgaben nach ihrer Dringlichkeit und/oder Wichtigkeit einordnen. Wichtig sind Aufgaben, bei denen eine Nichterledigung negative Folgen für Sie oder andere hat. Dringlich sind solche, für welche die Zeit knapp wird:

- **A-Aufgaben:** Ein Protokoll bei einem Meeting steht an, und Ihr Chef möchte es um 15.00 Uhr in seinen E-Mails finden. Die Aufgabe ist wichtig und dringend. Also: sofort erledigen.
- **B-Aufgaben:** Muss das Protokoll erst in sechs Monaten vorliegen, ist es nach wie vor wichtig, aber nicht so dringend. Sie können also noch ein wenig warten, die Inhalte grob

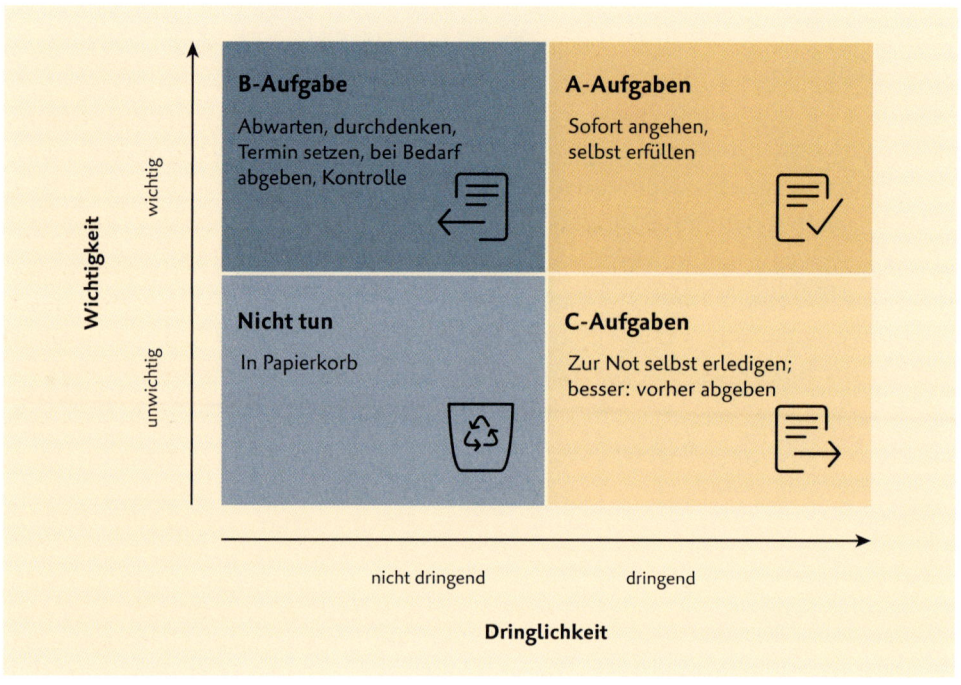

B-Aufgabe

Abwarten, durchdenken, Termin setzen, bei Bedarf abgeben, Kontrolle

A-Aufgaben

Sofort angehen, selbst erfüllen

Nicht tun

In Papierkorb

C-Aufgaben

Zur Not selbst erledigen; besser: vorher abgeben

Wichtigkeit — wichtig / unwichtig

Dringlichkeit — nicht dringend / dringend

Das Eisenhower-Prinzip: *Sie können anstehende Aufgaben in unterschiedliche Kategorien einteilen. Dadurch werden die wichtigsten Aufgaben zuerst erledigt und Unwichtiges aussortiert.*

planen und eine Zeit festlegen, wann Sie mit dem Schreiben anfangen. Diese Aufgabe können Sie auch an jemanden weiterreichen und sich regelmäßig nach dem Stand der Dinge erkundigen.

- **C-Aufgaben:** Wird der Chef das Protokoll nie lesen, und es muss einfach nur da sein, weil es so vorgeschrieben ist, so wird die Aufgabe als unwichtig eingestuft. Dennoch soll es bis 15.00 Uhr vorliegen. Somit ist es, obwohl unwichtig, dringend. Entweder schreiben Sie es also selbst, oder Sie haben es im Vorfeld schon erfolgreich an einen Kollegen delegiert.

- **Verzicht:** Aufgaben, die weder wichtig noch dringlich sind, können Sie verwerfen.

Wenn Sie bei jedem Auftrag nach diesem Prinzip vorgehen, ergibt sich eine Liste von Aufgaben, die Sie schnell selbst erledigen sollten, abgeben oder verwerfen können.

Muss ich denn alles planen?

Natürlich müssen Sie Ihr Leben nicht vollkommen durchstrukturieren. Es kann Bereiche geben, die ohnedies schon gut organisiert sind, oder bestimmte Aufgaben gehen Ihnen immer leicht von der Hand. Wenn Sie über genügend Zeit im Alltag verfügen, finanziell unabhängig sind und wenige Verpflichtungen haben, ist es natürlich einfacher, in den Tag hineinzuleben. Doch letztlich ist kein Mensch komplett frei von irgendwelchen Aufgaben, und manchmal überrascht einen auch das Leben mit unerwarteten Ansprüchen oder Wendungen. So will etwa eine Hochzeit neben dem privaten und beruflichen Alltag geplant werden, eine Beförderung schließt neue Pflichten ein und Mehrstunden an Arbeit, der Hund ist sehr krank, und man kann ihn nur noch wenige Stunden am Tag allein lassen, oder es kommt ein Kind zur Welt, und der Alltag der jungen Eltern muss umstrukturiert werden. Um psychisch weiter im Gleichgewicht zu bleiben und genug Zeit für sich und seine eigene Psychohygiene zu haben, bedarf es immer mal wieder ein wenig Hilfe und Struktur.

 Unsere Tipps

- **Einer für alles:** Führen Sie einen gemeinsamen Kalender für Berufliches und Privates. Sonst besteht die Gefahr, dass Sie Termine vergessen.
- **Reden Sie darüber:** Sprechen Sie anstehende Ziele und Aufgaben aus und teilen Sie diese einer vertrauten Person oder Ihren Kolleginnen mit. Ausgesprochene Aufgaben bekommen einen verbindlicheren Charakter, wenn Sie realistisch bleiben und sich an die SMART-Regel halten (siehe Seite 202).
- **Clever planen:** Versuchen Sie, einen Auftrag in Teilziele zu unterteilen und sie aufzuschreiben. Wenn Sie zum Beispiel ein Studium anfangen möchten, dann könnten Teilziele folgende sein: sich über Studiengänge informieren, Voraussetzungen prüfen, Urkunden beglaubigen lassen, Motivationsschreiben verfassen, Unterlagen abschicken. So können Sie Einzelaufgaben als erledigt markieren, das macht zufrieden.
- **Definieren Sie einen klaren Startpunkt:** »Ich muss mal irgendwann ...«, »Heute gehe ich noch einkaufen ...« oder »Mache ich noch ...« sind vage Aussagen. Legen Sie einen Tag und eine Uhrzeit fest, stellen Sie sich notfalls eine Erinnerung ein. All das macht Ihr Vorhaben konkreter und erhöht die Wahrscheinlichkeit, dass Sie es auch wirklich angehen.

Hilfe und Unterstützung in der Krise finden

Es gibt Situationen im Leben, in denen wir auf Hilfe angewiesen sind, um wieder gesund werden und den Alltag bewältigen zu können. Diese Unterstützung kann unterschiedlich aussehen, je nachdem, inwiefern wir beispielsweise durch eine psychische Krankheit eingeschränkt sind oder was wir gerade brauchen. Das kann ganz unterschiedlich sein:

Vielleicht benötigen Sie finanzielle Unterstützung und müssen dazu einen Antrag ausfüllen. Leider kennen Sie sich damit überhaupt nicht aus, kommen mit der Internetseite nicht zurecht, fühlen sich zu schwach oder schämen sich vielleicht sogar. Dann brauchen Sie eine hier passende Unterstützung.

Oder Sie kommen gerade aus einer Klinik, haben erfolgreich entwöhnt und möchten jemanden als Notfallkontakt für eventuelle Rückfälle auswählen.

Vielleicht haben Sie auch den Verdacht, dass sich Ihr Kind anders verhält als sonst, und Sie fühlen sich hilflos. Wer kann Ihnen hier zur Seite stehen?

Unterschiedliche Situationen erfordern unterschiedliche Hilfsangebote zu unterschiedlichen Zeitpunkten. Wir haben Ihnen, basierend auf unseren Erfahrungen, hier die besten zusammengestellt.

Familie und Freunde

Jeder von uns möchte irgendwo dazugehören. Wie in der Bedürfnispyramide nach Maslow beschrieben (siehe Seite 12), besteht eines unserer Grundbedürfnisse darin, anerkannt zu sein und in einem sozialen Gefüge zu leben. Bezugspersonen, das können Familienmitglieder, Freunde oder Bekannte sein, nehmen also eine sehr wichtige Rolle in unserem Unterstützungssystem ein. Das wirkt sich positiv auf unser Wohlbefinden aus. Menschen, die uns nahestehen, können Vertrauenspersonen sein, helfen aus, haben ein offenes Ohr bei Sorgen und Problemen und erledigen auch manchmal Aufgaben für uns. Wir bekommen Hilfe, fühlen uns wertvoll, können uns bei Unsicherheiten durch Gespräche rückversichern, vielleicht auch gemeinsam Spaß haben und uns wohlfühlen. Es lohnt sich, diese Beziehungen zu pflegen, so tun Sie anderen und sich selbst etwas Gutes.

Hilfe, die stützt und stärkt

Einige Freunde und Freundinnen kennen Sie vielleicht schon Jahre. Sie sind zusammen in den Urlaub gefahren, haben sich vielleicht durch Trennungen und andere Krisen begleitet und sich gemeinsam entwickelt. Gerade bei Problemen merken wir oft, auf wen wir wirklich

- **Offen und ehrlich sein:** Es ist sehr wichtig, über seine Probleme zu reden. Nur so bekommen wir den Abgleich »Ah, dem Gegenüber geht es auch manchmal so«. Das hilft uns dabei, unsere Denk- oder Handlungsweise als normal (oder auch nicht) einzustufen. Es beruhigt und stärkt die zwischenmenschliche Verbundenheit in Freundschaften. Tabuthemen entstehen nur, weil keiner offen darüber spricht.

- **Verabreden Sie sich:** Egal, ob zum Kaffee, zum Spaziergang oder für den nächsten Abend im Restaurant – Verabredungen schaffen Verbindlichkeiten, strukturieren Ihren Tag und sind wertschätzend. Den anderen zu erleben und Zeit miteinander zu verbringen tut gut und entspannt. Vorsicht: Verabredungen können aber auch zu Aufgaben werden. Nämlich dann, wenn Sie sich zu viele Termine aufladen. Dann erleben Sie sie womöglich als stressig.

- **Beziehung im Gleichgewicht:** Eine Patientin verglich eine Beziehung einmal mit dem Gärtnern. Mal investiert man Arbeit, pflanzt und gießt, und zu einer anderen Zeit fährt man die Ernte ein. Eine Beziehung, ganz gleich, mit wem, ist nie in perfekter Balance. Das ist völlig okay und kann sich, je nach Lebensphase, ändern. Falls Sie aber den Eindruck haben, dass immer nur Sie etwas für die Beziehung tun und Ihr Gegenüber nur nimmt, dann macht das kein gutes Gefühl. Sprechen Sie – auch wenn es schwerfällt – die Situation an. Vielleicht gibt es für das Verhalten eine einfache Erklärung.

- **Grenzen setzen:** Manchmal wünscht sich eine Bezugsperson mehr von der Beziehung als die andere. Das ist normal, denn jeder Mensch ist anders, verfügt über unterschiedliche Zeitreserven, steckt in einer anderen Lebenssituation und hat andere Bedürfnisse. Teilen Sie Ihre Wünsche und Grenzen offen mit. Ein freundliches: »Im Moment ist mir mehr nach Zeit für mich selbst« reicht oft schon aus, und das Gegenüber weiß Bescheid.

zählen können. Ist man vertraut miteinander, wird auch schnell registriert, falls mal etwas nicht stimmt, und man greift sich unter die Arme. Das ist großartig, denn in Krisenzeiten oder wenn man krank ist, braucht man Personen, die für einen da sind, vielleicht einkaufen, einen zu Arztterminen fahren oder die berühmte warme Suppe kochen. Eine solche Unterstützung zu erfahren stärkt das Selbstwertgefühl und vermittelt: »Ich bin nicht allein.«

Doch leider können auch die besten Absichten dazu beitragen, dass psychische Beschwerden sich nur kurz- und nicht langfristig bessern. Das kann dann der Fall sein, wenn andere einem *zu viel* abnehmen und wir uns daraufhin bestimmte Situationen nicht mehr zutrauen und sie weitgehend vermeiden. Ein Mensch, der

> **Brauchst du Hilfe?**

Wie gehen wir es am besten an, wenn wir uns um jemanden sorgen?

- **Sprechen Sie einfühlsam an,** welche Veränderungen Ihnen in der letzten Zeit aufgefallen sind. Dabei ist es hilfreich, Ich-Botschaften und Fragen zu verwenden. Zum Beispiel: »In der letzten Zeit habe ich das Gefühl, dass du bestimmte Aktivitäten vermeidest und dir viele Gedanken machst. Ist das richtig?«
- **Bieten Sie Hilfe an,** aber seien Sie nicht enttäuscht, wenn sie abgelehnt wird. Achten Sie darauf, ob Ihre Unterstützung dazu führt, dass Betroffene Alltagsaufgaben vermeiden, passiver werden und sich von Ihrer Hilfe abhängig machen.
- **Tauschen Sie sich über die Qualität** Ihrer Beziehung aus. Wenn Sie merken, dass Sie an Ihre Grenzen kommen, kündigen Sie eine »Auszeit« an, und nehmen Sie sich diese auch.
- **Eine Begleitung zu Terminen** oder Veranstaltungen kann als geistige Unterstützung dienen. Manchmal können Sie auch Teile des Gesprächs übernehmen. Sprechen Sie jedoch im Vorfeld ab, was sich Ihr Gegenüber wünscht.
- **Respektieren Sie Grenzen,** Wünsche und Bedürfnisse des Menschen, um den Sie sich sorgen, achten Sie jedoch immer auch auf Ihr eigenes Wohlbefinden.

Angst vor dem Einkaufen hat, erlebt es als sehr hilfreich, wenn eine Freundin das für ihn erledigt. Nur leider kann die gut gemeinte Unterstützung dazu beitragen, dass er nun vielleicht gar nicht mehr das Haus verlässt oder sein Aktionsradius schleichend kleiner wird. Eventuell glaubt er auch: »Ich kann das nicht.« Es ist also wichtig zu überlegen, wofür, wie lange und warum man eine Hilfe anbieten möchte.

Hilfe zur Selbsthilfe – Gruppen

»Mein Name ist Paul, und ich bin süchtig.« Kennen wir nicht alle stereotypische Sätze wie diesen, wenn wir an Selbsthilfegruppen denken? Filme und Serien vermitteln häufig ein solches Bild: Eine Person in der Gruppe steht im Mittelpunkt, die anderen lauschen still, und der Therapeut hat stets den passenden Ratschlag parat, alles ganz einfach. Doch so ist es natürlich nicht. Tatsächlich bietet der Besuch einer Selbsthilfegruppe vor allem dann immer eine echte Chance, wenn man psychisch erkrankt ist.

In Deutschland gibt es laut einer großen Untersuchung des Bundesministeriums für Gesundheit (SHILD) über 100 000 Selbsthilfegruppen für unterschiedliche Beschwerden wie Zwänge oder Persönlichkeitsstörungen, aber auch Diabetes oder Krebs. Zum anderen gibt es situationsbezogene Selbsthilfegruppen, beispielsweise für Eltern, die ihr Kind verloren haben, oder An- und Zugehörige von Kranken.

Was eine Selbsthilfegruppe bringt

Beim Besuch einer Selbsthilfegruppe haben Sie die Möglichkeit, sich mit anderen Betroffenen über Ihre Beschwerden auszutauschen und Erfahrungen zu teilen. Das ist aber kein Muss. Auch als stille Teilnehmerin kann man dabei sein und erst mal mit dem Setting »warm werden«. Im besten Fall bietet Ihnen eine Gruppe für offen geteilte Probleme Lösungsansätze und eine ehrliche Rückmeldung.

Viele Teilnehmer berichten, dass Sie sich zum ersten Mal in ihrem Leben verstanden gefühlt haben. Neben einem regelmäßigen Austausch werden die Anwesenden auch umfassend informiert, motiviert, einmal neue Verhaltensweisen auszuprobieren, und angehalten, Ihre Erfolge mit den anderen zu teilen.

Das Wichtigste auf einen Blick

Vereine oder gemeinnützige Institutionen bieten neben ambulanten Beschäftigungs-, Betreuungs- und Pflegeangeboten auch themenbezogene Gruppen und Aktivitäten an. Wenn Sie in einer Großstadt wohnen, finden Sie diese meist in jedem Stadtteil. In kleineren Gemeinden fragen Sie am besten bei Ihrem Bürgeramt (Gemeinde) nach.

Wenn Sie in einer Suchmaschine Ihren Wohnort und das Stichwort »Selbsthilfe« eingeben, finden Sie in der Regel zahlreiche Angebote. Meistens können Sie wählen:

- **Offene oder geschlossene Gruppe:** An einer offenen Gruppe können Sie jederzeit teilnehmen, ohne die übrigen Mitglieder zu kennen. Die andere Form entspricht in etwa einer »geschlossenen Gesellschaft«. Hier kann es sein, dass die Gruppe nach einer Erstvorstellung entscheidet, ob Sie teilnehmen dürfen oder ob sie erst wieder jemanden aufnimmt, wenn ein Platz frei ist.
- **Sprache:** Es gibt viele Selbsthilfegruppen, in denen beispielsweise Spanisch, Türkisch oder Englisch gesprochen wird. Online findet man ein großes Angebot.
- **Geleitet oder ungeleitet:** Eine Gruppe kann von einer Person angeleitet werden, die das Gespräch moderiert. Das kann eine Expertin sein oder ein Betroffener. Eine ungeleitete Gruppe organisiert sich immer selbst.
- **Monolog oder Dialog:** In einer Monologgruppe spricht eine betroffene Person, und es gibt danach keinen Austausch über ihren Bericht. In einer Dialoggruppe ist das anders. Hier kann jeder zu einem Thema seine Erfahrungen, Fragen oder Anregungen einbringen.
- **Ablauf:** Manche Gruppentreffen sind – online oder persönlich – auf neunzig Minuten begrenzt, andere dauern länger. Sie können von ein-

mal wöchentlich bis hin zu einmal im Monat stattfinden. In der Regel ist die Teilnahme an einer Selbsthilfegruppe kostenlos. Eventuell wird um einen kleinen Obolus für Getränke gebeten.

Hilfe in der Krise – Beratungsstellen

Es kommt vor, dass wir in bestimmten Lebenssituationen oder -bereichen eine schnelle und professionelle Unterstützung benötigen. Das kann bei einem Todesfall, der Erkrankung eines Angehörigen, Schwierigkeiten mit dem Partner oder der Partnerin oder auch dem pubertierenden Teenager der Fall sein. Hier sind psychosoziale Beratungsstellen gute Anlaufstellen. Im Gegensatz zur Psychotherapie (siehe Seite 142) geht es in der Beratung um klar abgrenzbare Probleme, Entscheidungssituationen, Informationsvermittlung oder die Bewältigung kritischer Lebenssituationen. Hier erhalten Sie praktische Hilfestellung und weitere Unterstützungsangebote, die in eher größeren, flexiblen Zeitabständen stattfinden oder auch nur einmalig:

- In einer **Familienberatung** erhalten beispielsweise Frauen, die ungewollt schwanger sind, Informationen darüber, welche Wege ihnen offenstehen.
- Im Rahmen einer **Suchtberatung** können erste Gespräche über das eigene Suchtverhalten stattfinden und eine Selbsthilfegruppe oder therapeutische Maßnahmen vermittelt werden.
- Eine **LSBTIQ-Beratungsstelle** unterstützt Antidiskriminierung, bietet Paargespräche an oder berät bezüglich eines Outings (LSBTIQ steht für »lesbisch, schwul, bisexuell, trans, inter und queer«).
- **Migrationsberatungsstellen** unterstützen durch sprachliche, berufliche und soziale Angebote die Integration von Menschen aus anderen Herkunftsländern.
- Eine **polizeiliche Beratungsstelle** informiert über Diebstahl, Stalking, Missbrauch oder Cybercrime und leistet Unterstützung im Umgang damit.
- In einer **Elternberatung** erhalten getrennte Paare Tipps zu Rechten und Pflichten und darüber, wie sie die Bedürfnisse der gemeinsamen Kinder im Auge behalten können.

In allen Beratungsstellen sind qualifizierte Fachkräfte unter Schweigepflicht für Sie da. Jede Beratung ist freiwillig, vertraulich, kostenfrei und kann jederzeit beendet werden. Nur angebotene Freizeitaktivitäten sind manchmal kostenpflichtig.

Hilfe vom Staat – Behörden

Der »Gang zum Amt« macht vielen Menschen schlechte Laune. Allein die Terminfindung beim Ummelden nach einem Umzug kann abschrecken. Braucht man aber mehr, zum Beispiel finanzielle Unterstützung, und muss man diese beantragen, kann dies schnell überfordern oder sogar Angst machen.

Zum Amt? – Ins Handeln kommen

Trotz eines vielleicht unangenehmen Beigeschmacks: Schieben Sie einen Gang zum Amt oder ein Schreiben an die Krankenkasse nicht vor sich her. Je früher Sie erkennen, dass Sie Unterstützung in bestimmten Lebensbereichen benötigen, desto besser ist das. So kann beispielsweise eine Familie mit einem Kind mit Behinderung frühzeitig Hilfen zur Förderung bekommen. Ein bezahltes Bewerbungstraining ist hilfreich, wenn ein Mensch in der Vergangenheit vielleicht oftmals Absagen auf seine Bewerbungen erhalten hat. Ein Eingliederungszuschuss kann eine wirkliche Chance für einen Neuanfang bieten, eine finanzielle Förderung der Ausbildung ermöglicht einen leichteren Start in den Beruf.

Offen und ehrlich sein

Nach unserer Erfahrung ist es bei Amtsterminen am besten, klar zu sein, nichts zu beschönigen oder zu verschweigen. So kann den Antragstellern besser geholfen werden. Ist man also gerade nicht in der Lage, Bewerbungen zu schreiben, und kann man sich aufgrund einer geringen Belastbarkeit oder psychischer Einschränkungen nicht vorstellen, wieder arbei-

ten zu gehen, sollte man das offen ansprechen. Meistens lässt sich mit der zuständigen Sachbearbeiterin eine Schonfrist aushandeln. Auch wenn Sie sich aktuell in einer Psychotherapie befinden, sollten Sie Ihre Sachbearbeiterin darüber informieren oder sich vom Psychotherapeuten ein Bestätigungsschreiben ausstellen lassen.

So kommen Sie gut klar

- Informieren Sie sich über Zuschüsse, Trainings und Möglichkeiten.
- Lassen Sie sich beim Ausfüllen von Anträgen helfen.
- Seien Sie ehrlich und freundlich Ihrem Sachbearbeiter gegenüber.
- Nehmen Sie Hilfe nur so lange in Anspruch, wie Sie sie auch benötigen.
- Öffnen Sie immer die Briefe des Amtes. Eine Vermeidung führt in den meisten Fällen zu noch mehr Problemen.
- Machen Sie sich vor einem Gesprächstermin Notizen, und nehmen Sie diese mit. So vergessen Sie Ihre Fragen nicht.

Hilfe bei Krankheit – Ärzte und Fachärztinnen

»Die Guten sind schwer zu finden«, dies hören wir immer wieder. Gemeint ist eine zufriedenstellende medizinische Anlaufstelle in Form eines Hausarztes. Entweder besteht in einer Praxis ein Aufnahmestopp für neue Patientinnen, oder die Internetbewertungen sind schlecht. Hat man dann doch einen Hausarzt und einen Platz in der Praxis gefunden, ist die Erleichterung groß, ganz egal, was die Sympathie oder das Bauchgefühl sagen. Geben Sie die Suche nicht auf, und bleiben Sie dran; denn eine gute, vertrauensvolle hausärztliche Grundversorgung ist wichtig! Warum?

- Ihr Hausarzt kann Ihnen zur Seite stehen, wenn Sie krank oder erschöpft sind: Sollten Sie sich nicht mehr so leistungsfähig fühlen, sprechen Sie über eine Krankschreibung. Sie brauchen dafür keine besondere Schwere nachzuweisen oder gar Symptome zu erfinden. Je ehrlicher Sie sind, desto besser kann er Ihnen helfen.

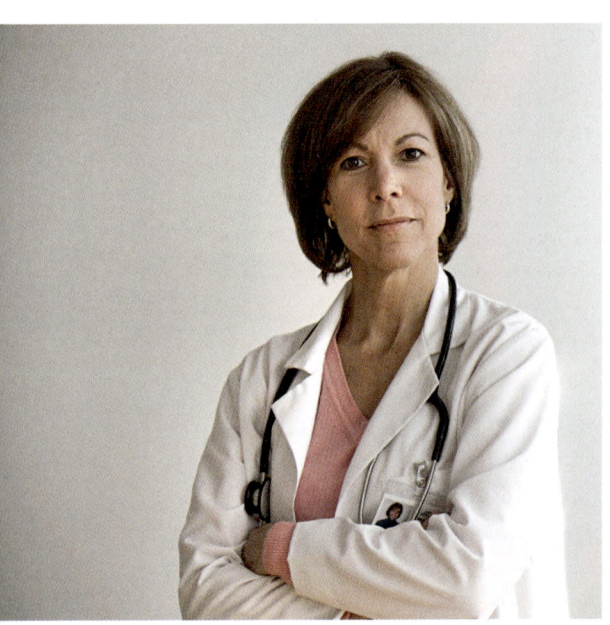

Die Hausärztin ist die erste und wichtigste Ansprechpartnerin in allen gesundheitlichen Belangen.

- Ihr Arzt untersucht Sie, klärt über Erkrankungen auf und stellt Überweisungen zu Fachärztinnen aus.
- Er nutzt alle Informationen über Sie, schließt eventuelle Krankheiten aus, stellt Diagnosen und schnürt daraus ein Behandlungspaket. Auf der anderen Seite müssen Sie nicht immer wieder alles von vorn erzählen, haben vielleicht schon Vertrauen aufgebaut und profitieren von den Empfehlungen.
- Wenn Sie über einen längeren Zeitraum krankgeschrieben wurden, kann Ihre Krankenkasse Sie dazu auffordern, eine Kur oder eine Rehabilitation zu beantragen. Das erledigen Sie ebenfalls gemeinsam mit Ihrem Hausarzt. Auch dafür ist es günstig, wenn man Sie und Ihre Geschichte in der Praxis kennt, eventuell schon länger den Einblick in eine medikamentöse Behandlung hat oder gebündelt Informationen wie Krankenhausberichte oder Berichte zu Ihrer Lebenssituation zu Verfügung stehen.

Zum medizinischen Versorgungssystem gehören jedoch nicht nur Hausärzte. Im Rahmen der Krankheitsvorbeugung stehen verschiedene Untersuchungen zur Verfügung, um eventuelle Auffälligkeiten früh zu erkennen und zu behandeln. Hierzu gehört der halbjährliche Besuch beim Zahnarzt (ab drei Jahren) oder für Frauen ab zwanzig die regelmäßige

Vorstellung bei der Gynäkologin. Auch Vorsorgetermine wie Schutzimpfungen (ab null Jahren) Darmspiegelung (Männer ab fünfzig, Frauen ab 55 Jahren), Gesundheits-Check-up (ab dem 35. Lebensjahr alle drei Jahre) sollten regelmäßig wahrgenommen werden. Neben der Früherkennung von Krankheiten sind finanzielle Bezuschussungen nicht unerheblich. Wann haben Sie zuletzt Ihr Bonusheft bei der Zahnärztin vorgelegt?

Alternative Angebote: die Kirche

Die Kirchen mit ihren Gemeinden bieten viele Chancen, um mit den verschiedensten Menschen ins Gespräch zu kommen, sinnvoll Zeit zu verbringen, sich zu engagieren oder selbst Unterstützungsangebote in Anspruch zu nehmen. Das gilt auch für nichtreligiöse Menschen. So finden für die Kleinsten zum Beispiel Krabbeltreffs, für die etwas Größeren Kinder-Bibelwochen, Kinder- und Jugendfreizeiten, sportliche und musische Angebote statt. Es gibt verschiedene Gruppen wie Bibel-, Trauer- oder Pilgergruppen. Man kann an Gottesdiensten teilnehmen, am Chor oder auch die Seelsorge nutzen. In Kirchen können wir Konzerten in andächtiger Atmosphäre lauschen, Feste besuchen oder uns einfach auf eine Bank im nahe gelegenen Friedhof setzen und die Ruhe genießen. Auch die Teilnahme an der Gemeinschaft durch die Ausübung eines Ehrenamts ist möglich, beispielsweise die Leitung einer Gruppe oder auch Weiterbildungen, wie etwa zur Sterbebegleitung.

Helfer auf vier Beinen: (Haus-)Tiere

Mensch und Tier haben eine gemeinsame Entwicklungsgeschichte. Mit der Zeit veränderte sich die Beziehung, und aus gezähmten Wildtieren wurden Haustiere. Es entstand eine emotionale Beziehung zu ihnen.

Ein Haustier kann unsere Gesundheit und damit unsere Lebensqualität deutlich beeinflussen. Das liegt daran, dass die meisten Haustiere von sich aus den Kontakt mit Menschen suchen. Sie sind dabei ganz sie selbst und teilen sich ohne Verstellung, Sarkasmus, Ironie oder Doppeldeutigkeit mit. Es ist ihnen egal, ob ihr Mensch schön, arm oder reich, gesund oder krank ist. Sie werten oder verurteilen nicht. Deswegen werden Tiere auch in vielen Therapieformen eingesetzt. Mit ihnen können Kranke neue positive Erfahrungen machen. So berichtete eine Patientin mit sozialer Phobie (siehe Seite 40), dass ihr Hund die beste Therapie sei. Hatte sie zuvor jeglichen sozialen Kontakt vermieden, kam sie nun beim Gassigehen unweigerlich mit anderen Menschen über ihren Hund (und andere) ins Gespräch und konnte sich diesen Begegnungen nicht entziehen. So half ihr das Tier dabei, Fremden angstfrei zu begegnen und entspannt mit ihnen zu plaudern.

Stress bewältigen mit Mind-Body-Konzepten

Ob in der Werbung, in Podcasts und Gesundheitsratgebern, Onlinekursen oder in Form von Apps – Entspannungsmethoden aus der Mind-Body-Medizin begegnen uns heute überall und jederzeit (engl. *mind* [Geist] und *body* [Körper]). Ziel dieser Techniken ist es, tägliche Erholungsinseln zu schaffen und damit die Körperfunktionen zu normalisieren. Dahinter steht der Gedanke, dass regelmäßige Entspannung Stress reduzieren hilft und damit die Gesundheit stärkt. Genauso nämlich, wie unser Körper auf Stress antwortet, so reagiert er auf Entspannung. Expertinnen nennen dies »Relaxation Response«, also die körperlich spürbare Entspannungsantwort. Sie lässt sich messen anhand des Blutdrucks, der sich hier normalisiert, anhand gelockerter Muskeln und eines allgemein verbesserten Wohlbefindens.

Dabei helfen aus Sicht der Mind-Body-Medizin unterschiedliche Entspannungs- und Achtsamkeitstechniken. Die bekanntesten sind die progressive Muskelentspannung nach Jacobson, Meditation, Atemübungen, Yoga, Tai-Chi, Qigong oder auch autogenes Training. Heute gibt es außerdem Weiterentwicklungen in Form von achtsamer Bewegungstherapie, Ernährungstherapie oder auch komplementäre Methoden.

Optimalerweise wählen Sie die Entspannungsmethode, die am besten zu Ihnen passt, das können auch regelmäßige Waldspaziergänge sein, eine Runde Nordic Walking, ein Gebet oder Malen. Es empfiehlt sich, »Ihre« Entspannungsmethode mit Ihrer Lieblingsbewegungsform zu kombinieren, um Geist und Körper in Balance zu halten. Die folgenden Mind-Body-Techniken haben sich in der psychologischen Praxis sehr bewährt.

Progressive Muskelentspannung

Die progressive Muskelrelaxation nach Jacobson stammt aus den Zwanziger- und Dreißigerjahren des 20. Jahrhunderts. Sie senkt nachweislich durch regelmäßiges Üben das Stresserleben und Anspannungsniveau. Da wir uns bei der Ausführung auf die An- und Entspannung einzelner Muskelgruppen konzentrieren und so unsere Körperwahrnehmung schulen, ist PMR gleichzeitig auch eine Konzentrationsübung. Bis heute ist sie neben dem autogenen Training (siehe nächste Seite) die in unserem Kulturkreis am besten wissenschaftlich dokumentierte und erfolgreichste Entspannungstechnik und wird von den Kassen erstattet.

Der PMR liegen drei Grundprinzipien zugrunde:

1. Eine innere Spannung der Psyche wirkt sich auf unsere Muskelspannung aus.
2. Diese kann durch Behebung der Muskelanspannung aufgehoben werden, weil der Körper einen Einfluss auf unsere Psyche hat (siehe hierzu auch Seite 168 f.).
3. Ein Weg zur körperlichen und psychischen Entspannung führt über die körperliche Anspannung.

In der PMR geht es darum, den Unterschied zwischen bewusst angespannten Muskelgruppen und ihrer Entspannung wahrzunehmen. Beim Üben spannen wir in einer bestimmten Reihenfolge nacheinander einzelne Körperbereiche an, halten diese Spannung kurz und lösen sie wieder. So kann man sich am besten auf den Wechsel von An- und Entspannung konzentrieren und ihn bewusst wahrnehmen.

Wir können diese Technik anwenden, um unser Stresserleben, Gefühlsschwankungen, Schmerzwahrnehmungen und Ängste zu reduzieren. PMR kann beim Ein- und Durchschlafen helfen, die Aufmerksamkeit und Konzentration steigern und die Reaktionsfähigkeit bei komplexen Muskelleistungen fördern. Wenn Sie diese Methode gut beherrschen, können Sie sie auch mal im Bus, am Arbeitsplatz oder beim Warten im Café anwenden. Dazu sollten Sie vorher ein- bis zweimal in der Woche üben.

! So geht's

Anleitungen für die hier gezeigten Mind-Body-Übungen und noch einige mehr bewährte zur Stärkung von Psyche, Geist und Körper finden Sie im Internet, zum Beispiel auf den Internetseiten vieler Krankenkassen. Einfach in der Suchleiste PMR oder andere Entspannungstechniken eingeben, und Sie gelangen zu einer großen Auswahl, in der jeder fündig werden kann.

Autogenes Training

Die autosuggestive Methode wurde in den Dreißigerjahren aus der Hypnose entwickelt. Auf der Grundlage von Konzentration auf entspannungskonkordante Körperwahrnehmungen können tiefe Ruhe- und Entspannungseffekte erzielt werden. Die klassischen Übungen umfassen die Wahrnehmung von Ruhe, Schwere, Wärme in Armen und Beinen sowie die gleichmäßige Atmung und den gleichmäßigen Herzschlag und ein Ruhegefühl im Bauch.

Erlernbar ist diese Methode bei ausgebildeten Lehrerinnen und Lehrern sowie entsprechend ausgebildeten Therapeutinnen. In der sogenannten Oberstufe des autogenen Trainings werden auch Vorstellungstechniken von positiven Orten oder auch kognitive Techniken (»formelhafte Vorsatzbildung« oder »positive Selbstsuggestionen«) eingesetzt.

Meditation

Als eine sehr umfangreiche Form der Konzentration, ebenfalls im Sinne eines Entspannungsverfahrens, wird seit Jahrhunderten die Meditation im Zen-Buddhismus angewendet (lat. *meditari* [nachsinnen]). Sie ist über verschiedene Kulturen hinweg in unterschiedlichen Formen verbreitet. Bei der Meditation handelt es sich um Geistesübungen, die alle der inneren Versenkung (Kontemplation) dienen. Hier richten wir unsere Konzentration beispielsweise gezielt auf den Schein einer Kerze, den Anblick eines Mandalas (Schaubilds) oder die eigene Atmung, um nur den aktuellen Moment wahrzunehmen. Es gibt aber auch ungerichtete Meditationen und solche in Bewegung (zum Beispiel Zen-Gehen). Dabei sollen Gedanken an die Zukunft oder die Vergangenheit vorbeiziehen und verschwinden und ein tiefer Entspannungszustand erreicht werden. Es empfiehlt sich sehr, die passende Technik im Rahmen einer Gruppe oder angeleitet durch einen geschulten Therapeuten zu erlernen.

Yoga

In den letzten Jahrzehnten haben diese körperlichen und geistigen Übungen mehr und mehr einen festen Platz bei den Angeboten zur Gesundheitsförderung und Stressreduktion gewonnen. Yoga fußt ursprünglich auf einer aus Indien stammenden philosophischen Lehre, die auf der Grundlage von vielfältigen Körperübungen auch zu geistiger Ruhe, körperlich-geistiger Kräftigung und einer positiven Selbsteinschätzung führt.

Es gibt sehr viele unterschiedliche Schulen, die – je nach persönlicher Zielsetzung – zum Einsatz kommen können. Nicht selten werden erwiesenermaßen hilfreiche Übungen zur Stressreduktion, zur Schlafverbesserung, aber auch bei körperlichen, vor allem orthopädischen Problemen eingesetzt. Im Kern lassen sich auch bei Yoga Elemente von Meditation, progressiver Muskelanspannung, autogenem Training, Selbsthypnose und positiver Selbstsuggestion finden. Ebenso finden sich Elemente von Achtsamkeitsübungen, wie sie aus der buddhistischen Tradition bekannt sind (siehe unten).

Achtsamkeitsübungen

Allen Meditationsformen liegt eine bestimmte innere Haltung zugrunde. Wir kennen sie als das Konzept der Achtsamkeit oder als das Prinzip des Im-Hier-und-Jetzt-Seins – auf körperlicher wie auf geistiger Ebene. Allerdings kann jeder Mensch auch achtsam sein, wenn er nicht meditiert.

Hierzu eine Geschichte: Einmal wurde ein Mönch gefragt, warum er immer so ruhig und gelassen sei. Dieser antwortete: »Wenn ich stehe, dann stehe ich; wenn ich gehe, dann gehe ich; wenn ich sitze, dann sitze ich.« Als seine Zuhörer sagten, dass sie das alles doch auch machten, erwiderte er: »Nein. Wenn ihr steht, dann lauft ihr schon; wenn ihr geht, seid ihr schon angekommen; wenn ihr sitzt, dann strebt ihr schon weiter.«

Achtsamkeit meint also, seine Aufmerksamkeit bewusst und nicht wertend auf ein Tun oder ein Objekt zu richten. Das ist gar nicht so einfach, weil viele von uns automatisch Handlungen, Dinge, andere Personen oder bestimmte Situationen als positiv oder negativ, gut oder böse, schön oder hässlich bewerten. Dann sind wir mit unseren Gedanken schnell woanders, ohne das Wahrgenommene wirklich in seiner Gänze zu betrachten. Achtsamkeit ist im Grunde keine Technik, sondern eine alltägliche Lebenseinstellung, die wir mit Üben unterstützen können.

In der Psychotherapie wurden in den letzten Jahrzehnten spezielle achtsamkeitsbasierte Programme für Menschen mit psychischen, aber auch körperlichen Erkrankungen entwickelt. Bei bestimmten Erkrankungsbildern, wie zum Beispiel bei Depressionen, können diese unter anderem zu einer Besserung beitragen. Manche Krankenkassen übernehmen Achtsamkeitstrainings.

Mind-Body-Exercises

Durch bestimmte körperzentrierte Techniken mit meditativen Anteilen können wir lernen, beim Üben unsere gesamte Aufmerksamkeit auf den Körper zu richten. Zu diesen Mind-Body-Exercises (engl. *exercise* [Übung]) gehören Tai-Chi und Qigong sowie Yoga oder Pilates. Aufgrund der besonderen Kombination dieser Übungsprogramme aus Bewegungen und Atemführung können Stress, innere Unruhe und sogar Schmerzen gelindert werden, und wir

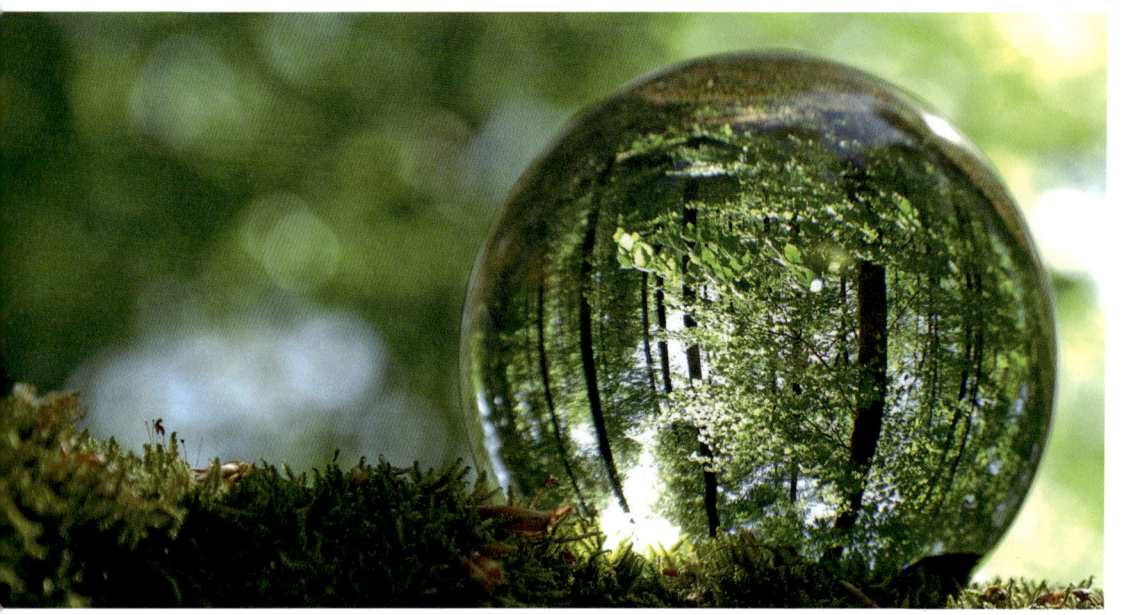

Alle Methoden der Mind-Body-Medizin sollen zur täglichen Normalisierung der Körperregulationssysteme und zur Erholung beitragen. Ein Kerngedanke ist hierbei die bewertungsfreie Annahme des aktuellen Zustands, um Sorgen und Ängste zu reduzieren.

trainieren gleichzeitig unsere Muskulatur und Beweglichkeit. Wissenschaftlich gut erforscht ist zum Beispiel die positive Wirkung von regelmäßigem Yoga bei depressiven Erkrankungen (siehe Seite 48). Auch Patienten mit Angsterkrankungen (siehe Seite 36) berichten immer wieder, das Yogatraining stärke ihr Vertrauen in den eigenen Körper.

Biofeedback

Messverfahren und Computer können uns dabei helfen, körperliche Signale beispielsweise bei Stress oder Angst zu verstehen und dann selbst zu beeinflussen. Viele Vorgänge im Körper nehmen wir nicht bewusst wahr, oder wir bemerken etwas – zum Beispiel einen erhöhten Pulsschlag –, können dies aber nicht richtig einordnen.

Vor allem bei psychosomatischen Beschwerden kommt die Methode des Biofeedbacks erfolgreich zur Anwendung. Hierbei setzt die Therapeutin Elektroden auf die Haut, und ein hochempfindliches Messgerät registriert darüber biologische Vorgänge. Die Daten werden an einen Computer geschickt. Ein Feedback können wir über den Herzschlag (EKG-Biofeedback) bekommen, über die Muskelspannung (EMG-Biofeedback), die Gehirnaktivität (EEG-Biofeedback), den Hautwiderstand (EDA-Biofeedback) oder die -temperatur, die Atmungsqualität- oder -frequenz (Atmungs-Biofeedback) oder die Durchblutung Plethysmografie-Biofeedback). Auf dem Bildschirm sehen wir dann in Form von Kurven oder Tönen, was passiert, wenn wir beispielsweise die Muskeln anspannen. Anhand dieser Rückmeldung können wir gegensteuern, indem wir uns bewusst entspannen.

Was Patientinnen hier erlernen, können sie später auch ohne Messgeräte im Alltag einsetzen, etwa wenn sie sich gestresst fühlen. Auch die Konzentration wird durch das Training geschult. Häufig wird das Biofeedback bei der Behandlung von psychischen Erkrankungen, aber auch bei verspannungsbedingten Beschwerden oder chronischen Schmerzen eingesetzt. So ist die Linderung bei Spannungskopf- oder Gesichtsschmerzen mittlerweile gut untersucht. Erkundigen Sie sich bei Ihrer Therapeutin, ob Biofeedback für Sie infrage kommt.

Hypnotherapie

Es gibt Wirksamkeitsnachweise für die hilfreiche Wirkung hypnotischer Techniken vor einer Operation, bei einer Geburt, bei der Zahnärztin oder wenn man sich das Rauchen abgewöhnen möchte (gr. *hýpnos* [Schlaf]). In der Hypnotherapie können wir einen veränderten Bewusstseinszustand (Trance) erreichen – ähnlich wie bei einer Meditation (siehe Seite 236). Dabei nehmen wir unser Umfeld mit allen Sinnen wahr, zugleich sind wir aber tief entspannt und empfänglich für die Anweisungen des Therapeuten, der mit Ihnen zusammen Wege und Lösungen zur Beseitigung bestimmter psychischer Probleme sucht.

Hypnotherapie findet in der Regel in Einzelsitzungen statt und ist meist auf Entspannung oder auf eine Verhaltensänderung (z. B. Nikotinentwöhnung) ausgerichtet. Studien belegen die Wirksamkeit bei verschiedenen Erkrankungen, vor allem bei Schmerzen und bei der Reduktion von Suchtverhalten. Hypnotherapie sollte nur von ausgebildeten approbierten Personen durchgeführt werden.

Unsere Tipps

- **Probieren Sie sich aus:** Wenn Sie sich zum ersten Mal mit einem der hier vorgestellten Mind-Body-Angeboten beschäftigen, probieren Sie diese ruhig durch. Sollte Ihnen PMR nicht so gut gefallen, kann sich eine Probestunde Yoga lohnen. Wichtig ist, dass Sie dranbleiben.

- **Blick zurück:** Als Kind haben Sie gern Traummeditationen gehört? Die Tai-Chi-Stunde auf dem Betriebsausflug hat Ihnen gut gefallen? Bei einem Klinikaufenthalt fühlten Sie sich nach der Achtsamkeitsgruppe immer entspannt? Positive Erfahrungen können Anhaltspunkte sein, um sich dem Thema wieder anzunähern.

- **Schaffen Sie Verbindlichkeiten:** Sich mit Freundinnen zum Yoga zu verabreden hält den »inneren Schweinehund« leichter in Schach. Einen Termin mit einem echten Menschen abzusagen ist unangenehm. Die meisten von uns nehmen lieber eine Verabredung wahr, von der sie sich nicht viel erwarten, als diese abzusagen (und sind hinterher doch froh, dort gewesen zu sein).

- **Erkundigen Sie sich über Zuschüsse:** Es gibt zertifizierte (Präventions-)Kurse, die manche Krankenkassen bezuschussen oder gar ganz übernehmen, um Sie bei einem gesunden Lebensstil zu unterstützen. Sie decken die Bereiche Ernährung ab, Stressbewältigung, Bewegung oder auch Suchtmittelkonsum. Erkundigen Sie sich bei Ihrer Kasse oder den Kursleitern.

- **Haben Sie Geduld mit sich:** Entspannung, Stressregulation und Konzentration kann jeder lernen. Allerdings nicht von heute auf morgen. Betrachten Sie die Anwendungen als ein Training ohne anschließende Prüfung. So nehmen Sie sich den Druck, und der Erfolg kann mit der Zeit wie von selbst durch die Tür kommen. Der Schlüsselsatz heißt hier: Übung macht die Meisterin.

- **Augen auf:** Wenden Sie sich stets an geschulte Lehrer oder Fachpersonal, und denken Sie daran: Nicht wenige Menschen, die Kurse anbieten, sind nicht entsprechend qualifiziert und machen aus der Not von anderen ein schnelles Geschäft. Seien Sie deshalb kritisch, und fragen Sie nach: Eine zügige Hypnosebehandlung durch selbst ernannte Fachpersonen mit umfangreichen Heilsversprechen ohne Vorgespräch und Nachbereitung für 500 Euro hier und jetzt? Von solchen Angeboten sollte man die Finger lassen.

ZUM AUSBLICK

Liebe Leserin, lieber Leser,

dieses Buch haben wir ganz bewusst als »Seelen-Docs« verfasst, obwohl wir genau genommen Professoren, Psychiater und Psychotherapeutinnen sind, also »Spezialisten auf der ganzen Linie«. »Seelen-Docs« klingt für manch einen – wenn man die Ernsthaftigkeit der Themen um psychische Gesundheit und psychische Erkrankungen bedenkt – womöglich etwas zu lässig. Dennoch haben wir uns als Autorenteam mit dem Verlag für genau diese Bezeichnung entschieden, weil wir hier in einer neuen Rolle auftreten. Wir wissen aus unserer Praxis, dass die Psyche den meisten von uns, wenn sie einmal überfordert oder aus der Bahn geworfen ist, oft als etwas Massives, Bedrohliches, ja Unkontrollierbares erscheint. Mit diesen Vorurteilen möchten wir aufräumen. Unser Seelenanteil ist genauso wie unser Körper »zum Anfassen«, nur eben nicht im Wortsinn. Das heißt, jeder von uns kann jederzeit etwas für sein psychisches Wohlbefinden tun und seine Seele behandeln, wenn sie krank ist. Vorausgesetzt, er oder sie weiß, wie es geht.

Hier kommen wir Seelen-Docs ins Spiel, die jedem Interessierten zur Seite stehen wollen, wenn es um den richtigen Umgang mit psychischen Erkrankungen geht und guter, verständlicher Rat gefragt ist. Schließlich handelt es sich bei jeder Erkrankung der Seele *immer* um ein ernst zu nehmendes Gesundheitsproblem. Gerade deshalb ist es uns aber wichtig, dass diese Erkrankungen ihren Schrecken verlieren und dass sie nicht wie übermächtige Monstrositäten des Seins betrachtet werden. Als Seelen-Docs zeigen wir, dass mit einer gewissen Leichtigkeit, einer Portion Pragmatismus und einer optimistischeren Sicht auf mentale und seelische Vorgänge ein heilsamer Umgang mit psychischen Krankheiten möglich ist.

Eine im Grunde positive Einstellung gegenüber »der Psyche« ist, selbst wenn sie aus der Bahn geraten sein sollte, gut begründet. Sowohl die Erforschung der Grundlagen als auch die zu klinischen Anwendungen zusammen mit den vielfachen Erfahrungen von Therapeutinnen und Therapeuten haben in den letzten Jahrzehnten zu einem sehr guten Informationsstand mit umfassenden Kenntnissen geführt. Diese sind alle äußerst hilfreich bei der Behandlung von psychischen Erkrankungen. Wir verfügen also über ein breites Wissen darüber, wie unsere Psyche »funktioniert«. Wir kennen die Zusammenhänge zwischen der Entwicklung einer eigenen Persönlichkeit, unserem alltäglichen Denken, unserem Handeln und unseren Emotionen sowie den begleitenden körperlichen Vorgängen. Uns liegen fundierte Kenntnisse vor über Faktoren, die eine seelische Balance gefährden und möglicherweise auch zu einer psychischen Erkrankung führen. Was noch wichtiger ist: Wir wissen viel darüber, wie und warum sich psychische Krankheiten verselbstständigen können und – weitgehend unabhängig von lebensgeschichtlichen Ereignissen und Erlebnissen – zu einer Qual für die Betroffenen werden. Hierbei sind die wissenschaftlich fundierten Kenntnisse über die Besonderheit und Eigenart unterschiedlicher psychischer Störungen eine große Hilfe. Eine Hilfe, weil daraus meist spezifische und auf die jeweilige Person mit ihrer Erkrankung abgestimmte Behandlungen abgeleitet wurden. Alle in diesem Buch dargestellten Behandlungsansätze von psychischen Erkrankungen wie auch die in Kapitel 4 vorgeschlagenen Möglichkeiten zum Erhalt oder zur Wiederherstellung der psychischen Balance und Gesundheit fußen auf den Erkenntnissen der Wissenschaft und den Erfahrungen aus der klinischen Praxis.

Also: Die Psyche ist kein dunkles und unkalkulierbares Monster! Das, was unsere Seele ausmacht, ist gut erforscht, beobachtbar und erklärbar und kann – wenn sie aus der Bahn gekommen sein sollte – wieder ins Gleichgewicht gebracht werden.

Es gibt also allen Grund, optimistisch zu sein! Und auch wenn Sie sich in einem guten seelischen Gleichgewicht befinden, lohnt es sich, etwas über die psychische Gesundheit zu erfahren. Sie selbst und die Menschen in Ihrem Umfeld können davon nur profitieren.

Sicherlich muss man an vielen Stellen dieses Buches, vor allem bei konkreteren Fragen über einzelne psychische Störungen und Problembereiche, viel mehr »in die Tiefe« gehen. Als Seelen-Docs wünschen und hoffen wir dennoch, dass Sie für sich persönlich hilfreiche Informationen bekommen haben und sich unsere Psyche besser vorstellen können.

Für heute und jetzt möchten wir uns verabschieden – mit den besten Wünschen für Ihre gute psychische Balance und persönliche Zufriedenheit

Ihre Seelen-Docs

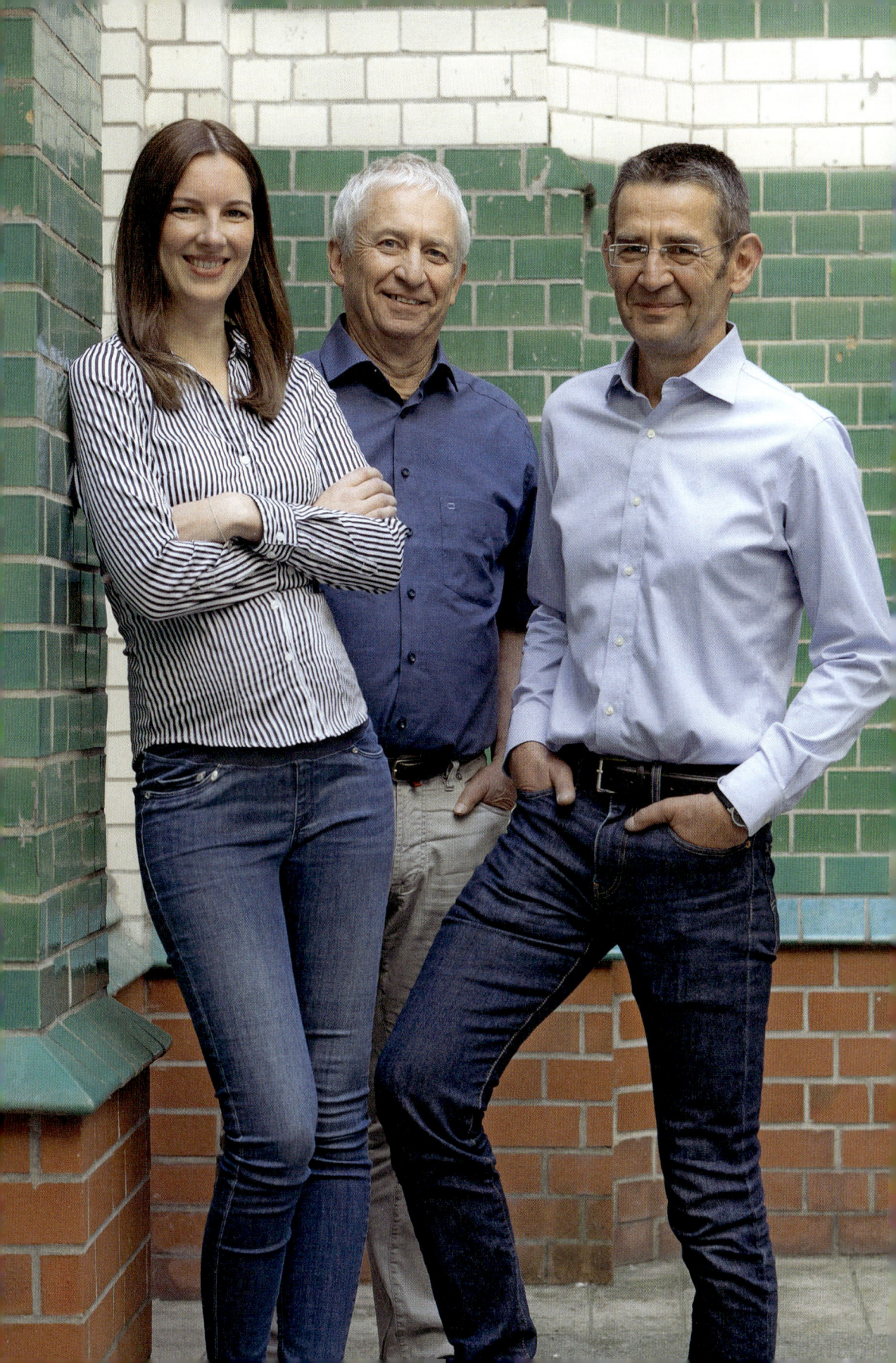

Service

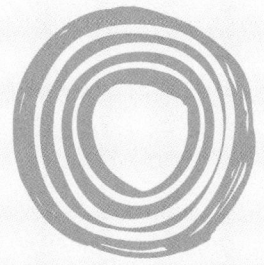

ADRESSEN, DIE IHNEN WEITERHELFEN

Professionelle Unterstützung:
www.psychotherapiesuche.de
www.therapie.de
www.psych-info.de
www.deutschepsychotherapeutenvereinigung.de
www.kbv.de/html/arztsuche.php
www.bptk.de/service/therapeutensuche.html
www.weisse-liste.de/de/krankenhaus/krankenhaussuche

Selbsthilfegruppen in der Nähe:
www.nakos.de

Hilfe bei Angst, Panik und Zwangserkrankungen:
www.angstselbsthilfe.de
www.vssp.de (soziale Phobien)
www.zwaenge.de
www.angstforschung.org
www.angst-und-panik.de

Hilfe bei Depressionen und bipolarer Störung:
www.deutsche-depressionshilfe.de/start
https://dgbs.de

Hilfe bei Schlafstörungen:
www.dgsm.de
www.dgsm.de/schlaflabore_liste.php

Hilfe bei Suchterkrankungen:
www.dhs.de
www.sucht.de
www.anonyme-alkoholiker.de
www.gluecksspielsucht.de
www.narcotics-anonymous.de
www.bvek.org (für Eltern suchtgefährdeter Jugendlicher)

Hilfe bei sexuellen Funktionsstörungen:
https://sexualmedizin.charite.de/ambulanz

Hilfe bei psychotischen Erkrankungen:
www.gesundheitsinformation.de/selbsthilfe-bei-schizophrenie.html

Hilfe bei somatoformen Krankheiten:
www.schmerzgesellschaft.de
www.psychenet.de/de/psychische-gesundheit/informationen/
    somatoforme-stoerungen.html

Hilfe bei Essstörungen:
Anonymes BZgA-Infotelefon zu Essstörungen: 0221 892031
(Montag bis Donnerstag: 10.00–22.00 Uhr, Freitag bis Sonntag: 10.00–18.00 Uhr)
www.bundesfachverbandessstoerungen.de
www.bzga-essstörungen.de

Hilfe bei Demenz:
www.deutsche-alzheimer.de
www.wegweiser-demenz.de

Hilfe bei ADHS:
www.adhs-deutschland.de

Behandlungsleitlinien für Erkrankungen:
www.awmf.org/leitlinien

AUSWAHL VON VERÖFFENTLICHUNGEN DER SEELEN-DOCS

Prof. Dr. med. Andreas Ströhle

Brehm, K., Dallmann, P., Freyer, T., Winter, K., Malchow, B., Wedekind, D., Diller, I. M., Henkel, K., Sieberer, M., Bär, K. J., Schneider, F., Ströhle, A. (2020): Angebot und Inanspruchnahme von Sporttherapie in psychiatrischen Kliniken in Deutschland [Implementation of exercise therapy in daily clinical practice in psychiatric clinics in Germany], Der Nervenarzt, Juli, 91 (7), 642–650

Ströhle, A., Bendau, A., Augustin, N., Esch, A. D., Große, J., Kaminski, J., Petzold, M. B., Plag, J., Schmidt, M., Schütte, M., Strehle, N., Wendt, N. (2022): Sportpsychiatrie und -psychotherapie, Der Nervenarzt, 93, 742–753

Ströhle, A., Feller, C., Onken, M., Godemann, F., Heinz, A., Dimeo, F. (2005): The acute antipanic activity of aerobic exercise, American Journal of Psychiatry, 162, 2376–2378

Ströhle, A., Gensichen, J., Domschke, K. (2018): Diagnostik und Therapie von Angsterkrankungen, Deutsches Ärzteblatt International, 155, 611–620

Ströhle, A., Plag, J. (2021): Keine Panik vor der Angst, München: Kailash

Ströhle, A., Romeo, E., di Michele, F., Pasini, A., Hermann, B., Gajewsky, G., Holsboer, F., Rupprecht, R. (2003): Induced panic attacks shift gamma-aminobutyric acid type A receptor modulatory neuroactive steroid composition in patients with panic disorder: preliminary results, Archives of General Psychiatry, 60, 161–168

Ströhle, A., Schmidt, D. K., Schultz, F., Fricke, N., Staden, T., Hellweg, R., Priller, J., Rapp, M. A., Rieckmann, N. (2015): Drug and Exercise Treatment of Alzheimer Disease and Mild Cognitive Impairment: A Systematic Review and Meta-Analysis of Effects on Cognition in Randomized Controlled Trials, The American Journal of Geriatric Psychiatry, 23, 1234–1249

Ströhle, A. (2022): Update Psychopharmakotherapie psychischer Erkrankungen im Erwachsenenalter: Was haben die letzten zwei Jahrzehnte gebracht? Der Psychotherapeut, 1/22

Whelan, R., Watts, R., Orr, C. A., Althoff, R. R., Artiges, E., Banaschewski, T., Barker, G. J., Bokde, A. L., Büchel, C., Carvalho, F. M., Conrod, P. J., Flor, H., Fauth-Bühler, M., Frouin, V., Gallinat, J., Gan, G., Gowland, P., Heinz, A., Ittermann, B., Lawrence, C., Mann, K., Martinot, J. L., Nees, F., Ortiz, N., Paillère-Martinot, M. L., Paus, T., Pausova, Z., Rietschel, M., Robbins, T. W., Smolka, M. N., Ströhle, A., Schumann, G., Garavan, H., IMAGEN Consortium (2014): Neuropsychosocial profiles of current and future adolescent alcohol misusers, Nature, 512, 185–189

Dipl.-Psych. Janina Rogoll

Petzold, M., Bendau, A., Plag, J., Pyrkosch, L., Mascarell Maricic, L., Betzler, F., Rogoll, J., Große, J., Ströhle, A. (2020): Risk, resilience, psychological distress and anxiety at the beginning of the Covid-19 pandemic in Germany. A cross-sectional study in the general population, Brain and Behavior, doi:10.1002/brb3.1745

Petzold, M. B., Bischoff, S., Rogoll, J., Plag, J., Terán, C., Brand, R., Ströhle, A. (2017): Physical Activity in Outpatients with Mental Disorders: Status, Measurement and Social Cognitive Determinants of Health Behavior Change, European Archives of Psychiatry and Clinical Neuroscience, doi: 10.1007/s00406-017-0772-3

Rogoll, J., Ströhle, A. (2021): Selektiver Mutismus versus Autismus-Spektrum-Störung: Diagnose und Differentialdiagnose, Mutismus, 24, 5–9

Rogoll, J., Petzold, M., Ströhle, A. (2018): Selektiver Mutismus, Der Nervenarzt, doi: 10.1007/s00115-018-0504-6

Romanczuk-Seiferth, N., Baron, J., Rogoll, J., Brants, L., Ströhle, A. (2018): Angsterkrankungen, in Sautermeister, J., Skuban, T. (Hg.): Handbuch psychiatrisches Grundwissen für die Seelsorge, Freiburg: Herder, 375–396

Podcasts zum Thema Sternenkinder und verwaiste Eltern:

https://www.podcast.de/episode/503552168/23-ueber-sternenkinder-mit-janina-rogoll

https://www.podcast.de/episode/587394746/078-sternenkinder-wenn-aus-werdenden-eltern-sterneneltern-werden-im-interview-mit-psychotherapeutin-janina-rogoll

https://podcaste719d7.podigee.io/29-028-psychotherapie-in-der-begleitung-von-sternenkindeltern-mit-janina-rogoll

Prof. Dr. rer. nat. Thomas Fydrich

Bohus, M., Kleindienst, N., Hahn, C., Müller-Engelmann, M., Ludäscher, P., Steil, R., Fydrich, T. … & Priebe, K. (2020): Dialectical behavior therapy for posttraumatic stress disorder (DBT-PTSD) compared with cognitive processing therapy (CPT) in complex presentations of PTSD in women survivors of childhood abuse: a randomized clinical trial. JAMA psychiatry, 77(12), 1235–1245

Chambless, D., Fydrich, T., Rodebaugh, T. L. (2008): Generalized social phobia and avoidant personality disorder: Meaningful distinction or useless duplication, Depression and Anxiety, 25, 8–19

Fydrich, T. (2021): Diagnostik in der Klinischen Psychologie und Psychotherapie. In:

Schmidt-Atzert, L., Krumm, S., Amelang, M. (eds) Psychologische Diagnostik. Springer, Berlin, Heidelberg

Flor, H., Fydrich, T., & Turk, D. C. (1992): Efficacy of multidisciplinary pain treatment centers: A meta-analytic review. Pain, 49, 221–230

Fydrich, T., Sommer, G., & Brähler, E. (2007): F-SOZU: Fragebogen zur sozialen Unterstützung. Göttingen: Hogrefe

Fydrich, T., Renneberg, B., Schmitz, B., & Wittchen, H. U. (1997): Strukturiertes Klinisches Interview für DSM-IV, Achse II (Persönlichkeitsstörungen). Göttingen: Hogrefe.

Fydrich, T., & Schneider, S. (2007): Evidenzbasierte Psychotherapie. Psychotherapeut, 52(1), 55-68. doi:10.1007/s00278-006-0522-x

Fydrich, T., Martin, A. (2010): Somatopsychologie. Psychotherapeut 55, 189–193

Fydrich, T., Schneider, W. (2015): Psychotherapie bei Persönlichkeitsstörungen. Psychotherapeut 60, 259–260

Gloster, A. T., Wittchen, H. U., Einsle, F., Lang, T., Helbig-Lang, S., Fydrich, T., et al. (2011): Psychological Treatment for Panic Disorder With Agoraphobia: A Randomized Controlled Trial to Examine the Role of Therapist-Guided Exposure In Situ in CBT. Journal of Consulting and Clinical Psychology, 79 (3), 406–420

Köhler S., Unger, T., Hoffmann, S., Steinacher, B., Fydrich, T. (2013): Acute and longterm treatment outcome in depressed inpatients with vs. without anxious features: Results of a one-year follow-up study, Journal of Affective Disorders, 150, 1055–1061

Renneberg, B., & Fydrich, T. (2004): Persönlichkeitsstörungen. In E. Leibing & W. Hiller (Eds.), Lehrbuch der Psychotherapie (pp. 421–436). München: CIP Medien

Unger, T., Hoffmann, S., Köhler, S., Mackert, A., Fydrich, T. (2013): Personality Disorders and Outcome of Inpatient Treatment for Depression: A 1-Year Prospective Follow-Up Study, Journal of Personality Disorders, 27 (5), 636–651

Wagner, T., Fydrich, T., Stiglmayr, C., Marschall, P., Salize, H. J., Renneberg, B., Fleßa, S., Roepke, S. (2014): Societal cost-of-illness in patients with borderline personality disorder one year before, during and after dialectical behavior therapy in routine outpatient care, Behaviour Research and Therapy, 61, 12–22

DIE SEELEN-DOCS

Prof. Dr. med. Andreas Ströhle

Der Psychiater und Psychotherapeut ist seit 2002 an der Charité-Universitätsmedizin Berlin tätig. Nach einem Medizinstudium in Berlin, einer Facharztweiterbildung in Berlin und München hat er seit 2008 eine Professur für affektive Erkrankungen inne. Er veröffentlichte mehr als 300 wissenschaftliche Artikel und etablierte in Berlin die Spezialsprechstunden und Arbeitsgruppen Angst und Sportpsychiatrie.

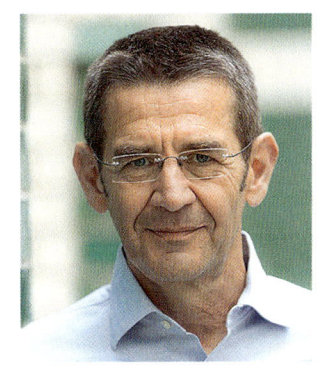

Dipl.-Psych. Janina Rogoll

Die Diplom-Psychologin ist als psychologische Psychotherapeutin für Erwachsene (VT) und Supervisorin in einer psychotherapeutischen Praxis in Berlin tätig. Zudem besitzt sie die Fachkunde für Kinder und Jugendliche. Janina Rogoll ist an verschiedenen Institutionen in der Lehre tätig und forscht zu den Themen »Angst«, »Tiergestützte Therapie« sowie »Tod und Sterben«. Ein besonderer Schwerpunkt in der psychotherapeutischen Behandlung und Forschung gilt verwaisten Eltern. Zurzeit absolviert sie ihren Master der perimortalen Wissenschaften an der Universität Regensburg.

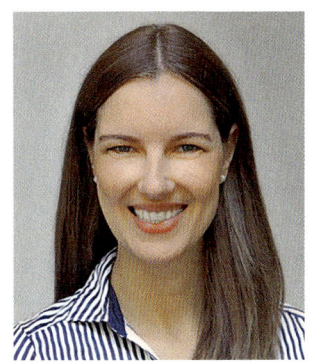

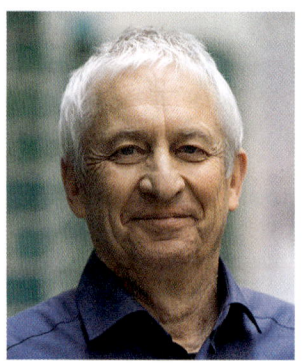

Prof. Dr. rer. nat. Thomas Fydrich

Der Diplom-Psychologe war nach beruflichen Stationen an der Universität Marburg und Tätigkeiten in den USA an der University of Pittsburgh und der Temple University (Philadelphia) sowie an den Universitäten Heidelberg und Mainz tätig, dann als Professor für Psychotherapie und Somatopsychologie an der Humboldt-Universität zu Berlin. Hier gründete er das Zentrum für Psychotherapie am Institut für Psychologie (ZPHU). Thomas Fydrich war mehrere Jahre lang Mitglied des Wissenschaftlichen Beirats Psychotherapie, seit 1999 Delegierter und Hochschulvertreter in den Psychotherapeutenkammern Baden-Württemberg und Berlin sowie der Bundespsychotherapeutenkammer. Von 2002 bis 2022 war er Vorsitzender des Verbunds universitärer Aus- und Weiterbildungsinstitute für Psychotherapie (unith e. V.).

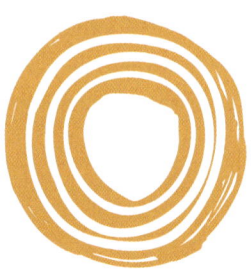

SACHREGISTER

Bildnachweis
Alle Fotos der Autor*innen von Thomas Duffé; Icon »Seelen-Docs« (S. 3, mehrfach wiederholt) Sopelkin/Shutterstock.com; S. 11 le-tex publishing services; S. 13 Getty Images/Westend61; S. 20 Getty Images/Johner Images; S. 27 simona pilolla/Shutterstock.com; S. 29 le-tex publishing services nach Archiv der Autor*innen; S. 32 Getty Images/Westend62; S. 38 Getty Images/Stone/Guido Mieth; S. 54 Rawpixel.com/Shutterstock.com; S. 63 Wpadington/Shutterstock.com; S. 70 Getty Images/Tetra images/Dermot Conlan; S. 78 Simon Kadula/Shutterstock.com; S. 86 Prostock-studio/Shutterstock.com; S. 92 Svetlana Lukienko/Shutterstock.com; S. 112 le-tex publishing services nach Archiv der Autor*innen; S. 114 fizkes/Shutterstock.com; S. 119 Sopelkin/Shutterstock.com; S. 124 Getty Images/DigitalVision/Willie B. Thomas; S. 139 Getty Images/iStock/Laura Fay; S. 150 Getty Images/iStock/legna69; S. 154 Getty Images/E+/Portra; S. 161 le-tex publishing services nach DACHS-Projekt (2007): Ergotherapie – Was bietet sie heute und in Zukunft? (Broschüre). Bozen: Claudiana Landesfachhochschule, S. 6.; S. 162 le-tex publishing services nach Archiv der Autor*innen; S. 169 Getty Images/Moment/Jordi Mora igual; S. 172 le-tex publishing services nach Archiv der Autor*innen; S. 175 Getty Images/DigitalVision/Hinterhaus Productions; S. 179 Joshua Resnick/Shutterstock.com; S. 195 fizkes/Shutterstock.com; S. 200 le-tex publishing services nach Archiv der Autor*innen; S. 202 le-tex publishing services nach Peter F. Drucker/Archiv der Autor*innen; S. 204 Stock.Adobe.com/Olga Lyubkin; S. 212 Jacob Lund/Shutterstock.com; S. 217 le-tex publishing services nach Friedemann Schulz von Thun; S. 224 le-tex publishing services nach Dwight D. Eisenhower; S. 232 Getty Images/Image Source; S. 238 Getty Images/Oranut Fankhaenel/EyeEm.